U0188257

卫生行业科研专项项目资助
促进语言、学习和社交能力

孤独症婴幼儿
早期介入丹佛模式

Early Start Denver Model
for Young Children with Autism

Sally J. Rogers, Geraldine Dawson

著

复旦大学附属儿科医院　组译

徐秀　王艺　主译

上海科学技术出版社

Early Start Denver Model for Young Children with Autism

Copyright © 2010 The Guilford Press

A Division of Guilford Publications，Inc.

图书在版编目(CIP)数据

孤独症婴幼儿早期介入丹佛模式／（美）罗杰斯(Rogers，S. J.)，
（美）道森(Dawson，G.)著;徐秀，王艺主译. —上海:上海科
学技术出版社，2014.7(2023.10重印)

书名原文：Early start denver model for young children with
autism

ISBN 978-7-5478-2207-4

Ⅰ. ①孤… Ⅱ. ①罗… ②道… ③徐… ④王… Ⅲ. ①婴幼儿—孤独
症—早期干预—研究 Ⅳ.①G76 ②R749.940.5

中国版本图书馆 CIP 数据核字(2014)第 080697 号

孤独症婴幼儿早期介入丹佛模式

Sally J. Rogers，Geraldine Dawson 著

徐秀 王艺 主译

上海世纪出版(集团)有限公司
上 海 科 学 技 术 出 版 社 出版、发行
（上海市闵行区号景路159弄A座9F-10F）

邮政编码201101 www. sstp. cn

上海盛通时代印刷有限公司印刷

开本 787×1092 1/16 印张 21.5

字数 380 千字

2014 年 7 月第 1 版 2023 年 10 月第 14 次印刷

ISBN 978-7-5478-2207-4/R·728

定价：75.00 元

本书如有缺页、错装或坏损等严重质量问题,请向工厂联系调换

内容提要

《孤独症婴幼儿早期介入丹佛模式》由美国加州大学发展心理学教授Sally J. Rogers和"孤独症之声"首席科学家Geraldine Dawson博士共同编写，2010年面世，2012年入围时代杂志年度十大医学突破。本书阐释了早期介入丹佛模式（early start denver model，ESDM）的特点、发展过程、课程设计、课程实施环境、适合对象、实施人员、教学过程等，并在此基础上进一步详细描述如何发展短期学习目标、制定日常教学目标、跟踪教学进度、制定教学计划和框架，使ESDM训练有序、有效、有据地进行；如何在教学过程中促进模仿和游戏能力的发展、非语言交流和言语沟通能力的发展；如何在小组训练中应用ESDM，为孤独症幼儿以后融入集体生活打下基础。书后所附的ESDM课程评估表和项目描述为客观评估孤独症幼儿的能力提供了科学且富于操作性的标准体系；ESDM教学准确度评定系统为课程质量控制提供了客观、有效的评估系统。

《孤独症婴幼儿早期介入丹佛模式》描述的ESDM课程及其实施方法，可用于指导儿科专业医师、治疗师、相关培训机构人员、特殊教育教师及患儿家长和社会工作者对12～48个月孤独症儿童进行有效、可靠的早期干预。

作　者

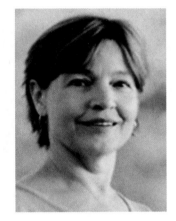

· 美国加州大学戴维斯分校 MIND 研究所①精神病学教授、发展心理学家。她参与的孤独症临床和研究项目处于国际水平，其中包括美国国家健康研究院、美国国家儿童健康和人类发展研究所提供基金支持的"优秀工作网项目"的 10 个孤独症中心之一，该中心正在实施一项针对孤独症婴幼儿治疗的多中心、随机、对照试验。

· 孤独症研究者跨学科博士后培训项目主任。

· 国际孤独症研究学会执行委员会成员。

· 《孤独症研究》杂志编辑之一。

· 美国《诊断与统计手册：精神障碍》第五版（DSM−V）

萨莉 J. 罗杰斯博士
(Sally J. Rogers, PhD.)

孤独症、广泛性发育障碍和其他发育障碍工作组成员之一。

· 整个职业生涯都致力于研究年幼障碍儿童的认知、社会沟通能力发展及其干预。

· 出版了孤独症临床和发展方面的许多文章和著作，对模仿问题特别感兴趣。

· 作为一名临床医生，她能够为孤独症儿童、成人及他们的家庭提供评估、治疗和咨询等方面的服务。

---

① UC Davis MIND (*Medical Investigation of Neurodevelopmental Disorders*) Institute，即加州大学戴维斯分校神经发育障碍医学调查研究所，是一个国际合作研究中心，致力于神经发育障碍的意识、理解、预防、护理和治疗研究。更多信息请见：http://www.ucdmc.ucdavis.edu/mindinstitute/。

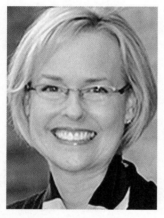

杰拉尔丁·道森博士
(Geraldine Dawson, PhD.)

· "孤独症之声" 首席科学家。

· 北卡罗来纳州大学教堂山分校精神病学研究员。

· 华盛顿大学（UW）荣誉教授。

· 哥伦比亚大学精神病学客座教授。

· 曾任华盛顿大学心理学和精神病学教授、华盛顿大学孤独症中心创始主任（该中心于 1996 年被授予美国国家健康研究院优秀孤独症中心称号）。

· 在华盛顿大学期间，领导了一项多学科孤独症研究项目，致力于基因、神经影像、诊断和治疗方面的研究。

· 1980 ～ 2008 年，离开华盛顿大学，加入"孤独症之声"，并连续获得来自美国国家健康研究院的基金用于研究。

· 担任创始主任的华盛顿大学孤独症中心多学科临床服务项目是美国西北部同类型中最大规模的项目。

· 曾经在美国参议院就孤独症人群利益进行宣讲，并在华盛顿州孤独症工作小组担任关键角色。

· 她的研究和出版物聚焦于孤独症的早期发现和治疗、脑功能失调的早期模式（电生理学）。最近，她开始关注孤独症基因研究内在表型的发展。

译 者

主 译

徐 秀 王 艺

译 者
（以姓氏笔画为序）

王 艺 周 浩 周秉睿 郑 静 徐 秀

中文版序

--------------------------------∨--------------------------------

　　多年来，我和中国的同行们保持联系，并从中了解到早期介入丹佛模式（ESDM）对于患有孤独症的中国幼儿及其家庭的意义所在，因此，非常高兴能为中文版《孤独症婴幼儿早期介入丹佛模式》一书作序。ESDM 为父母、其他养育者、早期教育者和儿童保健专业人员提供了一种与孤独症谱系障碍（ASD）幼儿互动的方式，这种互动方式将大量学习机会很好地融入成人与儿童共同参与的每一个游戏和日常照料活动中，它是寓教于乐、积极、生动、温和并主动参与的。许多成人——父母、治疗师、教师，发现这是与年幼儿童互动的一种非常自然的方式，相对轻松、不费力。Dawson 博士和我共同进行的研究结果显示，在儿童日常活动中，如果关注每个儿童学习体验的发展并提供高频率的学习机会，所有儿童都能在语言、游戏和学习能力方面取得快速进步。

　　ESDM 在长期发展过程中，受到来自美国幼儿早期社交、认知、语言和游戏发展等方面研究的影响，那些研究的主要对象是高加索儿童和社会经济地位为中产阶级的儿童及其家庭。ESDM 的评估表主要代表的是这组儿童的发育模式。而且，ESDM 的准确度评估工具是以研究这组儿童与成人互动特点及这组儿童最佳语言和社交－情绪发展的相关性为特征的。很显然，ESDM 的内容和实践方式反映的是他们国家的文化渊源。

　　让我有些惊奇的是，ESDM 正在国际上引起如此浓厚的兴趣。我们第一批的国际合作是与意大利、澳大利亚和加拿大一起完成的，这些国家都为 ESDM 的基础研究——发育科学做出了贡献，且在儿童早期教育和父母与儿童互动方式上与我的团队分享了很多有价值的内容和实践技巧。

　　不过，看到来自中国及其他亚洲国家的同行和家长们对 ESDM 表现出来的热情，依然让我有些惊讶。最近，中国之行使我对 ESDM 有了新的感悟。在此，感谢王艺教授和徐秀教授，在"孤独症之声"的资助下，她们于 2013 年 11 月在复旦大学附属儿科医院开展 ESDM 培训，组织了一支 ESDM 训练团队。来自中国的儿科医生和儿童保健专业人员参加了在上海举办的 ESDM 强化培训，她们对 ESDM 模式表现出极大的热情，且快速掌握了 ESDM 的互动方式和发展过程。她们对 ESDM 的亲和力和才能，使我用一种新的方式思考 ESDM 的跨文化合作，希望有机会能与这些临床科学家和家长合作，研究适合中国价值观、中国成人与儿童互动原则和儿童早期教育方式的 ESDM 干预方法。

　　目前，我们已经在意大利、加拿大、英国、法国、西班牙、葡萄牙、沙特阿拉伯、墨西哥、日本等国家培训了 ESDM 专业人员，这些同道正在开展 ESDM 的应用和研究，在未来的两年内将会再有数个国家参加培训。然而，由于中国每年出生的婴儿数量庞大，且在 ASD 的早期筛查和识别方面做了很多努力，因此，在 ESDM 的研究和实施计划中，中国将成为一个特别重要的合作者。ASD 早期筛查和诊断的最重要目的就是为了尽快进行早期干预，我非常高兴看到 ESDM 作为一项有效、全面的干预方式，正开始被中国专业人员和家庭用于早期筛查出来的 ASD 幼儿的治疗。我希望在未来数年内，我们可以为中国的家长和专业人员研发相关训练材料，配合这本近期翻译的中文版图书，架起孩子与他人沟通的桥梁，使 ESDM 可以帮助中国的 ASD 或高风险幼儿及其家庭。

　　ESDM 是由一个庞大的专业团队与数百个 ASD 儿童和家长经过多年共同努力而形成的成果。我特别想感谢 Chiang 博士和徐秀博士，她们是将 ESDM 翻译成中文的主要负责人；同时，我也想感谢临床科学家 Geraldine Dawson 博士，她负责 ESDM 的第一个临床研究项目，目前正在杜克大学负责孤独症临床和研究中心；感谢就职于多伦多大学的 Laurie Vismara 博士设计并进行了多个关于 ESDM 家长培训的研究，致力于建立 ASD 儿童教育和研究中心；感谢现就职于康奈尔大学的 Jamie Winter 博士，他通过数项研究，在华盛顿大学创建了 ESDM 临床实践团队，并在实践中指导整合丹佛模式、关键反应训练及应用行为分析的发展和相互关系，使其融为一体并成为今天的 ESDM。

萨莉 J. 罗杰斯

2014 年 3 月

Preface

It is especially pleasing to me able to write a preface for the Chinese translation of the early start denver model (ESDM) manual and curriculum because of my long-term relationships with colleagues in China and all that I have learned from them about the implications of ESDM for young Chinese children with ASD and their families. ESDM provides parents, other caretakers, early educators, and health professionals with a way of interacting with young children with ASD that embeds many carefully fitted learning opportunities into each play and care activity that adults and children join in together. The interactive style is playful, positive, lively, warm, and engaging. Many adults — parents, therapists, and teachers — find that this is a very natural way for them to interact with small children, so it quickly feels easy and relatively effortless. The ESDM research that Dr. Dawson and I have carried out has demonstrated that, by highlighting learning experiences developed for an individual child and providing them very frequently during the day's activities, children on the whole make rapid progress in language, play, and learning.

In its long-term development, ESDM has been very influenced by studies of the early social, cognitive, linguistic, and play development of young American children, particularly Caucasian children and families of middle-class socio-economic status, since these are the children that permeate the American studies. The developmental patterns of this group of children are represented in the ESDM curriculum checklist. Furthermore, adult-child interaction characteristics associated in the research with this group of children's optimum language and social-emotional development are characterized in the ESDM fidelity tool. The content and practices in ESDM clearly reflect their national cultural origins.

Thus, it has been somewhat surprising to me to see such developing international interest in ESDM. Our first international ties developed with Italy, Australia, and Canada, all countries that have contributed to the developmental science that underlies ESDM, countries that share many values and practices in common with my own in terms of early childhood education and parent-child interaction styles.

However, I have been somewhat surprised by the enthusiasm towards ESDM expressed by colleagues and parents from China, and other Asian countries. I have recently had new experiences with ESDM in China, thanks to Dr. Xu Xiu and Dr. Wang Yi, who, with the support of Autism Speaks, brought an ESDM training team to Fudan University Children's Hospital in November 2013. The Chinese pediatricians and other allied health professionals involved in intensive training in ESDM in Shanghai showed great enthusiasm for the ESDM model and rapid mastery of the interactive and developmental procedures that define ESDM. Their affinity and talent for ESDM has made me think in a new way about cross-cultural work in ESDM, and I hope we have a chance to collaborate with these scientist-clinicians and with parents on studies of "fitting" ESDM to Chinese values and principles of adult-child interaction and early childhood education.

ESDM is now being used and studied by colleagues we have trained in Italy, Australia, Canada, Britain, France, Spain, Portugal, Saudi Arabia, Mexico, Japan, with several additional countries joining in in the coming two years. However, China is an especially important partner in the research and implementation efforts, given the number of children born each year in China and Chinese efforts at early screening and identification of ASD. The primary purpose of early screening and identification is rapid access to treatment, and I am very pleased that ESDM is beginning to serve Chinese families and professionals as a useful and comprehensive intervention for children with ASD identified through early screening efforts. I hope that, in the next few years, we can develop additional materials for Chinese parents and professionals that can join with these newly translated materials to bridge the communication gap and bring the ESDM to Chinese families and their young children at risk of or diagnosed with ASD.

ESDM is the result of work of a very large team of professionals, working with hundreds of parents and children with ASD over the years. I particularly want to acknowledge Dr. Chiang and Dr. Xu, who are responsible for translating the ESDM manuals and model into Chinese. I also want to acknowledge the scientific and clinical expertise of Dr. Geraldine Dawson, who directed the first research project on ESDM and who is now at Duke University, directing an autism research and clinical center, Dr. Laurie Vismara, who designed and carried out many of the parent coaching studies of ESDM and is now at University of Toronto, setting up a research and educational center for children with ASD, and Dr. Jamie Winter, now at Cornell University, who led the clinical ESDM delivery team at the University of Washington through several studies and was instrumental in helping integrate the developmental and relational denver model, pivotal response training, and general applied behavior analysis in practice, leading to the coherent whole that ESDM is today.

Sally J. Rogers

2014. 3

中文版前言

近 5 年来，我们致力于孤独症的早期筛查和诊疗工作，如何对这些年幼孤独症患儿进行有效的干预治疗，一直是萦绕在心中的一个结。幸运的是，在执行国家卫生和计划生育委员会行业科研专项——儿童孤独症诊断与防治技术和标准研究工作中，在美国"孤独症之声"的资助下，我们团队于 2013 年 11 月首次接触了早期介入丹佛模式（ESDM）的创始人 Sally J. Rogers 教授及其团队，并非常荣幸地成为国内第一批接受 ESDM 课程系统培训的学员。随着 ESDM 实践的深入，越来越深刻体会到 ESDM 这套干预模式对孤独症婴幼儿早期干预的科学性、实用性和有效性。为了能让更多的从事孤独症婴幼儿早期干预的国内专业人员和家长们了解和掌握 ESDM 干预模式，造福于我国孤独症婴幼儿，我们组织翻译了由 Sally J. Rogers 教授和 Geraldine Dawson 教授编写的 *Early Start Denver Model for Young Children with Autism* 一书。

全书共 10 章。前言中先简明扼要地介绍了 ESDM 独有的特色，以及区别于其他行为干预方法如 ABA、TEACCH、DIR、RDI、PRT、SCERTS 等的特点。接着在第一章阐述了当今对婴幼儿学习过程和孤独症神经发育基础的理解，并引出早期干预在促进孤独症儿童神经发育和改善孤独症疾病结局中的作用；第二、第三章引导读者认识早期介入丹佛模式，系统介绍 ESDM 的发展过程、课程、实施环境、适合对象、实施人员、教学过程；第四、第五、第六章详细介绍如何发展短期学习目标、制定日常教学目标、跟踪教学进度及制定教学计划和框架，使 ESDM 训练有序、有效、有据、循序渐进地进行；第七、第八、第九章分别重点介绍如何在教学过程中促进模仿和游戏能力的发展、非语言交流的发展和言语沟通能力的发展，突出针对孤独症婴幼儿的核心缺陷，提出解决方案。第十章进一步介绍如何在小组训练中应用 ESDM，为孤独症婴幼儿以后融入集体生活打下基础。最后两个附录，也是 ESDM 的独到之处。附录一详细描述 ESDM 的课程评估表和项目描述，为实施者客观评估孤独症幼儿的能力提供以儿童发育进展为依据的标准体系；附录二阐述 ESDM 的教学准确度评定系统实施和评分，为 ESDM 课程实施者的质量控制提供了客观有效的评估系统。

本书所介绍的早期介入丹佛干预模式（early start denvor model, ESDM），适用于孤独症谱系障碍的年幼儿童，结构化的评估系统是以正常儿童发展顺序为基础制定而成的。课程教学的核心目标和特色在于，为孤独症谱系障碍儿童创造快乐的环境，让他们"浸泡"在社交互动和主动学习的机会中。主动交流、模仿和游戏能力的缺乏是孤独症谱系障碍的核心障碍，因此，ESDM 要求治疗师从跟随孩子兴趣、与孩子建立良好的同伴关系、鼓励他们主动发起和参与社交互动开始，逐渐培养孩子的主动社交能力和学习能力。无论治疗师还是家长，在课程训练过程中，需要改变自己与孩子互动的惯有模式，从教育者和被教育者、主导者和接受者关系转变为平等的同伴关系，在游戏过程中激发孩子的主动性、参与性，同时提高"智商"和"情商"。

最后，感谢国家卫生和计划生育委员会孤独症专项行业基金和"孤独症之声"对本项工作的大力支持，感谢参与翻译、校对本书的各位人员，感谢上海科学技术出版社对此领域的重视和出版社编辑的大力协助。期望本书的出版，对孤独症领域的专业人员、孤独症婴幼儿及其家庭带来帮助，让"星星的孩子"及其家庭与其他孩子和家庭一样，也能过着幸福快乐的家庭生活，并绽放星星的光芒！

徐秀　王艺

2014 年 3 月

英文版前言

孩子既是艺术家，也是作品。

——阿尔弗雷德·阿德勒（Alfred Adler）

本书描述了一种适用于孤独症谱系障碍（ASD）婴幼儿的治疗方法，用以培养儿童亲近他人、与他人交往的主动性，并提高他们的人际交往能力。这种方法，即所谓的"早期介入丹佛模式（early start denver model，ESDM）"，依据每个孩子的兴趣和癖性，为他们的沟通和交往搭建平台。ESDM 同时包含了儿童发育的"建构者"和"相互作用论"模式。"建构者"模式将婴幼儿看作是一个个活生生的人，他们能通过自身的行为、感觉和人与人之间的情感体验来构筑自己的认知和社交世界。换言之，孩子是他自己世界蓝图的描绘者。"相互作用论"模式认为婴幼儿与养育环境中的其他人能相互感染，进而影响亲子互动的发展。养育者的气质、行为和情绪有助于塑造和改变婴幼儿的行为，以及对这个世界和人们的相应表征；同时婴幼儿的气质、行为和技能也反过来改变养育者的行为模式。这种互动模式持续贯穿在每个人的整个成长阶段。通过这种互动过程，共同勾勒了儿童成长的蓝图。

ESDM 探索使孤独症谱系障碍（ASD）孩子成为这个世界的积极参与者，并主动与他人互动的方法。孤独症最常影响的是儿童的主动性。尤其要提的是，孤独症儿童常缺乏和他人互动的积极性，其喜好局限在范围很窄的几项活动中。孤独症的这个特征很早就出现，并持续终身，是孤独症的典型特征。对婴幼儿来说，主动社交越少，其学习机会也越少，而范围狭窄而重复的活动又进一步导致学习机会减少。

孤独症的本质限制了学习机会，影响着孩子生命中的每时每刻，月复一月，年复一年，导致越来越多的机会丧失。因此，能让孤独症婴幼儿了解这个世界上的人和事的体验机会极少。

孤独症不仅仅影响儿童本身，还影响着和孩子互动的每个人。从新生儿降临的忙乱到第一次哭闹、咳嗽，成人通过照料、微笑、玩耍和安抚等方式做出反应，而婴儿反过来再进一步做出相应的行为反馈。每一次社交互动都为婴儿提供了多种学习的机会，而婴儿对照料者的反应又能激发进一步的互动。这样婴儿从生命的最初就开始主动塑造与成人互动的机会和类型。这种由孩子主导的社交活动持续发生在孩子生活中的分分秒秒，每天为他们创造了成千上万次的语言、社交、游戏和认知学习机会。然而，与其他孩子相比，孤独症婴幼儿在任何场合都不喜欢主动发起这些社交互动（无论是与其他孩子，还是与照料者、同伴），从而导致学习机会显著下降。而且，孤独症的另一个内在的缺陷是，即使父母、同胞或其他孩子向孤独症婴幼儿发起社交活动，孤独症婴幼儿可能也不会感到喜悦，不会与其他人进行目光接触或发出笑声等回应，缺乏一个清晰、可判断的反馈来告诉他的伙伴他喜欢这样的互动，想要继续进行下去。养育者接收不到来自孩子的反馈信息来强化他们自身的社交欲望。如果社交搭档感觉这个孩子对他们的主动交往反应不积极，那么他们可能也会随之减少他们的社交互动。在行为语言上，他们的主动也由于缺乏来自孩子的正性强化而逐渐消失。这样，孤独症婴幼儿处于双重屏障中：一方面孤独症婴幼儿常因缺乏足够的社交主动性而无法创造学习机会；另一方面社交搭档也逐渐减少他们对孤独症婴幼儿发起的社交主动，从而进一步导致学习机会的丧失。

ESDM 从一开始就致力于解决儿童和他人的社交互动问题：它提供一系列准备工作、平台构建、激励奖赏和提高孩子主动性的方法，同时帮助父母和其他照料者理解孩子发出的信息线索，以将社会交往持续下去。这些方法的即时效果体现在显著提高了孩子经历社交学习机会的数量，时复一时，日复一日。当然其他干预方法也能提高孩子的学习机会，如回合式教学方法（discrete trial teaching，DTT），然而这些方法通常使孩子处于被动的地位，抑制了孩子的主动性。我们知道，孤独症儿童的核心障碍是缺乏社交主动性，这也是妨碍孤独症儿童学习和进步的一个最重要的方面。ESDM 从一开始就努力培养孩子的社交主动性和参与性。

这种方法并非 ESDM 所独有，对孤独症谱系障碍（ASD）进行早期干预的其他发展和社交沟通模式也能培养社交主动性，如 DIR（以发展、个体差异、人际关系为基础的模式）、地板时光、RDI（人际关系发展干预）和 SCERTS（社交沟通、情绪调节、动态支持）等。然而，ESDM 在以下几点区别于这些方法。

（1）ESDM 重点在于促进孤独症儿童和照料者之间的关系，这方面领先于其他模式。事实上，有关丹佛模式的第一篇论文发表于 20 世纪 80 年代，该模式的众多主要领域——关注孩子的积极感受、平衡社交互动、"加 1 原则"、应用感觉社交常规培养社交主动性、运用自然肢体动作促进语言发育等方法，早在 1986 年发表的第一篇论文中就已加以应用和描述，比其他的方法要早得多。

（2）这是经过同行评审而发布的有实证研究支持的模式。目前，已有 8 篇以相关资料为基础的论文有待发表，包括单一被试、小组设计和随机对照研究。因此，ESDM 可能是任何基于发展的 ASD 早期干预方法的最佳研究成果。

（3）该模型经过了很好的设计组合，针对教育内容和教育过程两方面都进行了非常详细的描述，还提供了教学准确度评估和资料收集系统。如上所述，该模型在应用时，制定了全面、详细的活动计划和教育目标，能够由任何人在任何地点使用。这是它的又一个优势。

（4）该模型不需要特定的应用背景。父母、教师和治疗师，在家里、学前教育机构和临床诊所，任何成人与儿童交往的地方都可以应用。

（5）该模型以相关资料为基础，强调资料收集的重要性，以用于评估教育成效，并调整教育流程，实现最佳效果。

（6）该模型具有综合性。它强调了儿童早期的所有发展技能，既包括语言、游戏、社会交往、注意力，也包括模仿、运动技能、自理和行为。

（7）在儿童培养进展不顺利的情况下，该模型还提供了替代原有干预法的一整套系统方法——决策树法，供临床医生在儿童未取得进步时使用。通过采取这种方法，按照机动灵活并且循序渐进的方式，保证在整个教学过程中都实施具有实证支持的实践活动。

因而，ESDM 不仅拥有一些和其他社交发展方法相同的特征，还拥有它自己的鲜明特征。

ESDM 和其他方法共同的特点是都基于应用行为分析法（ABA）。教学过程遵循操作性的学习原理，并以强大的 ABA 工具——提示（prompting）、消退（fading）、塑造（shaping）和链锁（chaining）为基础，以明确的方式加以说明。然而，ESDM 在以下几个方面又不同于 ABA 方法（如回合式教学方法）。

（1）应用的课程以儿童发育科学文献中最先进的理念为依据。

（2）重点阐述人际关系、情感、成人敏感性和反应度的质量，而这往往是许多 ABA 方案中被忽略的特征。

（3）用于培养语言发展的策略和课程都基于语言发展的当代最新科学研究成果，而非斯金纳模式（一种纯理论模式）。

现已发现 ESDM 能有效促进 18 ～ 48 个月孤独症婴幼儿的发育，最初关于有效性的研究同时包括父母短期培训和长期高强度家庭治疗。这种模式的研究正在持续进行中。目前，我们获得了美国国家健康研究院（NIH）的资助，用于执行一项多中心、随机和独立重复的 ESDM 研究。虽然 ESDM 还需要进行进一步的研究，但基于公众对该模式的强烈兴趣、ASD 婴幼儿干预的巨大需求，以及最初资料的强有力支持，现在出版这本 ESDM 手册是必要的。

犹如丹佛模式在过去的几年中有所变化一样，ESDM 在未来也同样会发生变化。干预方法需要反映当代最新的科学研究成果，随着知识的不断积累，我们对这个模式也将有更新的理解。然而，本书所描述的内容就是目前正在研究和教授的内容。我们希望本书对从事 ASD 早期治疗、教育工作的父母、干预者、特殊教育者、职业治疗师、语言－言语病理学家、心理学家和其他众位同道有所帮助。

致　谢

　　本书是众多人士长期努力的产物。本工作最大的贡献者是孩子、父母和临床工作人员，他们来自于丹佛、西雅图和萨克拉门托市，工作前后历时 25 年；贡献者亦包括参加我们研究或寻求临床服务的其他更多人士。本书所讲述的内容较少来自研究所或教科书，而主要是通过孩子们和他们的家庭所获得的知识和信息。他们与我们分享他们的生活，给我们如此大量的机会了解孩子们的能力、兴趣和挑战。父母允许我们加入他们，帮助他们塑造孩子的发展模式，告知我们什么有效，什么无效，对我们予以信任，让我们成为他们支持网络的成员，为他们的孩子提供帮助。他们始终都是我们的老师，本书可以说是父母、临床医生和孩子教给我们的知识的汇编。

　　其次，我们感谢这些年来一直与我们并肩工作的众多同事，他们来自于许多学科，熟知年幼孤独症谱系障碍（ASD）儿童及他们家庭的需要，尝试各种不同的方法，帮助每一个孩子和每个家庭成长与进步。特别感谢以下人员：艾米·唐纳森（Amy Donaldson）、特里·豪尔（Terry Hall）、简·赫比森（Jean Herbison）、戴安娜·奥斯卡（Diane Osaki）、米兰妮·斯密斯（Milani Smith）、劳里·维斯马拉（Laurie Vismara）、克里斯·惠伦（Chris Whalen）和杰米·温特（Jamie Winter）。这些人士是本书所描述的干预方法特定部分开发的中流砥柱。此外，蕾妮·查理弗伊（Renee Charlifue）、玛丽贝斯·盖瑞尔（Marybeth Garel）、黛博拉·海顿（Deborah Hayden）、苏珊·赫伯恩（Susan Hepburn）、特里·卡茨（Terry Katz）、豪尔·刘易斯（Hal Lewis）、杰夫·穆森（Jeff Munson）、朱迪·雷文（Judy Reaven）、凯斯·雷丝（Kathy Reis）和克里斯·威尔科特斯（Chris Wilcox），他们对于过去这些年在相关模式基础上生成的临床模式和研究都做出了重要的贡献。我们要特别感谢劳拉·施勒曼（Laura Schreibman）在将核心反应训练（PRT）与丹佛模式结合在一起的过程中所倾注的支持、热情和指导。

我们也要感谢过去这些年来众多同事的支持和慷慨相助，这些同事特别擅长于年幼孤独症儿童的发展与治疗，他们如此心甘情愿地与我们分享他们的工作和知识，他们是玛丽·布里斯托尔（Marie Bristol）、安妮特·格罗恩（Annette Groen）、凯斯·洛德（Cathy Lord）、艾瓦·洛瓦斯（Ivar Lovaas）、盖尔·麦奇（Gail McGee）、加里·梅西博夫（Gary Mesibov）、山姆·奥多姆（Sam Odom）、埃里克·萧普乐（Eric Schopler）、劳拉·施勒曼（Laura Schreibman）、特里斯·史密斯（Tris Smith）、艾米·韦斯比（Amy Wetherby）和保罗·约德（Paul Yoder）。

早期介入丹佛模式（ESDM）课程评估表（附录一）是多年来临床发展和应用的产物，最初是在位于丹佛的科罗拉多大学健康科学中心，然后在华盛顿大学和加州大学戴维斯分校。来自这三个地方的临床专家小组共同开发了课程评估表。以下各位人员对本评估工具做出了影响深远的贡献，特别向他们表示感谢：艾米·唐纳森（Amy Donaldson），言语－语言病理学家，博士；特里·豪尔（Terry Hall），言语－语言病理学家，学士；简·赫比森（Jean Herbison），学士；戴安娜·奥斯卡（Diane Osaki），注册职业临床医学家（OTR）；劳里·维斯马拉（Laurie Vismara），博士；杰米·温特（Jamie Winter），博士。我们也要向华盛顿大学的几位同事表达我们的谢意，他们的贡献对于那些检验 ESDM 干预效果的研究至关重要：凯茜·布鲁克（Cathy Brock），学士；杰西卡·格林森（Jessica Greenson），博士；杰夫·穆森（Jeff Munson），博士；米兰妮·斯密斯（Milani Smith），博士。

特别感谢吉尔福德出版社担任本书编辑的罗谢尔·希尔维特（Rochelle Serwator），他对本书的热情从来没有减退，并向有时疲惫不堪和进展缓慢的作者们提供了积极的能量和鼓励。还有芭芭拉·沃特金斯（Barbara Watkins）做了一项非常重要的工作——组织和校对手稿，帮助我们进行简洁明了的沟通。

最后，我们想要感谢来自家庭的支持，包括孩子和配偶，他们认为我们正在从事的工作具有非常重要的价值，支持我们一直以来在早期孤独症领域花费的时间和精力。尽管我们的孩子开始还太年幼，似乎还无法真正理解我们从事的工作，然而他们认为妈妈还需要帮助其他孩子，这样做是对的，而且他们非常乐意与许多其他孩子共同分享他们的妈妈。感谢我们的孩子和丈夫，多年以来，我们带他们参加了为数众多、遍及全球各地的孤独症相关活动，他们始终充满着热情和奉献精神。

目　录

第一章
当今对婴幼儿学习和孤独症的理解

过去的几十年是婴幼儿如何学习的知识大爆炸时期。孤独症症状通常在婴幼儿1岁以前出现，这些相关的新知识能使我们明白如何对存在高危孤独症风险的婴幼儿进行最佳干预。早期介入丹佛模式（early start denver model，ESDM）是早期干预12～36个月孤独症婴幼儿的全面性方法，并可延续（或扩展）至48～60个月的幼儿。这种方法从最初应用于24～60个月的学龄前孤独症幼儿的丹佛模式中加以提炼和修改，以适用于延续的年龄。ESDM采用正常婴幼儿的发育知识，为存在高危孤独症风险的婴幼儿制定相似的养育策略。

孤独症的最早临床症状表明，婴幼儿支持社交和语言发育的脑系统受到影响，许多婴幼儿的运动发育也可能受到影响。那些后来被诊断为孤独症的婴幼儿家庭录像显示（Osterling & Dawson, 1994；Palomo, Belinchon & Ozonoff, 2006），这些婴幼儿很少注视其他人，当叫到他的名字时也很少有反应，通常无法开发早期的肢体语言（如用手指向），而这对于语言发育阶段开发至关重要。但是，婴幼儿快速的学习能力也表明婴幼儿阶段具有巨大的可塑性和变化性。事实上，婴幼儿受损大脑的恢复能力极强，尤其在给予早期刺激的情况下。这有助于我们设想早期干预孤独症谱系障碍（autism spectrum disorder, ASD）婴幼儿面临的挑战和发展前景：我们需要充分利用婴幼儿阶段的巨大可塑性，以期能够将孤独症的特征性缺陷最小化。

ESDM旨在实现这个目标，从早期开始，就将发育研究的成果与教育课程和技术相结合。ESDM的定义：①一门独特的发展性课程，明确阐述在任何时间段可教授的技能。②一套用来教授课程的独特教育程序。ESDM无需局限在专门的教育场景中，治疗团队、父母也可以在小组方案和家庭方案中加以应用，或者经由不同方式在门诊机构或家庭进行个体治疗。这种干预方法在教育内容、目标和教材上都高度专业化，也十分灵活。包括一项新的大型随机对照研究在内的各种研究都显示 ESDM 对提高儿童认知和语言能力、人际交往能力和主动性颇为有效，同时还能降低 ASD 症状，全面促进儿童的行为和适应性技能的发展。

本书中，我们解释了 ESDM，并说明如何将其应用于 ASD 婴幼儿。第一章回顾了有关正常婴幼儿发育的研究成果，以及他们对 ESDM 的影响。第二章说明了 ESDM 的形成基础，并概括了相关课程、核心教育流程和有效性证据。第三章阐述 ESDM 应用的可操作性，包括场景范围、跨学科团队和家庭成员合作。第四章和第五章分别详细论述了 ESDM 的评估和治疗计划，包括如何制定每天的教育计划、如何在学期内和跨学期阶段追踪其进展情况。第六章介绍如何逐步成为孩子的玩伴和制定共同活动常规（joint activity routines）。在 ESDM 中共同游戏规划为教学提供了平台。接下来的 3 章解释如何培养儿童模仿和游戏能力（第七章），以及非语言沟通能力发展（第八章）和语言沟通能力发展（第九章）。关键的社交行为教学有机融合在整个课程和所有章节中。最后一章（第十章）中，我们描述了小组场景，如学龄前计划中应用 ESDM 时的一些特别注意事项。第十章也对伙伴关系和自理技能，以及与 ESDM 任何场景相关的课程内容进行了讨论。

下面，我们对研究发现做一简单回顾：①婴幼儿如何学习。②大脑发育如何支持获得社交－沟通能力。③孤独症如何影响大脑发育和学习能力。④儿童早期及将来的大脑可塑性。⑤早期干预在塑造大脑发育中的作用及对孤独症的疗效。

婴幼儿如何学习

根据瑞士发育心理学家简·皮亚杰（Jean Piager, 1963）所述，许多干预治疗师——儿童早期特殊教师、临床心理学家、职业治疗师（OTs）、言语－语言病理学家（S-LPs）和其他相关专业人员，已经接受过早期认知建构理论的培训。建构主义观点认为，婴幼儿通过对物体和物质世界的感觉运动探索，建构他们自己的物质环境知识基础和表征模式（心智图式）。这种感觉运动知识逐渐内在化，并发展成为对这个世界的行动、客观物体和事件的认知表征（representation）。通过婴幼儿内化的模仿能力，这些高层次认知能力在婴幼儿出生后第二年的下半年得以发展。婴幼儿期的表象思维特征包括客体永久性（object permanence）、有策略地解决问题（problem solving）、象征性游戏（symbolic play）、延迟模仿（deferred imitation）

和象征性言语（symbolic speech）。

然而，过去的 20 年，我们对于婴幼儿学习能力理解上的变革要求我们抛弃表象发育建构者模式。现在我们了解到婴幼儿的"理解"方式和程度多种多样。对婴幼儿不成熟运动行为的解释有助于我们知道他们所了解的哪些方面误导了我们，进而使我们低估了他们对人、客体和事件的认知能力。一个很好的案例说明了客体表象的概念，即文献中通常描述的 A 非 B 任务（A-not-B task）。几十年前，皮亚杰（Piaget，1963）注意到婴幼儿在 1 岁时显示缺乏"客体永久性"，其依据是他们无法准确寻找在他们面前隐藏的客体。这反映了当客体不再出现在视野范围内时，婴幼儿无法建构出这个客体的记忆或表象。换而言之，他们认为"不在眼前，就是不存在"。后来科学家们决定研究婴幼儿在看什么地方，而非用手摸索什么地方，以便探索婴幼儿对于物质世界的了解（Baillargeon，2004）。例如，他们让婴儿观看安放在平台右端，间隔一小段距离的两个障碍物。他们接着将障碍物隐藏，在平台的左边缘放一个球，然后击打这个球，这样球就在屏风后面滚动。当他们抬起屏风，这个球停留两个栅栏之间，而非在第一个栅栏前静止不动（图 1-1）。他们发现婴儿观看的时间较长，并当出现他们未曾预期的情境时露出惊讶的表情，这表明 2 ~ 3 个月的婴儿已能够对消失的客体形成某种心理表征。

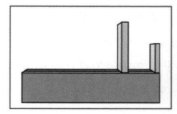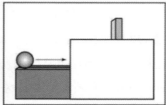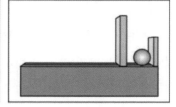

图 1-1 屏风遮挡的击球游戏

当前关于婴幼儿出生后第一年的研究表明，无法通过建构者模式预测婴幼儿的学习能力。婴幼儿拥有了解物质环境中的客体运作方式、认识他们自身和他人行动之间的相似性，以及记忆信息的能力，他们对社交世界的感知和反应能力远远超过人们凭借他们不成熟的运动技能进行的预测。为了评估婴幼儿的能力，科学家们已采用了创新方法，如当刺激发生改变时，观察婴幼儿的吸吮频率、目光注视方式和脑电波反应如何跟着变化。

而且，婴幼儿是主动学习者，他们喜欢建立关于世界的各种假设并进行验证。随着与客体和人们的互动，他们的知识日益丰富。目前的研究显示，当婴幼儿和周围世界互动时，他们的脑部依靠"统计学习"去发现行为模式并使其具有意义（Saffran，Aslin & Newport，1996）。婴幼儿是"天生的统计学家"，能够根据他们持续收集到的有关这个世界的资料做出推断和预测。例如，莎佛朗等（Saffran，Aslin & Newport，1996）发现婴幼儿能凭借统计知识在一连串的话语中洞察到字与字之间的界限。事实上，"统计学习"——发现信息分布的方式，并根据这些信息做出推断的能力，经证实在语言、认知和社交发育等多个领域中都发挥着重要的作用。当一个婴幼儿以一种非同寻常的方式和这个世界互动（如主要关注物品而不是周围的人）时，那么我们可以假设这个婴幼儿关于这个世界的认知和建构也非同寻常。这个婴幼儿可能无法形成正常的语言能力，部分是因为他没有关注语言及其分布的特征。这样，干预的关键就是帮助婴幼儿关注到重要的信息如语言、人的面部表情和行动，并加以"强化加速"，或者让信息更加引人注意，具有某种特定的模式或类型，这样婴幼儿能较容易地感受到正常语言和社交发展所必需的信息。

最后，最近几十年对婴幼儿的研究显示，尽管婴幼儿是"统计学习者"，但是他们并不像简单的计算机一样将周围的信息都输入进去。反之，为了做出判断并加以学习，婴幼儿必须主动并充满感情地投入到周围的环境中。举例来说，现在人们认识到，言语感知的正常发展通常发生在情感丰富的社交互动环境中，在这个环境中，婴幼儿的注意力直接转向其所发现的能够获得社交回报的信息。这在帕特·库尔（Kuhl，Tsao & Liu，2003）进行的实验中得到了验证，表明了单一暴露在语言环境中并不能促进语言和表达能力的发展。而且婴幼儿需要在社交互动中体验语言，从而形成正常的言语感知。这样，作为治疗策略的最初步骤之一，为对社交环境不感兴趣的婴幼儿所设计的早期干预方法必须能够满足这一基本的学习需求。

总而言之，过去几十年针对婴幼儿认知和学习的研究告诉我们，在运动能力允许他们探索感觉活动之前很久，婴幼儿就开始利用他们的视听觉系统处理来自物质世界的脑部信息。婴幼儿对行为模式、偶发性和统计规律十分敏感，而这种敏感性促使他们得以跨感觉系统来整合信息，同样也使他们觉察到不匹配和新奇的事物。他们对新奇事物的好奇促使他们非常关注这些意外事件，并予以相应处理。在社交方面，婴幼儿能够意识到其他人的活动，以及特定刺激和行为之间的关系。这在因果行为和情绪反应方面也同样适用，从而使得人们的行为对婴幼儿而言都可预测并具有意义。婴幼儿运动系统比视听觉系统的发育要缓慢得多，而且根据婴幼儿作用于客体的运动，我们了解更多的是婴幼儿的运动能力，而非潜在的学习能力和已掌握的知识基础。此外，婴幼儿与社交环境的情感互动也为其感觉、认知、语言和社交的发育提供了必需的背景条件。

脑发育如何支持获得社交沟通技能

孤独症的早期症状表明了支持社交和语言学习的大脑系统没有得到正常发育。一些科学家（Kennedy & Courchesne, 2008；Williams & Minshew, 2007；Pinkham, Hopfinger, Pelphrey, et al, 2008）认为，这反映了支持复杂行为的大脑系统，尤其是参与高层次协调的大脑区域发育存在更普遍的问题。其他科学家（Mundy, 2003）则认为孤独症尤其损伤了提供社交沟通能力的大脑环路，而其他一些更高级区域则未遭到损伤。这两种观点并不互相排斥，因为社交沟通行为的发育需要几个大脑区域的共同合作（Dawson, 2008）。所以，了解"社会脑网络"的运作方式很有帮助，这样我们就能设计出促进脑部正常发育的干预方法。

社会脑网络系统包括了一系列的脑部结构，通过动物和人体研究已证实了这一点，社会脑网络系统参与社交信息、情绪和社交行为的处理（图1-2）。在这些区域，针对社会性刺激而产生相应的脑部活动，这些区域受损将导致社交行为异常。社会脑网络系统的关键部位包括：部分颞叶（梭状回和颞上沟）、杏仁核和部分前额皮质。梭状回（专对脸部感知）和颞上沟（专对生命运动的感知，也指"生物运动"）是察觉和理解如面部表情等社交信息的非常重要的解剖部位。

杏仁核为各种刺激分配情绪价值，包括正性价值（奖赏）和负性价值（恐惧或惩罚）。想象一下，如果为孩子周围所有的刺激都分配了同样的情绪价值，或者也为

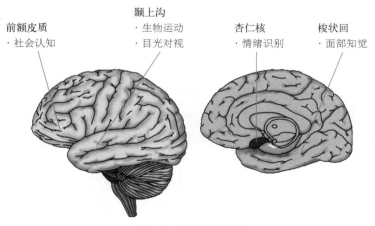

图1-2 社会脑网络系统

不寻常的刺激分配了情绪价值，那么这个孩子的行为将会如何。他的注意力也许游离不定或被一些不相关的刺激（如背景噪音或地毯上的一些绒毛）所吸引，而不是专注于环境中有意义的事情上（如他人）。孤独症儿童通常对社交环境中有意义的事情很少关注。孤独症儿童很难给刺激（如恐惧）分配负性价值，这有助于解释为什么一些孤独症儿童对危险没有明显的意识。

当婴幼儿的注意力放在另一个人的面孔和声音上时，这个婴幼儿就能够体验到正性情绪（如兴趣、喜悦），他的梭状回、颞上沟和杏仁核就得到了激活。前额皮质（特别是眶额或大脑正中前额皮质）对社交行为的许多方面都很重要，包括抑制不适宜的反应，控制自己的行为和执行有计划的行为。我们参与社交活动时，如果我们拥有社交技能，那么我们就能持续观察到别人针对我们的行为所做出的反应，并根据他人的反应来调节我们的行为。这种针对不同反馈灵活转变我们行为反应的能力是脑正中前额皮质的核心功能。当这个区域功能出现异常时，这个人就对其他人的需求反应不敏感，而趋向于固执地关注自己感兴趣的主题。这种对社交反馈的不敏感性是孤独症儿童的常见特征。

研究人员研究了婴幼儿期社会脑的活动，通过应用他们所知的能够激活一定大脑区域的任务，以及利用脑影像学方法来检测这些脑部区域暴露于社交刺激下是否会出现正常反应。这些用于收集婴幼儿和儿童该方面信息的方法包括当他们处于视觉和听觉社交刺激下时所测量的脑电生理活动 [EEG（脑电图）、MEG（脑磁图）]和脑血流 [fMRI（功能性磁共振成像）]（Cassuam, Kuefner, Weterlund & Nelson, 2005；Rivera-Gaziola, Silva-Pereyra & Kuhl, 2005；Kylliainen, Braeutigan & Hietanen, 2006；Pelphrey & Carter, 2008）。在下一部分，我们将说明有关社会脑不同部分的细节。

面部表征的含义

成人用来从面部获得信息的许多脑部区域在婴幼儿出生后头几个月就开始活跃，随着婴幼儿的发育，这些大脑区域的针对性和整合能力会越来越强。大脑特定区域将针对各种面部刺激做出反应，包括目光注视的方向，以及面部和声音的情绪表现。

面部识别

人类大脑通过注意他人面部并做出反应进行网络连接。新生儿具有快速的面部识别能力，与其他复杂视觉刺激相比，他们更喜欢看人脸。4 个月时，婴幼儿表现出对脸部方向的敏感性，跟倒脸相比，更喜欢看正脸。6～7 个月时，看到熟悉和不熟悉的面孔时，婴幼儿会表现出不同的脑反应。

目光注视

对目光接触和凝视方向的敏感性在生命的很早期就出现了。4 个月的婴幼儿就能对目光注视和情绪有不同的反应。这种对凝视的敏感性在婴幼儿早期可能更多与梭状回的面部处理大脑区域紧密相关，当大脑功能进一步区域化时，颞上沟就表现得更为活跃。

共同注意

早在 3 个月，婴幼儿就表现出对共同注意的敏感性，这种敏感性表现为调节注意的物体或事件，以及社交搭档的凝视模式。到了 8～9 个月，脑部对这些凝视模式的反应表现出与成人类似的模式，即同样涉及了成人的颞上沟（STS）和中央前额皮质背部结构。

情绪感知

婴幼儿到了 7 个月就能区分面部表情，在视觉注意模式中，让他们观看面部表现的相同或不同情绪时，他们会做出方向性和习惯性反应。6～7 个月时，婴幼儿针对不同情绪的面部表情表现出不同的脑电波反应。与正性情绪相比，婴幼儿对负性情绪表现出独特的反应模式。这种面部情绪刺激也会激活前额皮质。同样，在相似的研究场景中，7 个月婴幼儿能区分反映不同情绪的声音，并对正性和负性情绪做出不同的反应。这个月龄的婴幼儿也能整合来自两个不同感觉区域（视觉和听觉）的情绪信息。他们获得面部和声音情绪的同时刺激时，在两者表现一致或不一致（如高兴的脸伴随高兴的声音或高兴的脸伴随生气的声音）的情况下，会做出不同的反应。该月龄的婴幼儿参与这些反应的脑部区域位于颞叶的杏仁核中，这些脑活动模式和成人体验同样的刺激后观察到的脑部活动模式十分相似。

理解他人的行为

婴幼儿也能区分包括身体动作和运动模式在内的各种他人社交行为。

生物运动

如前所述，这个名词指的是生物的运动模式。它包含自发性运动和自发性改变运动的方向，这与物体运动模式相反。物体运动模式是在外力作用下发生反应（不是自发性），保持一个特定方向，需有另一个外力作用才能改变运动方向的客体运动模式。婴幼儿能通过他们的视觉观察模式区分这些不同的运动模式。而且，婴幼儿似乎采用了与成人类似的辨别生物运动的流程。这样，婴幼儿从很早期就能从非生物刺激中分辨出生物刺激。

理解他人的行动

8个月时，婴幼儿就能预测他人目标导向行动的影响，根据他人对客体的行为方式是习惯性或意料中，还是非习惯性或意外情况，婴幼儿也会做出不同的反应。婴幼儿还能够意识到习惯性行为带来的影响是什么。例如，当人们对某物体表达与另外一个人相反的意见时，他能做出不同的反应。远早于拥有这些行为能力之前，婴幼儿就具有觉察这些行为影响方式的能力。这些发现证实，根据自然条件下观察到的他人行为，婴幼儿能很好地领会大量对他人加以认识的知识，而且同样证实了婴幼儿趋向于凭借自身体验形成可预测的模式，然后用这些模式来解释新的体验（统计学习）。

因此，婴幼儿从出生起就对社会和情绪刺激具有敏感性。成人"社会脑"的许多部分在婴幼儿1岁前就开始活动了。在婴儿出生时，对社交刺激起反应的脑区，特别是那些涉及较低级脑结构（皮层下），而非前额皮质脑区就开始发挥作用。然而，在出生后很短的几个月之内，婴儿也开始使用皮层过程对社交刺激做出反应。这些结果表明喜欢社交刺激、自动关注社交刺激是人类脑的基本特性。更有甚者，婴幼儿脑对社交刺激的反应可能比成人脑更强。约翰逊和同事（Johnson, Griffin, Cisbra, et al, 2005）提出，与成人相比，婴幼儿的社会脑具有更广泛的"频率"，对信息输入更具敏感性和反应性，更加"充分准备"做出反应。对社交输入和其他类型输入做出反应的婴幼儿脑部组织广泛分布于脑部的各个部位，随着时间推移，变得更具针对性和定位性。这种针对性要求和社交环境互动，这样婴幼儿脑就能够对社交世界做出精确反应，并能快速掌握与人交往的方方面面。

孤独症如何影响脑部发育和学习

虽然孤独症有许多病因，包括遗传和环境因素，这些病因最终会对参与社交和沟通发育的脑部核心区域产生影响。然而，目前还未发现脑部存在孤独症的鲜明特征，即没有普遍存在并仅出现在所有孤独症患者中的特征。但是，绝大部分孤独症患者都表现出大脑的某些差异，研究者认为，了解这些差异将有助于解释我们所见到的孤独症患者的异常行为。我们接下来简略回顾一下目前有关孤独症患者脑异常的信息（Geschwind & Levitt，2007）。在一些孤独症患者中发现的脑异常部分包括小脑（注意和运动行为）、杏仁核（情绪）、部分颞叶（语言和社交感知）和前额皮质（注意、计划、抽象思维和社交行为）。

脑组织并非独立工作。相反，它们是彼此合作的"团队"，共同形成支持复杂行为的综合网络，如运动功能、认知、语言和社交行为。复杂行为需要大脑几个部分同步协调行动来完成，如同交响乐中的各种乐器必须协调才能弹奏出音乐一样，脑部的许多区域也必须通过神经元网络连接才能完成行为。而这种连接，特别是让大脑不同部分协调行动的长距离连接，在孤独症患者脑部却受到了损伤。

孤独症患者大脑的异常连接

许多研究表明了孤独症如何影响不同神经元（突触）之间的连接，以及大脑不同区域如何连接（Garber，2007）。在正常发育早期，神经元和突触充分发育，使大脑不同区域通过这些连接的突触网络而相互通信。接着，这个密集网络逐渐变得稀疏，因而，这些网络可以说是"学习者"，也就是说，它变得更有选择性、更高效和更快捷。该选择过程一部分凭借经验获得指导，经常使用的连接强度增加、反应更快，而那些不被使用的连接则逐渐死亡。因此，保留下来的神经元网络通常得到了频繁的应用，进而刺激这些细胞对它们加以强化，使它们反应更快，对引起它们最初活动的刺激响应更积极。

证据表明，孤独症患者的神经元网络发育过程存在缺陷，从而导致连接不良，尤其影响大脑远距离区域的连接（Murias，Webb，Greenson，et al，2007）。众多的遗传学研究显示，那些能够增加孤独症风险的基因也是在神经网络中调节兴奋度和抑制平衡的基因（Geschwind，2008）。维持这种平衡对发挥神经元网络的正常功能至关重要。

如果大脑不同区域间的连接不良（如孤独症病例中的表现），那么这个孩子就很难执行需要大脑不同区域功能整合的复杂行为。举例来说，婴幼儿很简单的一个行为，比如他用手指向喜爱的玩具，目的是和父母分享他对这个玩具的兴趣，大多数10～12个月的婴幼儿都能完成这种共同注意行为。在表示兴趣的指向行为过程中，视觉感知（观看这个玩具）、注意（将注意力从玩具转向父母）、运动行为（包括眼睛和手）和情绪（表达喜欢或兴趣）所涉及的脑区必须协调行动，大脑正常连接的缺乏将影响这类复杂技能的发展。

头围超过平均水平

许多孤独症儿童都存在不正常的头围生长模式。许多研究显示，后来发展成孤独症的婴儿出生时头围都很正常，而在 4 个月左右开始加速生长（Courchesne, Pierce, Schumann, et al, 2007）。这种头围加速生长的模式在早期尤为突出，此后，生长速度降低至较正常的水平。大头围如何影响儿童发育？头围的大小受内部不断发育的脑体所控制，因此大头围反映了较大的脑体。脑生长包括灰质（神经元）、白质（包括包裹在神经元外并隔离神经元的髓鞘）和胶质细胞（广泛分布于中枢和周围神经系统中的支持细胞）的生长。

如上文所述，婴幼儿期先是细胞增殖，紧接着是细胞减少或"修剪"时期，在这个时期，那些不活动的神经网络将死亡（细胞死亡），从而减少系统"噪音"，使其成为更有效和更有组织的神经元组织。一些研究者认为，头围的异常快速生长反映了未伴随细胞修剪的快速增殖，结果生成数量众多却没有良好组织的神经元，从而使脑部成为低劣的学习"机器"（Redclay & Courchesne, 2005）。目前用来解释孤独症大头围的第二个理论是脑炎症。这是科学家们针对孤独症个体死后的大脑进行研究，发现其炎症证据后提出的理论（Pardo, Vargas & Zimmerman, 2005）。该领域是目前非常活跃的研究领域，也许在未来可以解答哪些因素引起脑生长，以及这对孤独症而言意味着什么。

小脑的差异

在孤独症研究中，最为公认的发现之一就是在小脑皮层有一类细胞数量下降——浦肯野细胞（Bauman & Kemper, 1994）。孤独症者浦肯野细胞数量要比正常数量少35%～50%。孤独症患者尸检研究也提示这些失踪的细胞从未生成过，从而进一步表明这种异常发生在出生前的脑发育过程中。浦肯野神经元会抑制脑部其他神经元的兴奋性，它们有很长的轴突，可以连接很远的额叶区域。小脑神经元实际上与所有大脑皮层区域都有广泛的连接：额叶、顶叶、颞叶和枕叶，它们以丘脑作为中转站（丘脑属于大脑边缘系统的一部分）。这说明在孤独症患者中，另一种大脑结构异常影响其大脑连接。对有异常小脑活动的人群研究证实，这种异常会对注意力、情绪、认知和运动功能发生影响。因此，由于浦肯野细胞数量下降所致的异常连接会影响许多神经通路，表现为孤独症中所见的许多症状。

社会脑网络的差异

通过脑影像研究，科学家发现，个体参与不同任务（比如，观看面孔或倾听饱含情感的话语）时的脑部不同区域的活动显示，孤独症个体的社会脑无法正常发挥功能。最常见的发现是当他们参与到社交活动中时，他们的社会脑区活动减少。例如，许多研究者，Dawson、Carver、Meltzoff、Panagiotides、Mcpartland（2002）发现，当学龄前期孤独症儿童接受面部和情感刺激时，大脑无法显示正常的反应水平。这让人非常震惊，因为儿童早在 6 ～ 7 个月时就应具备对人脸和情感刺激的大脑反应。该研究表明，孤独症主要影响出生后第一年的社会脑结构发育。

针对孤独症患者研究的另一个发现表明，当面临社交任务时，社会脑的一部分（如杏仁核）无法和另一部分（如梭状回）协调发挥功能。一些大脑影像研究提示杏仁核功能异常，这个区域与针对刺激分配回报价值的功能相关，这也是孤独症特别突出的一个特征。研究显示杏仁核在早期增大尤其明显（Sparks，Friedman，Shaw，et al，2002），然而杏仁核中的神经元无论在数量上还是体积上却都减少（Schumann ＆ Amaral，2006）。有假设认为，由于无法对社交刺激，如面部、声音和肢体动作等分配奖赏价值，自然造成了对孤独症患者的基本损害（Dawson，Webb ＆ McPartland，2005）。缺乏对"社交奖赏"的敏感性可以用来解释为什么孤独症儿童不会观看人的面孔。如果孤独症幼儿不会观看人的面孔，那么他就会丧失学习社交沟通、面部表情和众多其他社交行为的机会。这些研究有助于我们理解为什么孤独症儿童对社交刺激做出合适的反应那么困难。

镜像神经元系统

镜像神经元系统包括大脑的几个区域：下顶叶、下额叶皮层、颞叶布罗卡区（Broca's area，大脑语言中枢）、颞上沟（STS）和运动皮层。当一个人（或灵长类动物）执行某种意向行动，或者观察其他人（或灵长类动物）执行某种意向行动时，这个系统就会被激活。对于人类而言，他们在执行和观察针对行为对象没有特别目的性的肢体动作和脸部表情时，这个镜像神经元系统也被激活。镜像神经元系统，包括布罗卡区（语言区域）可通过观察模仿和肢体动作，以及模仿他人的方式被激活。这提示模仿能力、非语言肢体沟通和语言沟通的发育和镜像神经元系统密切相关。移情反应和心智理论问题也同样可以激活这个镜像神经元系统，所有这些反应都涉及了自身体验和他人体验之间的协调表现。因此，镜像神经元系统对社交行为发育非常重要，尤其是那些协调自身和他人体验的行为。

有人认为，镜像神经元系统功能不良将会加重孤独症（Williams，Whiten，Suddendorf，et al，2001）。一些研究已证实，在观察他人肢体动作和表情，以及模仿他人时，孤独症患者的镜像神经元系统无法正常反应。由于镜像神经元系统未固定在单一区域或回路，而是广泛遍布于人类脑中（Iacoboni & Mazziotta，2007），因此认为镜像神经元系统功能的异常反映了整个脑的连接出现问题。

神经化学差异

脑的神经元对化学信号起反应，通过神经元轴–树突间的间隙——突触的化学变化，信号从一个神经元传递到下一个神经元。因此，这些神经递质呈现异常水平会同时影响到脑功能和外显行为。自从首次报道神经递质 5- 羟色胺水平异常以来，就出现了因大脑化学物质不同而可能导致孤独症的讨论。一些针对孤独症患者的小组研究证实，孤独症患者及其一级亲属的血液中 5- 羟色胺水平上升，这已成为被重复验证的研究结果。但是目前尚不清楚这种症状是否能反映脑中的 5- 羟色胺水平，研究也未发现孤独症患者的 5- 羟色胺水平改变会导致明显行为学上的变化。如果 5- 羟色胺是主要病因的话，这应该是预期出现的结果（Posey，Erickson，Stigler，et al，2006）。另一神经化学异常理论涉及两种肽，即催产素和血管升压素（抗利尿激素），针对许多哺乳类动物的研究发现，这两种肽与社交行为和重复行为密切相关，并反过来对行为产生影响（Insel，O'Brien & Leckman，1999）。尽管尚没有关于孤独症患者血管升压素水平下降的报道，但是已有证据显示，孤独症患者的催产素水平会下降，而且基因异常通常和血管升压素相关。一些小规模的经验性研究显示，用催产素治疗孤独症患者和正常人群，均可以提高其社交能力。

儿童早期及后来的脑变化

鲍曼（Bauman）和坎伯（Kemper）（1994）针对孤独症患者的脑组织进行了尸检研究。在这项里程碑式的研究中，他们提出，孤独症患者的脑细胞数量和结构发育始终局限于婴幼儿期的大脑水平，尚未观察到符合年龄的脑细胞数量和结构，而大脑发育应随着儿童期到成年期有所变化。引起大脑不断变化的原因是什么？当然，暴露于神经毒素的影响会引起持续的脑发育变化，使其出现耐受异常，目前该领域的研究还在继续。然而，情感体验的变动同样也能改变脑功能。如上所述，情感体验对建立神经连接至关重要，也对启动特定基因功能起着重要的作用。例如，针对动物的研究显示，一些特定的社交行为，如母亲舔幼崽的行为能影响皮质激素调节的基因表达。其他研究显示，将存在脑损伤或易发惊厥基因特质的动物暴露于充实丰富的环境中，能减少其不良后遗症。

过去的几年，我们了解到，人脑对变化体验的反应多么迅速。我们开始学习一种新技能，如演奏弦乐器，过一段时间后，就会对脑功能产生可测量的影响。练习前对刺激无反应的脑区，在练习后发生了变化。在不同刺激阶段针对先前刺激发生反应的脑区逐渐被新的技能所利用，开始对新的刺激发生反应。相比那些我们观察到并认为无法完成的技能，我们的镜像神经元系统对我们自身能够完成的技能会做出更积极的反应。我们的体验"塑造"了我们的脑，激发反应神经元和神经区域网络的形成，从而使得我们的表现更加娴熟和具有自主性。我们的脑基于我们正在从事的活动来促进神经网络的发育，也就是说，神经网络针对频繁接触刺激生成的反应模式予以支持和强化。周围环境的回报和反馈体验也是这个过程中不可或缺的组成部分。

那么，现在来探讨一下，孤独症如何影响脑部的发育。孤独症儿童对环境刺激的反应与众不同，他们中的许多人从出生后第一年开始就表现出这种症状。他们对社会刺激很少做出反应，也不会主动发起社交活动。因此，相比正常儿童，他们的社交活动要少得多。同时，他们可能过分迷恋物品或重复摆弄物品。这些日常体验和反应模式不断塑造他们的大脑，形成回报期待，刺激不断发育的神经网络的形成，该神经网络在与物体相关事件的激发下，反过来为其提供支持，然而却不会刺激处理社交事件的神经网络或注意系统的发育。孤独症儿童的日常生活变得与非孤独症同伴越来越不同，其脑连接和神经反应模式也表现出差异，而这可能是大脑差异不断形成的另一原因。尽管公认这些大脑变化为"反应性"，并非孤独症核心神经特征的组成部分，然而它们却具有继发性，并和孤独症婴幼儿伴随的生活方式改变有关，而这些方面也许能够加以预防（Dawson，2008）。

早期干预对于塑造孤独症婴幼儿脑发育的作用

如前所述，婴幼儿期是脑发育和学习潜力最显著的可塑期。假设早期脑部确实存在可塑性，那么生活体验对改变脑的功能和结构就起着重要作用。我们期望干预体验有助于促进脑发育和行为的变化。孩子们参与的各项日常活动并非中性，而是充满感情色彩，这些活动促进了更具社会化和沟通性，或者更富有目标导向性的大脑的形成。在 ESDM 方案中，我们采用互动方式，其中，成人捕捉到孩子对面部和身体（社交导向）的注意力，然后提供反映理想育儿技术的极其明显的社交和沟通行为信号，这有利于培养复杂的语言能力、社会性和象征性游戏能力，以及来自孩子们的社交主动性。处理作为孤独症早期症状的基本社交导向和主动性缺陷是 ESDM 方案的核心特征。我们将在下一章讨论这些核心特征及 ESDM 方案的理论基础。

第二章
早期介入丹佛模式概述

---------------------------------\/---------------------------------

ESDM 是为幼小的 12 个月孩子设计的综合性强化干预方案。它是 24 ～ 60 个月学龄前孤独症儿童丹佛模式干预方案的提炼和改编。全文中，我们讨论的 ESDM 是指针对不超过 3 岁儿童的干预模式。而针对包括 3 岁和 4 岁在内的整个学龄前期的干预模式则指丹佛模式（Denver Model，DM）。

如第一章所述，ESDM 是在目前有关婴幼儿学习情况及孤独症对早期发育影响的科学研究成果的基础上编制而成的。其目的是改善孤独症症状，加快儿童在所有领域的发育速度，尤其在认知、社交－情感和语言领域。本章我们将对 ESDM 进行总体阐述，描述它如何实现目标及其和其他众所周知模式的相似处和不同点。我们首先简单探讨构成 ESDM 基础的关键技术。

ESDM的基础

几种不同但互补的方法组合在一起构成了ESDM的基础。包括由罗杰斯（Rogers）和她的同事在 1981 年发展的原版丹佛模式（Rogers，Herbison，Lewis，et al，1986），罗杰斯和彭宁顿（Penington）在 1991 年发展的孤独症人际发展模式，道森（Dawson）及其同事在 2004 年开发的视孤独症为社交动机障碍的模式，以及核心反应训练（PRT）—— 一种基于应用行为分析（ABA）的教学方法，这种方法重视孩子的主动性和自发性，且可以在自然环境中加以应用（Schreibman & Pierce，1993；Koegel & Koegel，1988）。

丹佛模式

丹佛模式始于 20 世纪 80 年代，是针对 24 ~ 60 个月孤独症婴幼儿开展的学前干预计划（Rogers, Herbison, Lewis, et al, 1986；Rogers & Lewis, 1989；Rogers, Hall, Osaki, et al, 2000）。由于孤独症患者主要存在社交－沟通发育障碍，因而干预计划的重点在于建立和孩子的亲密关系，以此作为社交和沟通发育的基础。该模式主要强调具有强烈正面影响的动态、活跃的互动，引导孩子去寻找社交伙伴来参与到喜爱的活动中。其发展的"感觉社交常规（sensory social routine）"技术强调通过非语言动作及后来的语言交流，使孩子主动积极参与动态互动并使之持续。如第六章中的更详细叙述，感觉社交常规是 ESDM 的核心特征。丹佛模式的实践也证实大多数孩子在所有领域的发育均落后，因而需要一个多学科团队模式。引入发育课程来系统评估孩子发育的各个方面也同样重要，根据短期发育目标为每个孩子设定个别课程，每天进行贯穿在单独和小组活动中的高强度训练。训练跟随孩子的引导，并强调语言沟通、非语言沟通、认知和游戏。

ESDM 中保留的丹佛模式核心特征包括：①由跨学科团队来执行所有领域的发育课程。②重点强调人与人之间的互动。③发展流畅、相互和自发性的模仿行为，模仿肢体动作、面部运动、表情及物品使用（操作、摆弄物品）。④同时强调非语言和语言沟通的发展。⑤重点关注日常动态游戏中的认知练习。⑥和父母成为伙伴。

经过对丹佛模式最初 10 年的研究，罗杰和同事领悟到模仿能力障碍是典型孤独症婴幼儿的严重缺陷。在那个年代，孤独症理论体系还没有提到这个缺陷，也极少有关于孤独症模仿能力的研究。然而在这些婴幼儿中却发现了因缺乏模仿能力而出现的巨大学习障碍，由此导致了对模仿能力在早期发展中所起作用的进一步思考。丹尼尔·史登（Daniel Stern, 1985），安德鲁·梅尔索夫（Meltzoff & Moore, 1977），以及其他学者对婴幼儿期模仿能力在社交－沟通能力发展中的核心作用提出了令人信服的证据。

罗杰斯和彭宁顿的孤独症人际发展模式

罗杰斯和彭宁顿团队（1991）发表的孤独症启发式发展模式受到丹尼尔·史登（1985）研究工作的巨大影响，这些婴幼儿研究工作始于 20 世纪 70 年代和 80 年代。在这个模式中，罗杰斯和彭宁顿假设模仿能力早期受损，该种能力在正常婴幼儿出生后就具备（Meltzoff & Moore, 1977），而孤独症患者从一出生就受损，从而破坏了早期身体同步性和合作性的建立。这种身体同步性最早体现在婴幼儿和照料者之间感觉和状态的协调。而同步性受损则影响婴幼儿与照料者之间的情感协调（Yirmiya, Kasari, Sigman, et al, 1989）。接着情感协调可能进一步受到孤独症婴幼儿不正常的面部情绪表达的影响，使父母无法掌握婴幼儿的情绪状态。婴幼儿和照料者之间在这个层次的模仿和情感分享受损，导致婴幼儿和伙伴间理解彼此感觉和心理状态的发展出现障碍。同样，这也严重影响婴幼儿对有意沟通加以觉察和利用能力的发展。在史登描述的孤独症婴幼儿主观性发展的行为里程碑中可以观察到这些障碍，即模仿、共同注意、情感分享、有意图沟通的延迟和减少（Rogers, Hepburn, Stackhouse, et al, 2003；Charman, Swettenham, Baron-Cohen, et al, 1998；Seibert, Hogan & Mundy, 1982；Mundy, Sigman & Kasari, 1990；Kasari, Sigman, Mundy, et al, 1990；Wetherby & Prutting, 1984；Uzgiris, 1973；Stone & Caro-Martinez, 1990；Stone, Ousley, Yoder, et al, 1997）。ESDM 治疗的重点在于，在与其他人充满情感的关系中发展社交－情感－沟通能力，这些人对孩子发出的交往信号很敏感并能做出相应的反应。在史登模式（包括许多其他模式：Ainsworth, Blehar, Waters, et al, 1978；Carpenter & Tomasello, 2000）中，由照料者提供的这些富有情绪和反应性的关系对孩子能力的发展至关重要。

孤独症的社交动机假设

ESDM 也受到另一个孤独症核心特征——社交动机受损相关研究的巨大影响，这在第一章已详细讨论过。与其他人相比，孤独症患者在所有年龄段都表现出较少参与他人活动及与他人进行互动。这种行为模式甚至要比孤独症婴幼儿出现的模仿和共同注意缺陷更早。道森及其同事（Dawson, Webb, Schellenberg, et al, 2002；Dawson, Toth, Abbott, et al, 2004；Dawson, Webb & McPartland, 2005）假设，孤独症在生物学上存在社交动机方面的基本缺陷，导致婴幼儿对社交奖赏的敏感性相对缺乏。这种缺乏导致孤独症婴幼儿对周围环境的社交信息包括他人的面部表情、声音、肢体动作和语言无法表现出正常的喜爱和主动注意。这种无法主动关注和参与他人的活动将导致模仿、情感分享和共同注意能力受损，这是儿童社交－情感和沟通能力发展的主要障碍。结果，孤独症患者变得越来越远离周围的社交世界及来自该世界的重要学习体验。因为他缺乏融入正常婴幼儿和儿童热衷的社交学习环境所需的互动能力，导致他的社交能力远远落后于正常儿童。道森及其同事认为这种早期社交参与的缺乏不仅改变了孤独症儿童的行为发展进程，而且也影响了感知、表征社交和语言信息的中枢神经系统的发育和组织方式（Dawson，Webb，Wijsman，et al，2005；Dawson & Zanolli，2003）。在 ESDM 中用到的几种技术，如丹佛模式的感觉社交技术和凯戈尔及其同事等发展的核心反应训练一样（Koegel & Koegel，1995；Koegel，2000；Schreibman，1988），曾被设计用于提高社交奖赏的显著性，以便增强社交互动中儿童的社交注意能力和动机。

核心反应训练（PRT）

施赖布曼和凯戈尔（Schreibman & Pierce，1993；Koegel & Koegel，1988）采用 ABA 原理研发的训练孤独症儿童的独特方法首次发表于 20 世纪 80 年代。核心反应训练（pivotal response training，PRT）与回合式教学 [该方法由洛瓦斯（Lovaas）于 1987 年公布，在本章的后面部分叙述] 有很大的不同，虽然两者的核心原理都来自于 ABA。PRT 技术充分利用孩子和成人的互动动机，并创造重复的学习机会。核心动机和教学策略包括：①应用与孩子目标和反应直接有关的强化物。②将孩子的选择融入教学课程。③将需学会的任务穿插在先前已掌握的任务中。④无论孩子当时表现的准确性如何，治疗师都强化孩子参与所期望行为的努力或尝试。⑤从事能高度激励孩子的活动。⑥和孩子分享对材料和活动的掌控。长期以来，众多的研究成果均描述了 PRT 有助于强化孤独症儿童的动机、自发性和社交主动性，能促进语言能力发展，提高技能的维持和促进反应的泛化，减少不良行为。因此目前认为，在实证证据支持下，PRT 是孤独症儿童重建沟通能力的实践策略之一。PRT 技术融合在 ESDM 的教学方法中，它们的明确融合是 ESDM 与原始丹佛模式的不同之处。

上述的各种孤独症干预方法都认为，早期孤独症会阻碍婴幼儿早期人际交往体验，因此成为社交沟通能力的发展障碍。这些障碍随着年龄的增长对儿童的损害越来越大，最终导致社交学习机会的丧失。ESDM 干预方法寻求防止随着年龄增长而带来的越来越巨大的负面影响，通过两种方式来提高儿童社交学习能力：①带领孩子参与日常生活中的合作和互动社交活动，以便建立良好的人际关系和象征性沟通，形成社交知识和社交经验的传递。②高强度教学，用于弥补儿童因过去缺乏进入社交世界而导致的社交学习能力缺陷（Rogers，Hall，Osaki，et al，2000）。这些目标可以通过 ESDM 教学课程中应用的独特教学过程来实现。

ESDM课程

在 ESDM 课程中，我们知道孤独症实际上会导致所有领域的发育损害。我们从发育的角度来理解孤独症的损害，并因此在课程设置中使用广泛的干预技术以达到治疗目的。ESDM 课程包括 ESDM 课程评估表和项目描述（见附录一）。在评估表中按照年龄顺序列举了每个领域内具体的技能，包括：理解性沟通、表达性沟通、共同注意、模仿、社交技能、游戏技能、认知技能、精细运动技能和自理技能。在 ESDM 课程中有五个占有特别权重的领域：模仿、非口语沟通（包括共同注意）、口语沟通、社交发育（包括情绪分享）和游戏。

在孩子一开始参加 ESDM 课程时，我们就通过使用 ESDM 课程评估表评估孩子目前的技能水平。然后给他们设计 12 周内需完成的学习目标。12 周结束后，进行新一轮评估并制定下一个 12 周学习目标。

社交情境中的语言发育

ESDM 中应用的语言干预方法来自沟通发展科学而不是行为分析，该方法认为口语的发展来自非口语的社交——沟通行为和音素发展（Bruner, 1975；Bates & Dick, 2002；Fergus, Menn & Stoel-Gammon, 1992；Tomasello, 1992）。口语沟通和非口语沟通都能调整人们的行为，让同伴分享他们的内心世界，包括意图、愿望、兴趣、想法和感受。在每一节的干预课程中，ESDM 干预方法都提供了多种多样的沟通机会，诱导孩子参与众多包括口语和非口语在内的沟通行为，小心谨慎地明确沟通或语用功能的范围（Bates, 1976），这样孩子不仅仅有需求和行动，而且也会对熟悉的成人表示反抗或欢迎，与他们一起分享注意，并在同一活动中阐明观点。在互动过程中，孩子自发性的沟通获得无微不至的支持，并发挥着重要的作用，由此为孩子们示范了沟通的力量，确保沟通得到高度强化。在所采用的词汇和表达复杂性方面，成人的语言水平依据孩子的语言能力进行调整和匹配，以与孩子的发育重点保持一致。

复杂行为的塑造

孤独症婴幼儿中，大多数参与较复杂功能的发育受损，包括共同注意、模仿、语言和象征性游戏等，而我们认为这些技能需要精确定位的神经网络和重要脑区连接的支持。我们进一步假设复杂活动所需的脑区间的连接需要通过实际体验加以刺激。这样，我们通过孤独症婴幼儿最喜欢的活动传授这些行为，并采用从简到繁的步骤塑造这些行为。通过采用基于正常婴幼儿期发展顺序及任务分析等的系统性技能分解，我们完成了这个过程。这些步骤在第四章中详细描述。不过，我们在任何一节教育课程中设定的目标通常并非局限于某单一领域，这是因为，我们认识到这才是技能正常发展的过程。例如，在一节教育课程中，孩子在搭积木时，我们的目标可能是目光对视、表达性语言和运动行为，而不仅仅是教授目光对视这样一个孤立的行为。

构成干预基础的跨学科方法

孤独症是包含多种缺陷的一种障碍（Goodman，1989；Happe，Ronald & Plomin，2006；Rogers，1998）。课程项目从儿童早期发展的多个发育领域的研究成果中提炼而出：认知、表达性和理解性语言、社交－情绪发展、精细与粗大运动发展、自理技能、游戏和模仿。来自相关学科的专业团队编制了这些课程，他们尤其擅长这些领域，包括发展和临床心理学、应用行为分析（ABA）、儿童早期特殊教育、语言－言语病理学（S-LP）和职业疗法（OT）。

发展和临床心理学家致力于研究互动、认知发展、社交－情绪发展、游戏和模仿能力的获得顺序及标准技巧。应用行为分析将实证证据应用于有效教育策略，使用功能性评估和行为分析技术处理不良或不期望的行为，以及进行有效教学实践。儿童早期特殊教育者是早期认知、游戏、早期教育和学龄前发展的专家，专门致力于研究教育活动、同伴互动和发育顺序。语言和言语病理学家说明了言语发展顺序：口部运动、词汇发展、语义发展（词汇）、形态句法发展（语法和词语组合）、沟通实用功能发展、扩大和替代性沟通（AAC）方法的使用。职业治疗师介绍了运动技能、自理技能和个体独立的序列和内容，以及如何使用功能性活动来塑造发育技能，使其处于警觉和感觉反应的最佳状态，从而有助于婴幼儿在学习过程中集中注意力和全心投入。此外，儿科医师就孩子健康方面的问题进行咨询，如干扰孩子能力的癫痫、睡眠困难、营养问题和过敏等，以使孩子从干预活动中获益。

ESDM 教学中，跨学科团队为每个孩子的干预计划和进展提供监督和咨询。如果主要通过父母或 1：1 教学来实施 ESDM，那么干预方法通常由一个主要的专业人员与父母合作，并通常在治疗助手的辅助下直接提供。这是"通才"的实施模式（Schopler，Mesibov & Hearsey，1995），可以保持干预方式和治疗课程一致，并尽可能经济。这也是父母需要采用的模式，即专注于孩子的全部需求。主要治疗师和孩子家庭需要时，可咨询整个团队。如果 ESDM 在学龄前机构以小组形式予以实施的话，班级教师通过向跨学科团队咨询而担任通才的角色。第三章将对这个跨学科团队及其成员进行详细讨论。

系统性的个别化

ESDM 中主要有四个实现个别化的方法。第一，发育课程中每一个领域的目标都针对孩子的个体学习。第二，重点关注孩子的偏好和兴趣，以便为每个孩子设计个别化的素材和活动。第三，将家庭价值观、需求和喜好融入孩子的目标，父母可以在节假日和其他社区环境中应用 ESDM。我们将在本节按照教学的过程讨论上述三种方法。第四，当进展缓慢时，治疗师在教学过程中可使用决策树做出系统性改变，我们将在第六章对此进行讨论。

ESDM教学过程

ESDM 教学有机地融入了游戏活动中，以实现各个发展领域的多个目标，其应用的频率非常高。这样就允许在典型的游戏活动中进行大量的教学，从而确保有效利用治疗师的教学时间和孩子的学习时间。我们强调有效教学是因为我们服务的对象——孩子们，需要在非常有限的时间窗内进行大量的学习，以弥补其差距。

ESDM 使用的教学实践和过程融合了以下三个传统的干预：应用行为分析（ABA），核心技能训练（PRT）和丹佛模式。我们将使用的核心教学实践都通过 ESDM 教学准确度评定系统进行了定义和评估，详见附录二。

来自ABA的教学策略

根据 ABA 的基本原理，学习必须包括三个组成成分。第一，将一些刺激因素作为引起孩子反应的必然线索，而且必须让孩子注意到这个刺激因素。第二，在这个刺激因素的激发下，孩子必须采取某种行为。第三，孩子必然体验某类结果或反馈，表明孩子做出了正确的反应（Lovaas，2002）。随着时间的推移，我们期望孩子们对刺激因素的反应更快、更频繁和更容易，且能将新技能或行为应用到更广泛的相应场景中，这就是泛化。

对学习方法的科学研究可以追溯到 20 世纪初，华生、巴甫洛夫（经典条件反射）、桑代克（工具性条件反射）、斯金纳（操作条件反射）均实施了相关的心理学实验，并取得了相应的突破（见 Anderson，2000，阅读历史回顾）。传统学习理论研究奠定了 ABA 的基础。最早于 20 世纪 60 年代，这个研究成果就曾用来帮助有发育障碍的孩子和成人，并为那些以前认为无法学习的人提供了成功的教学方法（见 Gardner，2006，了解该发展的历史）。第一篇描述对孤独症儿童成功应用操作教学过程的论文发表于 1964 年。而在孤独症干预中采用的回合式教学（洛瓦斯方法）也从那个时期开始流行和传播开来（Lovaas，2002；Lovaas，Berberich，Perloff，et al，1966；Lovaas，Freitag，Gold，et al，1965）。请注意，那个年代通常认为孤独症儿童患了精神分裂症，而非孤独症，并且将孤独症看作精神分裂症的一种类型，这个术语与精神分裂症是同义词。

在 ABA 中使用的有效教学实践包括吸引注意力、在前提－行为－结果过程中进行教学、提示、结果处理、消退、塑造、链锁和功能性评估。如果还需要更多的信息，请查阅相关优秀书籍（Cooper，Heron & Heward，2006；O'Neill，Horner，Albin，et al，1997；O'Neill，Horner，Albin，et al，1990；Pierce & Cheney，2008）。

引起注意

一个教学过程，包括教师发出指令或示范动作，孩子完成动作，教师给予孩子奖励。整个过程的关键在于抓住并维持孩子的注意力。

前提－行为－结果（ABC）

前提是行为前给予的刺激，结果是直接紧随行为的行动。前提－行为－结果定义了三段一致性，该序列明确了专门的教学试验。学习过程融合在刺激事件（前提）和行为（或认知）间形成的新关系中。结果的性质说明了这种关系的本质。教学过程包含掌控前提和结果来强化或削弱前提和行为之间的关系。结果可能包含强化因素、惩罚或消退（其实也不是真正的结果，是以前曾强化结果的消失）。由于操纵前提和结果而引起行为的增加和减少是操作性行为治疗的必要条件。

提示期望的行为

在教学过程中，紧随前提，学习者必须以某种方式执行正在被教授的行为，以便得到奖励，而且该奖励与前提性刺激的联系将得到增强。有些行为已在孩子掌握之中，然而在适宜的刺激条件下未能表达出来。另外一些行为根本超出孩子的能力范畴,因而成人必须塑造这些行为。成人必须寻找一种方式,以在专门的刺激条件下,提示孩子执行这些行为。指示、肢体动作或教学材料等都可以作为行为的刺激因素,或作为这个行为的前提。

结果管理

成功的结果管理可以帮助孩子快速进行自发学习,建立稳定牢靠而不易消退的习惯,并恰当地将行为加以泛化,以减少不良行为。强化的强度、时间和频率影响着行为的质量、持续性、速率、频率,以及学习的速度。不同的学习目标需要采取不同的结果策略。

消退提示

当特定的刺激因素出现,欲使学习者表现新的行为时,需要予以提示。然而这些提示必须系统性地消退,以便在辨别性的刺激中表现相应行为,而非在得到提示时才表现出相应行为。有些孩子对于不愿主动做的事情一直依赖成人的提示,因此,谨慎进行消退管理以避免孩子养成提示依赖性至关重要。提示消退是教育孩子将获得的技能泛化或者展示给他人的一种方法。

塑造行为

孩子某种新行为表现通常只是接近该行为的成熟水平。正常婴幼儿的早期言语能力是个最好的例子。一旦孩子学习中表现不成熟的行为模式时,成人必须谨慎地采用提示和强化策略来逐渐塑造这个不成熟行为,使之逐步趋于成熟。

链锁行为

复杂行为如说话、穿衣、玩游戏、阅读、书写等往往从建立单个动作开始,然后逐步联系起来形成完整的行为序列。从根据单个动作创建行为序列到执行顺畅的行为序列过程称为链锁,这个过程需要谨慎的提示、消退、强化和任务分析策略。

功能评估或行为分析

行为主义的主要原理就是所有行为都起着相应的作用,也就是说,存在于行为技能中,用来达到某一特定的目的,以获得奖赏。为了用更多的良好行为取代不良行为,首先必须让孩子明白行为的目的是什么。功能评估是决定行为功能的一个过程,也就是说，这个行为的目标是什么，维持这个行为的强化物是什么。在某种评估类型中，有时候很难确定某行为的功能，因而需要全面的功能分析。功能分析包括采取主动测试了解维持该行为所产生的各种结果的作用，以确定哪种结果能真正支持该行为。功能分析是慎重定义行为各种潜在结果的唯一方式，但是，这是一个高技术含量的过程，需要采用大量的专业技术进行设计和执行。在不同时期还可能涉及伦理问题，比如：当不良行为自伤或伤害他人时。因此，只要有可能，我们就采用功能评估，而不是功能分析。团队中的行为分析学家，应该合理地决定分析指标以确定所需要进行的是功能分析，而不是功能评估。

PRT技术

PRT 是基于 ABA 原理的治疗方法，最早在 20 世纪 80 年代由罗伯特、凯戈尔（Koegel & Williams, 1980；Koegel, O'Dell & Koegel, 1987；Koegel & Koegel, 1988）和施赖布曼（Ingersoll & Schreibman, 2006；Schreibman & Koegel, 2005）进行了报道。他们观察到，和成人主导的大量结构化试验相比，那些在比较自然的互动框架中进行的行为治疗，更能促进孩子的动机、行为、自发性和泛化。他们及其学生和同事做了系列研究，证实在上述强化、提示、消退、塑造和链锁等基本原理基础上，几种其他教育方法的有效性（见 Schreibman & Koegel, 2005，具体描述了支持证据）。

PRT 研究表明，在完善广泛的行为和决定后来适应能力方面，两种行为至为关键，即动机和对多线索的反应（Koegel, Koegel, Harrowe, et al, 1999a；Koegel, Koegel, Shoshan, et al, 1999b）。针对范围广泛的功能，这些行为属于核心行为，其积极改善将对其他行为产生广泛的影响。

和回合式教学（DTT）相比，PRT 技术对孩子的作用表现为：表现的动机更强，新技能的泛化更普遍，反应的自发性更高，行为的问题更少。PRT 通过以下因素有效地强化动机：如孩子的选择、次序、强化尝试，以及穿插的各种维持性任务。PRT 通过不同的前提，有目的性地设立了具有多重线索的刺激因素，让孩子掌握对不同的相关前提如何表现出同样的行为，以建立孩子对各种线索的反应能力。PRT 成功地应用于孤独症儿童的教学过程中，教学的目标包括语言技能、游戏技能、模仿、肢体动作和社交行为（Koegel & Koegel, 1995；Schreibman & Koegel, 2005）。但是 PRT 只有在这种技能和强化物之间有直接联系的时候，才是一种合适的教学方法（进一步讨论详见第五章）。

ESDM 中应用的 PRT 原理：

（1）鼓励孩子不断尝试。不要期望孩子在任何时候都有最佳表现。鼓励孩子进行尝试有助于强化动机和毅力，减少受挫感和不良行为。

（2）新行为（需要掌握的技能）与已掌握但需要维持的技能的交替要求。用容易完成的任务来替代较难完成的任务，这种方法同样能鼓励动机，减少受挫感，并能不断练习和维持所获得的技能。

（3）强化物与孩子的反应或行为有直接的联系。强化物来自孩子最初的选择，并紧随所期望的行为。孩子想要得到一辆汽车，而最终得到了这辆汽车。孩子拉着你的手邀请你来玩游戏，而你最终和孩子一起玩游戏。孩子想要结束游戏活动，而目标行为最终导致了游戏活动的结束。强化物是活动的一个自然组成部分，而不是外来的，这也是真正的社交或语言奖赏。ESDM 课程中，当孩子开始说话时，我们不会反馈说"说得好"（外部奖赏）。我们的反应是重述和拓展孩子的词汇，给孩子期望的物体或行为，例如，孩子问："汽车？"成人回答："汽车，这是汽车。"

（4）轮流参加活动。寻找平衡的互动关系，每个合作伙伴都有机会主导和跟随，以分享对互动行为的控制。轮流参加活动使活动更具社会化，让成人了解孩子的注意力，有机会塑造孩子的行为，诱发孩子进行新的沟通，使孩子有机会提要求，去模仿，并且看到他的行动被成人模仿。

（5）清晰表达指令或其他前提。成人必须了解孩子的注意力，并确保前提或刺激因素与这个任务或活动相适应，并在该行为需要之前出现。

（6）给孩子选择权并跟随他们的引导。通过将孩子的选择权作为练习目标技能的机会，成人帮助孩子们建立动机，充分利用所选择强化物的能量，努力创造机会来强化孩子的自主性或自发性及相关行为。

这些 PRT 原理是 ESDM 的基本方面，且以上部分说明了旧版丹佛模式（2002年之前出版和描述）与 ESDM（2002 年以后开发和描述）之间的差异之一。

根据丹佛模式发展的教学实践

ESDM 的其余教学实践均来自丹佛模式。重点强调治疗师和孩子们的情感和人际关系，以及游戏技能的培养，教学实践采用了沟通科学领域中的沟通干预原理（Rogers, Herbison, Lewis, et al, 1986；Rogers & Lewis, 1989；Rogers, Hall, Osaki, et al, 2000）。

（1）成人调节和充分利用孩子的情绪、激励和注意状态。治疗师熟练地调节孩子的情绪，通过活动选择、语音语调和成人活动水平来激励孩子，使孩子最大程度参与学习。这种实践活动以情感特征为目标，这种情感特征出现在下面各种情况的孩子身上：疲倦、淡漠或觉醒度低下的孩子，具有回避人格、比较被动的孩子，悲戚、躲避、挫折、伤害、哭吵或烦躁的孩子，因多动和精力充沛而无法安心参与活动的孩子。

（2）成人使用正向情感。成人在整个教学过程中表现出与孩子的正向情感相匹配的清晰、真诚和自然的正向情感。正向情感渗透到整个教学过程中，能够与孩子的需求和能力很好匹配，不会过度激励孩子，能够很好地服务于教学。

（3）贯穿始终的角色互换和双向参与。孩子主动参与和成人的角色互换中，包括递给成人玩具，观察成人和表现出理解父母的行为。同伴间的互惠性和社交参与渗透在整个教学活动中。

（4）成人对孩子的沟通线索敏感并适当地做出反应。这是指成人对孩子的状态、动机、感觉的协调能力。敏感和及时反应的成人能够对孩子的沟通行为采取相应行动，读懂孩子和了解沟通暗示，无论是通过语言还是肢体动作线索，使孩子看起来有"心"。或者，面对情绪线索，成人通过镜像情绪和沟通理解，对孩子的情绪状态产生移情效应。成人不会强化不良行为，但是会在相应情境下认同孩子的暗示，并做出适当的反应。

（5）创造多种不同的沟通机会。在每个有着特定目标的游戏活动中，成人搭建了多种沟通平台，其中包含了几种不同的沟通功能，包括请求机会、抗议、评论、寻求帮助、欢迎、称呼和详述等。实用性和沟通性机会范围要与孩子的语言水平相符。成人在有意义的活动中，采用了包括示范、重述和拓展等在内的语言技巧。

（6）精心策划活动。通过使用多种材料、规划、主题、种类及故事框架，治疗师鼓励灵活精确地使用多种素材，执行不同的行为。在单一活动中，成人针对不同发育领域设定了多个目标。即使孩子需要更多的成人引导及大量教材来学习，依然需要精心安排活动，让孩子帮忙收集、整理和选择材料，或将社交和沟通互动紧密地结合在一起。

（7）成人语言在发展水平和功能性（语用）方面应和孩子的语言和非语言沟通内容和能力保持同步。成人通常遵循"加1原则"（成人的言语平均长度通常比孩子多一个单词），用合适的语言对孩子的沟通做出反应，所用的语言具有各种语用功能、语义联系和句法组合。

（8）对转换的有效管理。成人通过结束某项活动而接着进行其他活动来培养孩子的兴趣转换能力，这样，孩子的兴趣能在最短的间断期内，从一项活动顺利转向下一项活动。孩子的注意和动机对转换时间非常敏感。通过对转换的有效管理，孩子的独立性得到了培养，因而他们能够集中精力并快速参与到新的活动中。

▍综合使用ESDM教学策略

将上述重点阐述的技术综合起来，以让孩子参与到与他人的正向情绪体验中，让他们关注社交刺激，并反过来将社交刺激作为对孩子的奖赏，强化孩子继续参与这类活动的动机。治疗师采用这些技术来刺激孩子的社交和沟通行为，使之尽可能趋于"正常化"。我们之所以这样做是因为我们相信这些体验能塑造大脑和行为，我们想要刺激和塑造孩子的神经网络，使其对社交伙伴而非对物体更敏感、反应更快。

使用正向情感

在社交互动期间内，我们密切关注如何让孩子产生正向情感状态。这是因为，我们期望强化社交互动的奖赏值，重新调整孩子对声音、面部和眼神的反应。包括使用非常愉悦的感觉社交常规、聚焦双向社交体验，也包括使用颇受欢迎的物品常规活动，这些常规活动往往融合到非常社交化和沟通性的行动中。创建这种正向常规活动也能抓住孩子的注意力，以支持社交－沟通框架的信息加工过程。

如第一章所述，研究结果表明：学习，特别是语言和社交学习，在一个充满情感和他人互动参与的情景下开展最有利。因此，我们所使用的社交和语言技能通常在游戏和参与体验中获得。

ESDM强调正向情感、情感调节和唤醒度状态，以使社交参与和学习直接激活社交脑区和相关的神经递质，促进社交和沟通行为的发展。ESDM通过刺激两方面的社交奖赏体系来提高孩子的社交动机："喜欢"和"想要"，这两者不是同一件事情。我们可以喜欢某些事情，但没有什么动机去获得它们（想要）。一些孤独症儿童表现出喜欢参加社交互动，他们能积极参与其中，但是他们不会表现出对社交互动的主动寻求。而其他的儿童看起来既不喜欢也不想参加社交互动。ESDM通过提高社交参与的奖赏值来协调"喜欢"和"想要"这两方面。在最初的互动中，成人同伴关注点在"寻找微笑"，换句话说，为孩子们寻找快乐的源泉。其目标是让社交参与成为奖赏的固有成分。对那些不喜欢社交参与的孩子，该技术通过相关联的学习过程建立奖赏值。换而言之，就是将社交体验和非社交奖赏相结合，比如用物质去强化社交体验的奖赏值。我们同时采用操作性和学习典范来提高社交参与的奖赏值，并建立"喜欢",这也暗示了对喜欢刺激因素的接近和关注。

ESDM 通过孩子们在获得社交和非社交奖赏过程中拥有的自主性方式和请求行为来建立"想要"的模式。然而,我们需要调整他们想要得到的社交奖赏,否则他们就会对奖赏产生厌腻。这样可确保为了获得奖赏,孩子需要有意地去参与社交和沟通行动。

ESDM 中使用的教学方法不仅仅关注某种新习惯所要求的单一刺激 - 反应联结,还通过提高各个脑区神经活动恢复正常的技能,这些方法能够创建更加复杂的神经网络,而这些网络涉及范围更加广泛的技能。ESDM 教学模型包括展现一个"主题",接下来将其多样化。在一个教学任务中,他们将针对多种领域设定目标,在概念教学中融入情感投入。所有这些实践活动都能提升神经网络的复杂性,并促进多个脑区的更多联结。

游戏作为干预的框架

共同常规性活动(Bruner, 1977)是指游戏活动中,两个同伴都是主角且彼此分享。共同活动所涉及的物体和活动在这个年龄段孩子所接触的自然环境中颇为常见。ESDM 中,共同活动是教学的主要媒介。教学融合在情感丰富的共同常规性活动中,可以设定或不设定目标。互动游戏以孩子为中心,也就是由孩子来选择他们喜爱的活动和素材,这是整个活动所具有的特征。成人通过明确哪些目标可供孩子们选择,哪些行动需要加以塑造和强化,以及活动顺序如何安排等,来共同分享对游戏的控制。游戏中采用这种方法能够寓教于乐,培养以下技能:模仿、理解性和表达性沟通、社交和认知技能、创造性和象征性游戏、精细和粗大运动发展。

高强度教学

我们认为,孤独症发育迟缓的原因之一是由于学习机会的减少,我们的强化教学目的就是填补学习的缺口。教学融入每一次社交互动中,经验丰富的 ESDM 治疗师每 10 秒钟就创造一次学习机会。我们希望大多数孤独症婴幼儿能通过合适的教学方式快速学习,高强度学习也意味着能实现快速学习的目的。

这种强度以正常体验模式为基础。我们从儿童发育文献中了解到,孩子对能追随孩子的行为引导并采用丰富的语言来描述孩子兴趣和活动的成人更加敏感,能与他们保持更积极的互动,从而促进语言的发展,并与成人及同伴建立更牢固的关系,激发更积极的社交行为和反应。我们也知道,孩子每天花大量的时间(大约每周 70

小时）直接与养育者进行互动。而且，我们也知道，如果孩子与他人社交互动的体验被严重剥夺，会对他们的认知能力、语言能力、社交关系和象征性游戏产生终身影响。绝大多数被剥夺了这种体验的儿童中，刻板重复行为增加。最后，我们知道，在生命的最初 5 年，照料体验模式的严重缺乏会影响孩子的发育。尽管孩子从来不会停止学习，儿童早期却是社交 – 沟通学习的最敏感时期之一。对于正常的孩子来说，如果需要大量的社会性互动才能使他们"正常发育"，那么从逻辑上推断，孤独症谱系障碍（ASD）孩子如果要在社交 – 沟通和认知领域尽快获得进步，那么他们至少需要获得如正常发育儿童同样多的互动体验。

矫正不良行为的正性行为方法

不良行为——攻击性、破坏性、扰乱性或过度重复的行为，可以通过正性行为方式来加以管理（Duda, Dunlap, Fox, et al, 2004；Powell, Dunlap & Fox, 2006）。正性行为方法重点采用更多传统行为来替代不良行为，而非每次都消灭不良行为。在出现教学替代或不相容行为时使用强化策略，替代行为是出现频率非常高的有意沟通行为，需要更成熟的技能水平。最为关键的目标是通过使用强化策略来发展、塑造和增加符合传统且适当的行为，使儿童每个领域所掌握的技能都有所增加，而非减少。

家庭参与

父母和家庭参与是孤独症早期干预中的最佳实践方式（美国国家研究委员会，2001），且是 ESDM 干预中必不可少的组成部分。如果孤独症儿童想要发挥他们的最大潜力，他们需要经历和其他儿童（这些儿童未出现影响他们学习能力的生理损害）一样或更多的学习机会。这意味着我们必须创造社交环境，使孤独症儿童在日常生活中能和他人互动。而这需要父母和其他养育者学会如何参与孩子每天正在进行的互动。我们和其他研究者都相信，父母获得互动技能对孤独症婴幼儿能产生最大的影响，因为他们能在孩子的整个日常生活中培养他们的互动性。ESDM 工作的一个主要目标是在家庭和其他日常场景中建立这种互动环境。在 ESDM 中，家庭工作的大部分涉及培训父母，内容为本手册中所描述的儿童发育知识和互动技术的持续使用。

然而，家庭参与并非单行道。家庭风格、价值观、喜好、目标和梦想都会影响孩子的 ESDM 治疗方案。父母是孩子的主要教师。对年幼的孤独症儿童而言，父母教学对孩子的发育至关重要。然而，孤独症是复杂缺陷，父母通常需要指导、支持和帮助，才能将治疗技术融入日常生活中。父母参与创建干预次序，通过完成自己的教学计划，识别能完成这些新技能的日常规范和机会（泛化）并进行参与。父母是教授发育课程和处理不良行为的双重治疗师，他们完成行为功能评估，帮助设计替代行为教学方案，并在孩子日常家庭生活中实施这些方案。每个家庭中父母和其他家庭成员参与家庭干预的程度都各不相同，最好每天至少 1 小时参与自然的家庭互动：进餐、游戏、外出、穿衣、大小便、洗漱和上床。

ESDM 强调的亲子干预反映了正常儿童发育研究的结果。这些研究结果表明，一定的养育实践对儿童沟通、游戏和社交发育能够产生重大影响（Tamis-LeMonda，Bornstein & Baumwell，2001）。养育实践影响儿童语言发展的速度和质量，影响他们在学校的进步情况。养育实践还影响儿童情绪发展，以及对他们而言最为重要关系的质量——友谊，将来的浪漫爱情，甚至他们和自己孩子的亲子关系。养育方式对儿童的影响贯穿人的一生，甚至影响几代人（Steele & Steele，1994）。

长久以来，我们都不了解亲子干预是否适用于孤独症儿童，他们的生理损害影响了社交关系，因而，我们在父母养育方式中期望能够超越个体差异。然而，如今收集到的大量证据表明，这种关系存在于孤独症儿童父母中，和非孤独症儿童父母一样。孤独症儿童的依恋安全性具有多样性，和其他儿童组中的发现一样，几个不同研究组的研究表明，安全性和父母对孩子反应的敏感性有关（Rogers & Pennington，1991；Rogers，Ozonoff & Maslin-Cole，1993；Sigman & Ungerer，1984；Sigman & Mundy，1989；Capps，Sigman & Mundy，1994；van IJzendoorn，Rutgers，Bakermans-Kranenburg，et al，2007）。证据显示这种模式在 ASD 大龄儿童中也能看到（Orsmond，Seltzer，Greenberg，et al，2006；Bauminger，Solomon，Aviezer，et al，2008），且这种与父母的依恋安全性会影响交朋友的模式，这点和正常发育的儿童相似（Bauminger，Solomon，Aviezer，et al，2008）。目前的 3 项研究表明，与直接吸引孩子注意力相反，父母参与的沟通方式强调遵循孩子的引导，如同正常儿童的发育一样（Siller & Sigman，2002；Mahoney，Wheeden & Perales，2004），长久坚持这种方式能够对孤独症儿童的语言发育起到积极的作用。

也有新的研究证据显示，父母和孩子的沟通如果能与兴趣保持一致，能进一步提高孩子的反应敏感性，孩子的语言、认知和社交发育速度将会加快（Mahoney & Perales，2005；Drew，Baird，Baron-Cohen，et al，2002；Vismara & Rogers，2008）。这是否意味着孤独症儿童的父母要比其他正常儿童父母的敏感性或反应性低？不是，许多研究已经回答了这个问题，且所有研究结果都表明，孤独症儿童的父母和孩子互动情况与其他正常儿童的父母非常相似（van IJzendoorn, Rutgers, Bakermans-Kranenburg, et al, 2007；Capps, Sigman & Mundy, 1994；Kasari, Sigman & Yirmiya, 1993）。但是，孤独症儿童作为一个特殊群体，相比其他儿童，他们与父母的互动方式并不一样。年幼的孤独症儿童通常不会和父母有很多的互动。他们通常不会直接和父母沟通，或与父母分享他们的情绪，也无法用面部语言或肢体动作来清晰表达情绪。他们的语言和肢体动作表达能力通常发育延迟，而且即使他们掌握这些沟通方式，他们也很少使用这些沟通方式和父母分享体验（Kasari, Sigman, Yirmiya, et al, 1994）。这样，父母按他们的方式和孩子互动，而孩子则尚未启动和维持与父母的互动，这样父母和孩子间的互动数量和沟通内容急剧下降，限制了孩子的学习机会，也限制了父母对孩子所发出线索的敏感性，以致不能及时反应，影响了孩子向父母积极反馈（强化物）他们之间的成功互动。

ESDM 干预方式重点在于解决上述问题。它显著提高了儿童主动性和反应数量，孩子发出暗示，表示这些行为正在发生，并得以将暗示转变成更容易识别的传统沟通方法。它也帮助父母发现并读懂这些细微的暗示，使父母反应敏感，从而强化孩子的沟通能力。最后，它有助于父母察觉他们成功互动的常见微妙信号，并进一步增强父母付出互动努力的动力。

有效的证据

在编写本手册的过程中，共有 8 篇文章描述了丹佛模式或 ESDM 的有效性，有的已发表，有的正在接受同行评议。最初 4 篇研究论文提供了丹佛模式教学中的大样本孤独症儿童发育加速的一致性证据。罗杰斯及其同事（Rogers, Herbison, Lewis, et al, 1986）首次描述了该模式的作用，重点强调发育导向、中心定位（在治疗中心实施教学）、学生和成人人数比为 1∶2 的学前小组模式，以及游戏、语言、认知和社交关系。罗杰斯（Rogers）和路易斯（Lewis）（1989）还针对更大群体详细阐述了上述分析结果，以证明其在象征性游戏及社交沟通方面取得的进步。罗杰斯和迪利亚（DilLalla）（1991）将两组儿童进行比较，一组包含 49 名孤独症谱系障碍儿童，而另一组包括 27 名有其他行为或发育障碍但是并未罹患孤独症的儿童，以分析丹佛模式干预对其发育的影响。第 4 项研究（Rogers, Lewis & Reis, 1987）是丹佛模式的重复验证性研究，分别在 5 个独立的机构进行，它们分布在科罗拉多州的 4 个远郊社区和 1 个城市社区。

但是，尽管当时认为上述评估丹佛模式疗效的研究中所采用的组内－前后对照设计是可接受的早期干预评估的有效模式（Fewell & Sandall，1986），现在它们却不再是评定疗效的合适方法（Kasari，2002；Lord，Risi & Pickles，2005；Charman & Howlin，2003）。目前的早期干预有效性研究设计方案建议，应该通过符合方法学要求的严控设计来检验前后对照设计的初步阳性资料。

接下来发表的 3 项有关丹佛模式的研究采用更严格的准实验性设计或实验性设计来检验其治疗效果。最近两篇论文已采用单一被试来检验丹佛模式或 ESDM 对非语言 ASD 幼小儿童获得语言能力的疗效（Rogers，Hayden，Hepburn，et al，2006；Vismara，Colombi & Rogers，2009）。这两项研究采用了 1 ∶ 1 的训练模式，该模式持续 12 周，每周利用 1 小时进行个别化治疗和家长培训。两项研究都显示，在这样的低强度治疗中，绝大多数儿童都获得了单字语言能力。2006 年的研究是将丹佛模式与其他治疗方法进行比较的唯一论文。在这项研究中，儿童被随机分配到丹佛模式组或"促进重塑口音目标"组（PROMPT 治疗）（Hayden，2004），后者是治疗语言运用障碍儿童的方法。两组中，绝大多数（80%）儿童在治疗课程中都掌握了有意、自发和具有沟通效果的词汇，并且认为父母培训在孩子发展中起了关键作用，他们为孩子提供了最低限度的直接训练。此外，该项研究中的许多孩子在此之前都已参与了其他的语言治疗，部分儿童已治疗了很多年，而它们在当时的治疗中未获得语言能力，直至参加了这次治疗。

维斯马拉等（Vismara，Colombi & Rogers，2009）的论文检验了 ESDM 父母培训的内容、过程和父母获得实施这个模式的能力，以及强化孩子社交－沟通能力发展的有效性。通过采用各种评估方法，认真关注其对有效性的影响，维斯马拉及其同事证实，在为期 12 周、每周 1 小时重点指导父母的治疗过程中，儿童自发性语言、社交主动性、模仿能力和父母在治疗过程中掌握的技能都有显著提高。这个研究同样也证实了父母和孩子两者治疗效果的维持和泛化。可以看到，在治疗结束后的 12 周跟踪随访中，孩子的沟通和社交技能都有了持续进展。我们针对其与父母及未经受训的陌生成人间的互动进行了评估。在随访阶段，ESDM 的使用技能在有些父母中显示不稳定，有些则获得了提高。

最近的疗效研究来自于由美国国家心理健康研究所（NIMH）资助的 ESDM 临床随机对照研究，由华盛顿大学道森（Dawson）（首席研究员）负责实施该项研究。道森及其同事招募了 48 名年龄在 18 ～ 30 个月的单纯孤独症婴幼儿，按照全量表智商分数，将他们分为两个层次（55 分以下和 55 分以上），然后随机分配到两组：
① ESDM 干预组，接受父母和有经验治疗师的家庭干预，每周进行平均 25 小时的
1 ：1 模式干预，为期 2 年（治疗师的平均每周工作时间为 15 小时）。② 另一组提
供评估和追踪随访，然后转介至以社区为基础的标准化治疗，即下文所称的评估和
随访组（AM 组）。基线评估中，这两组儿童孤独症症状的严重性、性别、智商、社
会经济水平都没有差异。在为期 2 年的随访后，我们获得了 21 名社区干预儿童和
23 名 ESDM 干预儿童的资料。

　　在基线评估之后 2 年，ESDM 组马勒（Muller）早期学习能力标准测试提高的
分数显著高于 AM 组。ESDM 组平均提高 19.1 分，AM 组平均提高 7.0 分。这些
变化主要表现为理解性和表达性语言领域，ESDM 组分数分别增加了 19.7 分和
12.7 分，而 AM 组分别增加了 10.6 分和 9.2 分。ESDM 组在文莱（Vineland）适
应性行为标准化测试中的平均得分同样要比 AM 组高出 10 分（图 2-1）。不过，针
对适应行为的得分，ESDM 组却只提高了 0.5 分，而 AM 组则下降了 11.2 分。因此，
与正常儿童发育水平相比，ESDM 组在总体适应能力方面维持了正常的发育速度。
他们的平均语言发育水平没有显示进一步的落后，然而也没有更接近同龄儿童的语
言发育水平。相反，2 年以后，AM 组者的平均适应性行为更落后于正常儿童。

　　文莱（Vineland）亚量表的深入分析为我们提供了更加详细的结果。沟通和运
动亚量表显示，相比 AM 组而言，接受 ESDM 干预的儿童表现明显突出。通过比较
两者的预测试得分，可以看出，ESDM 组在沟通能力方面有明显的提高，然而在社

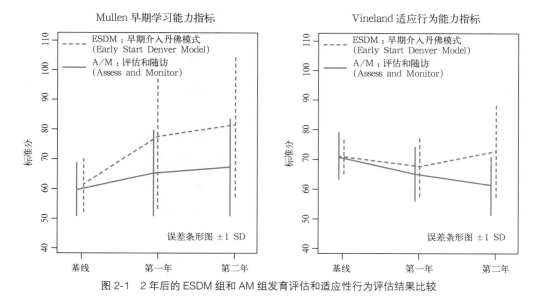

图 2-1　2 年后的 ESDM 组和 AM 组发育评估和适应性行为评估结果比较

会化、日常生活技能和运动技能方面的平均得分却下降。AM 组的沟通能力没有进步，在社会化、日常生活技能和运动技能方面的平均下降分数是 ESDM 组 2 倍。

最后，为了验证孤独症症状的严重程度，通过对所有病例采用 DSM－IV 进行的双盲临床诊断，我们比较了两个不同时间点的情况。在第 2 个时间点（干预结束），两组所有儿童都依然诊断为 ASD 的几种类型。就诊断的稳定性而言，AM 组的 15 名儿童（71.4%）在基线点和第 2 时间点都被诊断患有孤独症。ESDM 组 23 名儿童中的 13 名（56.5%）在基线点和 2 年后被诊断患有孤独症，1 名儿童（4.3%）在两个时间点都被诊断患有未分类的广泛性发育障碍（PDD–NOS）。就症状加重而言，AM 组有 5 名儿童（23.8%）在基线点被诊断患有 PDD–NOS，而第 2 个时间点被诊断患有孤独症。而在 ESDM 组只有 2 名儿童（8.7%）出现同样的状况。就症状减轻而言，AM 组中有一名儿童（4.8%）在基线点被诊断患有孤独症，而在第 2 个时间点被诊断患有 PDD–NOS，ESDM 组中有 7 名儿童（30.4%）经历了同样的症状变化。应用 Fisher，对总体 2（治疗组）×4（诊断组：孤独症／孤独症、PDD／PDD、孤独症／PDD、PDD／孤独症）关联表进行了精确检验，表明 ESDM 组诊断的改善模式在统计学上具有显著意义（$P=0.32$）。因此，根据临床评估，与 AM 组相比，2 年后的临床诊断结果表明，接受 ESDM 干预的儿童症状更容易获得改善。

因此，通过对家庭开展的高强度 ESDM 干预进行严格随机对照研究（RCT），我们发现，两组在智商（IQ）和语言能力上存在显著差异，这和 Lovaas（1987）发表的研究结果相比价值更大，且无论在人群数还是变动范围上都比 Smith、Groen 和 Wynn（2000）采用 Lovaas 方法进行的 RCT 研究结果好得多。我们还发现，经过 2 年干预治疗后，临床诊断表明孤独症的核心症状有所减轻，和其他两项研究相比，获得这些结果需要更少的治疗时间。虽然这些研究结果和先前的丹佛模式研究发现的阳性结果一致，但是在 ESDM 被认定是具有实证证据支持的早期孤独症治疗方法之前，尚需要进行更多的独立、重复的验证性研究。

因此，包括 RCT 在内的各种研究都显示，ESDM 能有效提高儿童的认知和语言能力及社交互动和主动性，有助于减轻 ASD 症状，培养所有行为和适应能力。尽管判断这种治疗方法的长期益处仍需长期随访和复制研究，然而在不同场景下开展这项治疗的一致证据（教室、父母实施和家庭强化实施）表明，ESDM 对广大范围的 ASD 早期症状有效，至少对学龄前儿童起着促进作用。更多的研究仍在进行中。

ESDM和其他干预模式之间的异同

熟悉孤独症早期干预模式的人比较清楚 ESDM 和其他众所周知模式之间的相似处和不同点。ESDM 和其他干预模式有众多相似之处,特别强调反应互动和发育导向,就像反应性干预工作（Mahoney & Perales, 2003, 2005 ; Mahoney, Wheeden, Perales, 2004）、DIR / 地板时光（Wieder & Greenpan, 2005）、人际关系发展干预 /RDI（Gutstein, 2005）、SCERTS（Prizant, Wetherby, Rubin, et al, 2006）和 Hanen 中心方案（Coulter & Gallagher, 2001）一样。所有这些干预方法建立在有关正常社交－沟通发展模式的实证证据基础上。与其他干预模式相比,ESDM 采用了更多且更详细的行为教学范例,有着更多的资料支持,且在教学实践中能更明确地涵盖所有发育领域,而其他干预模式则多集中在社交－沟通能力发育领域。

ESDM 和那些自然行为干预方法,如核心反应训练（PRT）、随机干预（McGee, Morrier & Daly, 1999）、自然情境教学（Yoder & Warren, 2001 ; Warren & Yoder, 2003 ; Kaiser, Yoder & Keetz, 1992）同样紧密相连。类似于 ESDM, 这些干预方法都以儿童为中心,在自然语言框架下采用细致入微的行为教学策略。不同之处在于,ESDM 采用了周详的发展课程,其重点在于人际关系的影响和质量,以及全面发展框架。

最后,ESDM 和 Lovaas（1987）方法的相同点在于 : 所应用的课程涉及所有发育阶段,强化教学,使用行为教学程序及依据数据处理方法进行决策。不同点在于 : 所使用的教学方式是以儿童为中心,还是以成人为中心 ; 关注的重点是否是孩子的正向情感,是否将沟通教学融入所进行的社会互动,是否将非语言沟通作为语言沟通的前提条件,以及课程和方法的实证基础方面（即发育科学而非操作行为模式）。

为什么大家选择 ESDM 而非其他干预方法? 首先,ESDM 拥有比其他绝大多数干预方法更强的实证证据。只有 PRT 和 Lovaas 的方法与 ESDM 一样有着较广泛的科学研究支持。其次,它重点关注所有发育领域,是从课程和互动教学方式上专门针对孤独症婴幼儿构建的唯一孤独症干预方法。第三,ESDM 能应用到婴幼儿的每个自然生活场景中。无需独立的小型教室、特别准备的教室或专门的教学材料和视觉系统,这种方法将自然环境作为教学背景。最后,应用这种干预方法让人开心! 它重点在于正向互动,为父母、孩子和治疗师提供大量的强化物,而且,尽管治疗师来自于不同的学科领域,但所采用的教学方法对父母和治疗师来说都颇为熟悉。

ESDM 是否比其他方法更有优势？我们尚未进行比较研究来回答这个问题。然而，我们假设，对所有孩子、家庭和治疗师来说，并没有最好的干预方法。干预方法应与家庭最喜欢采用的与孩子互动的方式相适应，应采用治疗师与他人最成功的互动方式，并符合孩子自身的特性。ESDM 填补了目前该领域的需求空白，拥有极其详实的实证研究支持，采用以人际关系和数据为基础的发展方法，能满足年幼孤独症儿童的许多发育需求及他们家庭的需求。

结 论

ESDM 的主要原理源自实证证据的整合，这些证据来自于早期孤独症研究、正常婴幼儿发育研究及学习领域研究。ESDM 是在干预内容和实施方法上有原理和实践依据的治疗方法。这些原理和实践依据包括：人际交流和正向情感，在真实的生活物品和活动中建立互动的关系，持续不断地进行语言和非语言沟通，基于学习理论和正向行为方法的教学实践，以及根据跨学科观点为每个孩子设置个别化的课程。这个模式有着悠久的历史，随着早期孤独症新数据和新理论的不断获得，该模式将不断得到改进与完善。目前这个模式是加利福尼亚大学戴维斯校区和华盛顿大学早期孤独症研究临床专家和研究者组成的跨学科团队的最新成果，他们很早以前就开始对这个干预模式进行检验，并对早期孤独症患者神经心理发育进行研究。在下一章，我们将探讨 ESDM 具体实施的操作性。

第三章
实施早期介入丹佛模式

实施环境

早期介入丹佛模式的自然教学过程决定了它可以在一系列不同的环境中加以实施，包括社区幼儿园（center-based preschools）、融合式幼儿园（inclusive preschools），以及家长干预（parent-delivered interventions）和家庭干预。作为早期介入丹佛模式的基础，丹佛模式要求采用幼儿园集体教学的形式，小组和个别教学并用，师生比约为 1：1 或 1：2，每天进行训练，训练强度为每周 25 小时。第二章中提到的首次有效性干预研究即在幼儿园进行。随后，这一模式在美国科罗拉多州丹佛市的几所融合式幼儿园中得以成功应用，该幼儿园每个班级约有 15 名儿童，其中 1～2 名为孤独症儿童，其他均为正常发育儿童。教学活动包含一对一教学、小组教学及集体活动。在特殊教育或融合机构集体环境中实施 ESDM 的具体技术将在第十章中详述。

ESDM 是一种成功的高强度家庭干预模式，由受过正规专业训练且能高质量实施 ESDM 干预的治疗师对儿童进行每周不少于 20 小时的一对一治疗（Dawson，Rogers，Munson，et al，2010）。这种干预模式也可以接受同时在集体幼儿园上学或接受其他治疗的儿童。接下来的章节将会详细介绍 ESDM 一对一密集干预（一般每次为 2 小时）的具体技术。

另一种由家长实施 ESDM 的方式也获得了成功（Vismara et al，2009）。临床中，家长和孩子每周参加 1～2 小时的治疗，在此期间，治疗师将直接对孩子实施 ESDM 治疗，同时告诉家长如何在自然的家庭日常活动和亲子游戏中进行 ESDM 干预。这一实施方式要求临床医师掌握 ESDM 方法，制定孩子的短期训练目标和日常训练计划，并且在每周的治疗过程中将这些内容和技术传授给孩子家长。很多家长已学会如何高质量地应用 ESDM 模式进行干预，孩子的社交和语言能力得到了明显改善（Rogers, Hayden, Hepburn, et al, 2006；Vismara, Colombi & Rogers, 2009）。家长培训和实施干预也是集体训练和家庭密集干预的一部分。需要注意的是，并无证据表明每周进行 1 ～ 2 小时的 ESDM 临床治疗即有效，除非加入 ESDM 家长训练。

适用对象

ESDM 适用于 1 ～ 3 岁的 ASD 患儿，并可继续治疗至 4 ～ 5 岁。课程设置对象的发育年龄范围从 7 ～ 9 个月直至 48 个月。课程内容和教学程序都来源于西方文化中的中产阶级亲子互动的相关研究。因此，本干预方法采用的是特定文化中与孩子互动的方式。我们已对比了在不同种族和社会经济状况的美国家庭中实施干预的结果（Rogers & Lewis, 1989；Vismara, Colombi & Rogers, 2009），到目前为止尚未观察到孩子的干预效果或家长使用方式在不同种族或社会经济状态中存在差异，但有关该问题的正式研究才刚刚开始。非西方文化传统的家庭可能会发现本干预模式在内容和教学过程中有些方面并不适合，干预者可能需要对内容和教学方式做适当的修改，以使其更加适合每个家庭的习惯和价值观。

ESDM 并不适合实际年龄大于 60 个月的幼儿，即使他们的发展年龄在 12 ～ 60 个月。我们认为这一干预方法中的课程安排和互动方式不适合较大龄的儿童。课程中物品使用和非语言沟通的内容重点也不适合发育年龄小于 7 个月的婴儿。重要的是，我们观察到，被干预者需要具备最基本的物品使用能力，以保证他们对 ESDM 中很多教学技术和用品有良好的反应。因此，我们推荐 ESDM 适合应用于对物品感兴趣的孩子，他们有能力进行一些简单的目的性活动，如将物品放进去、拿出来，以及在游戏中结合使用两种物品。尽管教学方式和程序依然有效，但针对发展年龄超过 48 个月的 ASD 儿童，需要在所有领域进行更高级的课程安排。

实施人员

ESDM 应由以下领域的婴幼儿教育专家实施和监督：特殊教育、教育心理学、临床或发展心理学、语言病理学，以及职业治疗（OT）和应用行为分析（ABA），或者直接接受以上专业人员培训和监督的训练人员。课程和实施过程则直接来源于发展心理学和儿童临床心理学、婴幼儿教育、语言病理学、OT 和 ABA。任何应用 ESDM 的人员都需要掌握上述基础知识、概念及相关实践经验。这对于大部分的早期干预治疗师团队来说很容易做到，大家可以相互学习 ESDM 各方面的基础和实践内容。如果没有多学科知识的配合，单一学科人员很难做到精确实施 ESDM 模式干预。幸运的是，在美国，我们在公立学校、专业服务机构和健康相关临床机构进行的早期干预都通过这类团队来组织。由其他学科的专业人士参观治疗过程并考察你的治疗目标是获得跨学科专业知识的理想方式。这就是 ESDM 得以发展起来，并在过去20 年中一直不断完善的过程。本章稍后部分，我们将会再次介绍有关跨学科团队及其成员的内容。

治疗师通常可以通过两个背景知识之一来逐渐学习和了解 ESDM 模式。一些治疗师受过良好的行为分析培训，并拥有丰富的回合式教学经验。这类治疗师已经掌握了基本的行为治疗策略，包括前提－行为－后果的关系，以及使用辅助、塑造、消退和链锁等技术来教授新技能，取代不良行为。对于他们来说，学习 ESDM 模式面临的最大挑战在于了解如何使用以游戏为基础的双向活动，引导孩子产生正面情绪，在活动中遵循孩子的兴趣，并将许多不同的教学目标融入孩子选择的活动中。

从事特殊教育、语言病理学、职业治疗（OT）及临床或发展心理学的治疗师往往有着扎实的发育专业背景。他们通常掌握良好的技术，擅长按照孩子的选择进行以游戏为主的干预，容易发现该模式中饱含情感的内容。对于他们而言，学习该模式面临的挑战在于如何准确使用这一教学方式。它要求治疗师在游戏中使用强化、辅助、消退、塑造和链锁原理，高效地培养孩子一些特定的技能。因此，来自各学科领域的治疗师如果想要了解和应用 ESDM，都应具备良好的技术基础，同时还要学习很多新的教学技能。

教学过程

制定教学目标

治疗开始之前，我们会使用课程评估表（见附录一）对每个孩子进行评估。然后由干预团队的组长针对评估表中的每个发展领域制定 2 ~ 3 个短期教学目标。设计的这些教学目标将在 12 周内完成，且应确定孩子可以在 12 周内掌握这些技能。

教学目标会根据每次上课记录的数据进行适当调整，12 周结束后再使用课程评估表进行评估，根据评估结果制定新的教学目标。制定短期教学目标的方法将在第四章中加以详述。

任务分析和教学步骤

治疗开始前制定的每个教学目标都会通过发展性任务分析法分解成为一系列的具体步骤。作为间接的目标，这些步骤最终使孩子完整掌握整个教学目标。它们为治疗师的教学内容提供指导。每次课程重点应放在教学目标中孩子目前应学习的步骤，并应提供练习先前已学会步骤的机会。上课时，治疗师每隔一段时间会休息一次（如每隔 15 分钟），以便在每日数据记录表上记录孩子的表现（将在第五章详细解释）。数据记录表综合了 12 周的教学目标、教学任务分解和孩子的个体表现。因此，它是一种用于追踪记录教学内容和孩子学习情况的方式。

治疗记录

孩子的治疗计划应纳入治疗记录中，其中包括：教学目标、任务分解、每天的数据记录及其他相关信息。例如，治疗记录中可能包含课程安排表，便于了解治疗的时间，也可能有不同的治疗师针对每次课程情况的记录，如新的重要步骤或问题、提出的疑问或需特别关注的技能。通常应留下联系电话和姓名（如医生）。其他教学材料也应包括在内，这些将在以后的章节中论述。该治疗记录一般保存在最常实施治疗的地方。如果在孩子家中进行治疗或多由家长参与，则应将记录保存在家中；若在机构进行，则统一保存在机构。整个治疗过程中，治疗师都应能够随时查阅该记录。

伦理问题

针对密集家庭干预，工作人员应受过良好的关怀伦理学及专业知识训练，这一点至关重要。此外，应由专业临床医师提供持续的监督，及时发现问题，帮助工作人员了解他们的感受和反应，审视伦理标准并采取相应的行动。

随着干预过程的推进，家长和治疗师将会逐渐了解对方。随着关系的发展，很多伦理问题都有可能产生，此时就需要对工作人员进行持续监督，以发现出现的问题（Fuentes & Martin-Arribas，2007）。如果工作人员每天拜访一个家庭，则会被逐渐视为家庭的一员，因此，家长与专业人员之间的界限很容易模糊，家长会与他们分享越来越多的家庭生活内容，工作人员也会了解这个家庭的方方面面。家长可能会向工作人员寻求其他方面的帮助，比如孩子的照顾方面；或者可能会有些社交接触，如邀请工作人员参加家庭活动（生日聚会）等。家长和工作人员还可能会相互赠送礼物。工作人员也可能逐渐从情感上融入被干预者的家庭生活中，卷入婚姻纠纷、私人谈话或家长的习惯当中。工作人员也许会对这个家庭的养育、互动、家庭管理方式、日常习惯和经济方式产生强烈的情感，影响到他／她与家庭和孩子的互动，从而更加难以维持专业人员的界限和距离。

在监督过程中可能出现并需要仔细考虑和讨论的常见伦理问题包括：家长的心理健康，养育的充分程度和报告儿童受虐待和忽视风险的责任，虐待配偶的问题，为家长提供何种程度的便利，对于停滞不前或退步的孩子是否应继续治疗，以及涉及家庭的其他相关问题。应支持家长在决策方面的独立性和创造性，尊重生活方式、文化和价值观的差异，以及其他许多问题。

使用全方位模式进行干预

ESDM 的多学科团队使用全方位模式对孩子和家庭进行干预（Schopler, Mesibov & Hearsey, 1995），这意味着针对所有学科的教学目标都只采用一个治疗计划（如教学目标的发展任务分析），这一计划取决于孩子整体的能力水平。孩子的治疗计划由家长在家庭实施，配合个别化的语言病理学或职业治疗课程，或在幼儿园集体环境中实施。专业人员（可以是团队组长）应监督整个治疗计划，包括编制治疗计划和数据收集系统、指导治疗实施过程、检查治疗进度，并决定治疗计划中的任何改变。ESDM 治疗可能像语言和言语治疗一样，以个别（一对一）方式进行，治疗师与家长和孩子一起实施干预，然后家长在家中继续实施干预。然而，即便如此，我们仍认为治疗师需要向其他不同学科专业人员了解孩子的相关评估结果，在需要时向他们咨询。这些专业人员只有充分了解接受干预的孩子，并且受过足够的跨学科培训，才可以开展 ESDM 干预。以下是使用全方位模式进行干预的几个重要原因。

孩子所有领域全方位发展

针对某一领域的干预对其他领域也有影响。孩子的所有学习活动均会影响到多个发育领域。例如，在运动中，成人会与孩子沟通。认知训练活动时，按照特定方式使用学习材料可以使孩子的精细运动功能得到提高。在通才模式中，为孩子提供服务的治疗师知晓孩子每个领域即将进行的干预内容，并能够根据多个领域的特定目标调整活动内容，这样会使干预活动更加精确，每个活动都能够同时满足孩子多个领域的发展需求。同时，由于针对多个目标和领域同时进行教学，所以可以将每个特定活动中的教学内容最大化。

经济高效

孩子的整个干预计划均可由家长和任何一名治疗师完成，避免了每周由多个不同领域的治疗师对孩子实施多重干预，防止出现干预目标和内容的重复。在农村或其他专业资源匮乏的机构，这种模式可以使专业人员对尽可能多的孩子进行干预，可避免疏忽任何一个孩子。

最大程度地提高教学的连贯性和可重复性

多学科的专业人员各自独立对孩子进行干预，无法为孩子提供连续一致的语言、预期、惯例和练习目标，而这些恰是提高孤独症儿童学习能力的途径。相反，孤独症儿童难以适应不同的环境和人，不擅长从不同的低频干预（每周 1 ~ 2 次，每次 1 小时左右）中总结出普遍的学习规则（Plaisted，2001）。面对所有干预者和环境时均采用相同的治疗计划，能够最大程度地保持一致性，提高教学中的练习机会，从而使孩子的学习实现最佳效果。

为家长提供统一的干预方式

干预团队仅由一名组长领导，仅制定一个干预计划，家长就不会从每个治疗师那里得到不同的建议。家长仅需要与团队的领导人交流即可，简化了家庭与干预团队沟通的过程。此外，这一方式能让家长了解一名主要干预者如何在游戏和日常生活中满足孩子的所有发展需求，这正是我们要帮助家长掌握的技能。并且，也能为家庭提供范例，了解与孩子关系各不相同的人们如何围绕同一干预计划进行培训。

接下来，我们将更详细地了解跨学科团队的组织和成员。

跨学科治疗团队

孤独症是按照三个领域的主要症状进行定义的，即沟通、社会行为和重复受限的系列行为。然而，很多其他领域的功能也会受到影响，包括运动功能、感觉反应、感觉处理、智力发展、学习困难、注意障碍、心理问题（如焦虑和心境障碍）、行为问题（如发脾气），以及健康问题，包括食物摄入、睡眠问题和过敏等（Hansen & Hagerman，2003）。这些问题中，很多在婴幼儿时期就表现出来（Zwaigenbaum，Bryson，Rogers，et al，2005），并且常常在学龄前期有所增加。因此，早期干预年幼孤独症儿童的治疗师们将在孩子的婴幼儿期和学龄前期处理这些问题。

神经网络的异常构成许多 ASD 症状的基础，如异常的步态和运动模式、感觉过敏、难以发出有意义的声音等。ESDM 试图对 ASD 儿童施加更多正常发展模式中的刺激，类似这种在 ASD 中寻求激发更典型发展模式的干预方法必须建立在对干预目标所需各种技能有关的基础神经学、神经心理学和发育基础有详细了解的前提下。因此，对年幼 ASD 儿童进行全面干预，需要婴幼儿早期发展多个相关领域的专业知识，组建跨学科团队至关重要。

团队的定义

ESDM 是一种跨学科模式，要求婴幼儿特殊教育者、儿童临床和发展心理学家、语言－言语治疗师（S-LP）、职业治疗师（OT）、儿科医师和行为分析师共同参与，制定干预计划并指导治疗。要确保孩子的健康需求成为计划的一部分，他／她的医师应成为团队的一员。有些情况下，发育行为儿科医师也应参与孩子的诊断和评估过程。儿童精神科医师的参与对某些孩子也很必要。在小组训练课程和密集家庭干预中，专业助理人员常常发挥着主要作用，他们也是团队的重要角色之一。无论使用何种 ESDM 实施方式（社区幼儿园、融合幼儿园、家长辅导或家庭密集干预），一个跨学科的治疗团队对于制定 ESDM 计划及监督其正确实施都非常必要。

家长也是该治疗团队中的重要成员。与孩子共同实施干预意味着需要在孩子－父母构成的三人环境中工作（McCollum & Yates，1994）。相比较年长的孩子，婴幼儿的治疗更需要家庭配合，这一事实已得到婴幼儿心理健康组织的证实（Gilkerson & Scott，2005）。孤独症干预团队的成员可能缺乏婴幼儿心理健康方面的正规培训，然而这些概念至关重要，目前认为对家庭的关注是成功进行婴幼儿期干预的基础（Shonkoff & Phillips，2000）。关注家庭的必要性被纳入到美国残疾人教育法案中（IDEA，1991），这一法案要求参与的各州必须根据家庭个体化服务计划（IFSP）组织并实施对 3 岁以下婴幼儿的教育工作。除了直接为孩子提供服务以外，IFSP 还包括家访、家庭培训和咨询服务。

团队的成员

如图 3-1 所示，团队负责人和家长处于每一治疗团队的核心地位，其他专业人员则为团队负责人和家长提供咨询、监督和支持。接下来我们将阐述团队中每类专业人员及其作用，并讨论有关家长的问题。

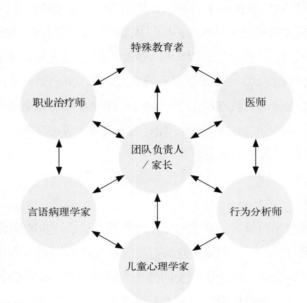

图 3-1　跨学科团队的组织结构

团队负责人

根据实施环境和孩子的需要，各学科专业人员均可作为团队负责人。治疗开始前，通常由团队负责人使用课程评估表（见附录一）对孩子进行评估，根据评估结果制定孩子的季度目标，分解每一目标的发展性任务，规划教学活动和程序及数据收集系统，并将这些资料汇总在治疗记录中。团队负责人应直接与家长交流，为他们在家庭和社区日常抚养和游戏中对孩子实施的干预计划进行支持。团队负责人还应直接与孩子接触，在临床随访时使用基于临床机构的模式，家庭随访时与家长一起对孩子进行干预，或者在教室里与助理人员共同实施目标训练。团队负责人根据需要对助理人员进行培训，并通过持续的课堂接触，在中心或家中与家长、孩子或干预者进行两周一次的接触，同时对治疗的进展情况进行监督（注意：如果治疗是由某学科人员和家长共同进行的，则这名治疗师即为团队负责人，他／她需遵循上述步骤）。

随着治疗的深入，团队负责人应确保干预过程顺利进行，并且让孩子尽可能迅速地取得进步。他／她要对目前正在实施的干预进行观察和微调，每周检查数据，指导教学方法的转变，制定和实施积极的行为支持计划，并在必要时咨询团队其他成员，以获得他们的专业协助。团队负责人是家长的主要联系人，应至少每两周与家长见面一次，观察助理人员在家中或教室的教学过程，评估他们的教学技能，并在必要时亲自教学，以保证疗效。

团队其他成员的作用和责任

团队的其他专业人员凭借各自的专业知识为团队负责人提供支持。每一季度，团队其他成员都应帮助负责人更新治疗目标和计划，并评估治疗进程。其他成员可以充当顾问和评估者的角色，或者为在各自专业相关方面有严重障碍的孩子提供治疗。任何学科的治疗师都可以成为团队领导者。

儿童早期特殊教育教师

婴幼儿特教教师在课程设置和个别化教学、课堂组织、课程表执行、计划转变及组织成人参与课堂教学等领域拥有相关的专业知识。同时，他们在婴幼儿多领域发展及针对特定发展领域设计学习活动方面也受过专业训练。他们可以成为出色的通才，参与所有发展领域的训练，并且对于婴幼儿的学习方式有深入的了解。在许多以学校为基础的干预中，婴幼儿特教教师对孩子进行评估，制定教学目标，监督整个团队，对家长进行干预法培训，收集数据并及时修改计划。在幼儿园实施的ESDM干预中，婴幼儿特教教师一般担任整个集体的主要教师，或者为主要教师提供咨询和支持服务。婴幼儿特教教师一般负责课程制定和对助教进行监督。如果ESDM干预在家庭进行或主要由家长实施，则婴幼儿特教教师常担任团队负责人的角色，为孩子制定干预计划，教育家长如何实施ESDM，并且对专业助理人员或其他实施干预的人员进行监督。在孩子向新的集体干预过渡的过程中，ESDM团队中的婴幼儿特教教师应与新集体中的特教教师配合，制定与孩子的干预计划相互协调的方法。临床干预中通常不会安排特教教师。

儿童临床或发展心理学家

儿童临床心理学家是会诊小组中的重要成员，一般负责对行为和心理健康相关事件进行不间断的监测和记录，并就家庭适应和家庭心理健康方面的问题为团队其他成员提供咨询。此外，心理学家还应承担对孩子能力进行标准化评估的任务，包括智力和发展能力，以及行为问题和适应性行为等的评估。他们常常参与设立孩子的认知、社会－情绪和行为方面的目标。心理学家也可能成为团队的负责人，尤其是对于家庭中明确有此需求的儿童、需要社会性或心理健康服务指导的儿童、需要与目前的心理健康专业人员合作实施治疗计划的儿童。心理学家还可以对团队负责人和专业助理人员进行持续性的常规监督（通常每周一次），以发现和处理家庭共同干预过程中出现的各种临床问题和困难。此外，工作人员会对可能出现虐待或忽略儿童问题的报告存有疑问，此时由心理学家为他们提供帮助和相关支持。在有些团队中，通常由注册社会工作者承担心理健康方面的角色。

言语－语言病理学家（S−LP）

由于沟通能力的发展是早期 ASD 的干预重点，因此 ESDM 的实施需要 S−LP 的持续参与。在 ESDM 的所有实施模式中，S−LP 都负责对孩子的初始语言能力进行评估，评估口腔运动功能缺陷造成的潜在影响，并为制定每个孩子的沟通能力训练目标提供支持。S−LP 对每个孩子沟通能力的发展进行监督并提供咨询，协助治疗团队最大程度地取得语言的进步，并且每隔一定时间重新对孩子进行评估，监测他／她在沟通方面的进步情况。S−LP 在决定将孩子转介到其他沟通系统时起着重要作用（这涉及特殊的决定过程，将在第九章中详述）。对于有特定语言障碍（如严重的语用障碍）、需要直接治疗服务的儿童，S−LP 会提供直接的治疗或将孩子转介给其他可以提供相应治疗的个人或机构。团队拥有在语言障碍特定治疗方法 [如 PROMPT 治疗（Hayden，2004）] 方面受过专业培训的 S−LP 是至关重要的。PROMPT 在理论方向和实践方法上均与 ESDM 相符，我们已证实，PROMPT 对于一些儿童的语言发展也起着重要的作用。

S−LP 在干预中的参与程度还取决于实施干预的环境。有些环境中，S−LP 可能应用 ESDM 模式在临床中进行个别化治疗，并教家长如何在家中实施（Rogers，2006）治疗。在幼儿园集体环境中，S−LP 可能会采用 ESDM 方法，根据孩子的季度目标，每周进行临床语言－言语治疗，并重点关注沟通和社交目标。在家庭干预中，如果 S−LP 与团队的其他成员进行了交叉培训，并且掌握了 ABA 和其他学科领域的专业知识，那么 S−LP 就可以成为初级专业治疗师，带领治疗团队，监督助理的工作。以上所有模式中，S−LP 更多担任咨询，而不是直接参与者的角色。他们对孩子进行评估，增加治疗目标内容，监测孩子的进步，解决治疗中存在的问题，并为团队领导者提供支持。对于由其他专业人员进行语言－言语治疗的孩子，ESDM 团队中的 S−LP 应与该专业人员保持联系，以形成适合孩子和家庭的治疗方法。

职业治疗师

由于职业治疗师（OT）在儿童早期运动和感觉发展及适应性行为的发展方面拥有丰富的专业知识，因此与 S-LP 一样，OT 在团队中也起着至关重要的作用。OT 是团队的核心成员，他们的专业知识对于确保该干预模式的充分实施必不可少。对所有接受该干预的孩子，OT 都需要支持团队负责人，以使运动能力方面的治疗目标和计划与孩子的水平相符，对于存在严重感觉和（或）运动障碍的孩子，需要根据他们的进步情况，在需要时协助团队对干预计划进行修改和调整。

根据 ESDM 实施方式的不同，OT 担任多种不同的角色，可能是一对一的临床治疗和家长培训师，也可能是评估和咨询的角色。OT 负责初筛，需要时进行评估，对教学目标进行回顾，执行治疗，并为在感觉和运动功能领域存在明显障碍的儿童提供咨询。有些孩子的治疗中，OT 可以作为团队负责人。对于有严重运动障碍、需要强化治疗的儿童，OT 可以提供相关服务或将儿童转介给其他有能力治疗的专业人员。对于一些正在接受其他专业 OT 治疗的儿童，无论是在私人诊所还是在幼儿园，OT 都应按照儿童目前在 ESDM 中的训练计划和目标与其他治疗师进行沟通，以形成与孩子和家庭协调一致的治疗方法。

行为分析师

行为分析方面的专业知识对于该模式的实施也必不可少。注册行为分析师（BCBA）在行为的功能评价、行为教学原理的应用、数据收集方法的使用，以及如何使用数据来监测学习过程中的变化等方面拥有全面的专业知识，因此，BCBA 是团队的核心人物之一，并常常成为团队的负责人，负责使用课程表对孩子进行评估，为他们制定个别化的训练目标，监督其他训练人员，以保证计划的正确实施。对于一些有严重行为问题的孩子，BCBA 将对这些行为进行功能分析（O'Neill，Horner，Albin，et al，1990），制定一个积极行为支持计划（Carr，Dunlap，Horner，et al，2002），教家长和团队成员执行该计划，并检查有效数据。BCBA 也会与其他成员讨论学习理论的应用问题，这通常是在特殊教育者、心理学家和 S-LP 都已接受过 ABA 各学科应用的全面培训的前提下。由于 ASD 非常复杂，且准确使用行为治疗策略和行为功能评估、制定积极行为支持计划、持续收集数据和基于数据做出决定在 ESDM 中极为重要，因此，BCBA 在团队中扮演着至关重要的角色。

医师

ESDM 团队中另一重要的成员是孩子的儿科医师或初级保健医师，有些时候也可能是为孩子做出诊断性评估的医师。患孤独症的孩子常常伴有许多医学问题，包括喂养问题、睡眠障碍、过敏、胃肠道问题和癫痫等，这些都将对干预计划成功与否造成很大的影响。一个处于疼痛、饥饿或疲劳状态下的孩子会很烦躁，难以参与教学活动。新诊断患有 ASD 的孩子需要全面的医学检查，以确定他／她是否存在上述医学问题；如果有，如何治疗。此外，家长也常常会提出相关的医学问题，例如，当涉及生物疗法时，医师往往是他们最理想的咨询对象。如果孩子的初级保健医师对 ASD 有较多的了解或与其他了解 ASD 专业知识的医师进行过沟通则更加理想，这样就可以在医学专家的指导下，由初级保健医师为孩子提供大部分的医疗保健服务。在取得家长的同意后，医师可以从团队负责人那里了解孩子参加 ESDM 干预的情况，保存团队领导者的姓名和电话号码及一份关于孩子诊断、进步情况及干预目标报告的副本。

专业助理人员

当在家庭实施 ESDM 强化训练，或在幼儿园实施集体干预时，专业助理人员承担了对孩子进行个别化干预的大量具体工作。团队领导者制定好干预计划后，专业助理人员将具体执行这些计划，准确记录训练数据，与儿童教学团队中其他成员交流孩子正在学习及已掌握技能的变化情况，向团队负责人告知观察到的任何意外情况或行为，在与儿童家庭的沟通过程中注意权衡专业性和医学伦理。他们将定期与团队领导者和临床心理学家会面，讨论他们与孩子和家庭其他成员的交流情况，并且定期接受考察，获得实施治疗情况的反馈。

专业助理人员的角色常常较为复杂，他们与孩子家长的接触最多，大部分时间都在实施训练，但在训练计划的专业知识方面不如其他专业人员。在家庭训练中，他们进入到训练对象的家庭生活中，面对许多涉及专业界限和家庭隐私的伦理道德问题，面对家长对孩子的担忧及在与家庭日常相处中相互关系的逐渐演变。由于这种干预模式要求治疗期间在情绪上完全投入，专业助理人员在工作期间需要投入到与孩子和家庭的互动中，这是一项高强度、高要求的工作。更重要的是，ESDM 中的活动并非事先安排妥当，成功的干预训练需要干预者对孩子及其教学计划有充分的理解，另外还需要他们有运用自身创造性在日常生活的物品操作和活动中创造学习机会的能力。

专业助理人员需要专业人员持续的监督和支持，以保证他们能负责任地、以符合伦理道德的方式完成干预；他们也需要从团队其他成员处获得情绪、情感上的持续支持和指导。由团队领导者对专业助理人员进行每周一次的监督非常重要，旨在为他们与孩子、家长和其他家庭成员的沟通提供支持。监督过程包括对专业助理人员教学过程的观察，也包括对他们与孩子工作过程的讨论。当使用一对一的家庭密集训练模式时，由临床心理学家提供规律性的监督指导和访视也极有帮助。在有些干预形式中，专业助理人员承担了孩子干预训练的大部分工作，他们需要掌握大量相关知识和技术，因此，所有学科的专业人员都应为他们提供持续的培训和咨询，以使 ESDM 获得理想的效果。

其他专业人员

其他专业人员可能来自某治疗团队，包括营养学、物理治疗、音乐治疗、听力学及医学相关专业（如过敏性疾病、眼科学、胃肠道疾病、精神病学、神经科学等）的专家。当其他学科人员参与孩子的治疗时，上述沟通过程同样适用，包括取得家长的同意，沟通孩子的教学目标和计划，并且在干预的具体方法上取得一致。

在 ESDM 中，虽然我们注重全方位模式，但依然存在具有某些特定障碍类型，需要单学科专门治疗的孩子。例如，经过 3 ～ 6 个月的密集训练后，孩子其他方面的技能均有了明显提高，但仍然不会模仿辅音音节，对于这类孩子，我们一般会增加 1 小时的言语 - 语言治疗，由 S-LP 采用 PROMPT 方法实施治疗（注：在华盛顿大学进行的密集家庭干预中加入该项训练后，超过 90% 的孩子在两年内都掌握了有意义的语言能力）。另外，对于伴有显著口腔运动功能障碍，以致影响到咀嚼和言语功能的孩子，有时也需要 S-LP 实施的专业治疗。

有时，孩子们还需要 OT 的专业咨询和治疗，尤其是一些肌张力低下或其他运动障碍的孩子，需要对坐姿和其他姿势的控制力及稳定性进行调节，并尽量使肌张力达到正常。在上述个别治疗的情况下，仍需执行 ESDM 的干预计划，同时，特定的治疗师还应与团队中其他成员进行交流，共同参与到治疗过程中，并将孩子个别化训练所需的技术教授给其他治疗师。

由 ESDM 中的专业人员进行这些附加治疗，似乎比将这些孩子转介给 ESDM 团队之外的专业人员更加有效。这是因为 ESDM 中的专业人员会应用共同的训练方法和目标，并且他们可以将这些额外的治疗技术传授给其他治疗师（如专业助理人员），以应用到他们各自的训练课程中去。但是，当孩子应获得 ESDM 专业人员不能提供的其他医疗相关干预时，孩子仍需适当转诊，并进行双向交流和信息传达。

促进整个团队的沟通

由于团队中人员及各自担任角色众多，需要经仔细考虑后才能制定沟通系统及过程，以保证每位对孩子和家庭承担相应责任的专业人员都能够对孩子训练的进展情况和需要应用到训练中的技术有相应的了解。确保充分沟通的两种方法分别是治疗记录（已在本章前文介绍过）和团队会议。

当多人对孩子进行治疗时，孩子的治疗记录便成为简便的沟通工具。参与训练的每个治疗师都应将他们每天的资料及进展情况记录下来，供他人参考，这样能使孩子所有的训练目标都贯穿于每天的治疗之中。另外，任何特殊的调整和非常规事件都应记录。确保整个团队对孩子训练计划中尤为困难的部分进行最大程度的协调。团队领导者应每周查阅治疗记录，检查并修改孩子下周的治疗计划。

每周或每两周举行一次团队会议，或对专业助理人员进行一次集体监督非常必要，这样做可以保持多成员之间治疗的一致性，探讨与家庭成员间相处时遇到的困难，处理不可避免的伦理道德困境。这些讨论应由团队负责人主持，并有临床心理学家参与，以便从临床的角度对家庭工作进行监督。这些会议对于孩子取得最大进步必不可少，可以在干预中心或以外进行，也可以通过电话会议进行。

有些实施方式已建立了一支由一名团队负责人和数位专业助理人员组成的团队，对特定几个孩子和家庭进行干预，并一次性对所有干预对象的情况进行回顾。在这种情况下，会议由团队负责人和专业助理人员直接参与，其他成员在需要各自特定学科知识的辅助时也可以参与会议。对于在集体环境中实施干预的孩子，这种干预方式可以让不同的团队同时对多个孩子的训练情况进行回顾。如果团队在负责人和专业助理人员的配备方面比较灵活，则更加高效的做法是针对某个孩子举行电话会议，让身处异地的专家也能参与。我们发现，对于单个孩子来说，如果治疗进展顺利，每周或每两周花费 15 ~ 20 分钟审核并更新训练计划就已足够。

定期召开由治疗团队专业人员参加的全体会议也非常必要，可以确保顾问团队的成员及时了解孩子取得的进步和需要关注的地方。在对孩子进行每季度一次的评估时，应同时对其进展情况进行回顾，以保证针对孩子的训练计划进行持续的跨学科补充和完善。

员工培训

ESDM 的教学准确度评定系统（见附录二）用于评价治疗师对于 ESDM 核心教学技术的掌握程度。这一准确度工具可供他人为某特定游戏中每个核心活动的应用质量打分。运用李克特（Likert）等级可以对每一次实际操作进行 5 级评定：1 表示运用得非常不充分，5 表示应用得最好。我们将 ESDM 的教学技术应用能力符合标准定义为：①在每一项游戏活动中能够抓住 85% 及以上可能的训练点；②每项操作均达到 4 或 5 分；③不得有低于 3 分的项目。

专业人员和专业助理人员需要在一名富有经验的专家指导下，经过学习和实践培训，掌握 ESDM 中的应用技能。培训结束时，每名专业人员都要亲自进行一次课程实际演练，并在使用课程评估表、计划教学目标、分解任务和建立并使用数据系统方面均达到 80% ～ 85% 的准确度，以确保培训的效果，并能够给予他人正确的监督和指导。

团队负责人还需要一些额外的培训，来应对评估和治疗计划制定过程中一些复杂的情况：使用课程评估表，记录并分析训练目标，建立并使用数据和课程评估表，监督干预的进展情况并及时修改计划，定期监督专业助理人员的工作，以保证训练高质量地进行。上述这些培训内容都需要在有经验的团队负责人指导下完成。

专业助理人员需要对该干预模式所针对的儿童发展领域有深入的了解，包括模仿、共同注意、语言和非语言沟通、游戏、社交发展及 ABA。他们需要了解家庭的类型及在该项工作中经常会发生的家庭问题，同时也需要学习如何准确地实施干预并完成数据文件系统的处理工作。

对于想学习 ESDM 的人来说，使用准确度评价系统来检验自己的技能，鉴别需要提高的领域可以说是非常理想的方法。这些教学操作看似简单，但即使是富有经验的孤独症婴幼儿教师和治疗师也不一定能掌握上述所有的教学技术并达到运用自如、一致的程度。

检验自己的教学技巧，对于提高教学行为的一致性和准确度非常有帮助。我们建议将你自己的教学过程制成录像并观看，使用 ESDM 教学准确度评定系统，寻找其中不准确的部分。当你注意到教学中的问题时，暂停录像并仔细思考应该怎么做。重点使用以上概念来分析问题，对教学进行优化。当你在治疗过程中再次遇到同样的问题时，即可当场解决。同时，也要与其他团队成员共同开展这一过程，互相回看彼此的教学录像或现场教学过程，使用准确度工具对教学做出评价。随着时间推移，团队中专业人员运用 ESDM 的技能会得到明显的提高。

教学过程中遇到的常见问题有：

• 前提不明确。

• 强化物的给予不够及时、迅速。

- 对非目标行为给予了强化，包括意外行为、不必要及不良适应行为。
- 强化物缺乏强化的效果，或强化的强度不足。
- 适当行为未被强化。
- 未对低水平的技能进行合理的塑造以使其成为独立自发的成熟技能。
- 没有系统地、有计划地消退强化物，或转化成内部强化物。
- 在已掌握的技能上花费了过多时间，而新技能上用的时间过少。
- 过多时间用在孩子尚未掌握的新技能上，导致孩子注意力分散，学习动力缺乏。
- 提示没有迅速消退，导致孩子过于依赖提示，或将提示与行为前提混淆。
- 教给孩子行为顺序后，就不再教所有的具体步骤。
- 用语言或其他社会行为来教孩子一系列非语言行为（如穿衣服、洗手等）的中间步骤，而不是利用每个行为作为下一行为的自然前提来教会孩子该项技能。
- 在一项游戏活动中很少包含实际的教学回合（A-B-C 过程）。治疗师在有趣的活动中可能让孩子觉得很开心，但实际的教学活动却很少。
- 未能将在人为的或高度结构化的、以成人为主导的环境中教会孩子的技能泛化到自然环境中，形成孩子自发的行为。
- 未收集数据，或即使收集了数据，也没有应用到下一次治疗课程计划中去。
- 由于治疗师没有参与到孩子正在进行的游戏中或没有注意到孩子在游戏中如何使用材料而失去了很多教学机会。

我们已经开发出一系列的 ESDM 培训课程，包括书籍、讨论、视频培训教材，以及教学过程中的观察和实践操作等。当有新的成员参与训练时，他们都需要通过书面和视频教程开始学习，其中包括本书及更多的学习材料。这些内容将与测试前后的内容结合起来，通过每周 1.5 小时的研讨会教给新成员，并且让他们跟随富有经验的成员进行实习。每周培训的主题内容有：

- 伦理道德和与家庭动力学。
- 孤独症介绍。
- 正常婴幼儿社交和沟通功能的发展过程。
- 认知、模仿和游戏。
- 运动、适应性行为和自理技能。
- 丹佛模式、共同活动常规和感觉社交常规活动。
- 应用行为分析（ABA）的原理和行为问题。

• 自然环境下的应用行为分析（ABA）和核心反应训练（PRT）。

除了以上的教学课程外，这一培训也应包括在一名最资深、最有能力的专业人员指导下进行的实习过程。进行指导的专业人员应是在教学观察和监督方面最富有经验和能力的人员之一。团队的新成员应与有经验的成员一起参与治疗过程，并观看团队负责人的临床治疗过程。获得以上实习经验后，新成员仍需不断学习才能够逐渐掌握孤独症儿童的 ESDM 工作方法。

当一名新成员开始在监督下对孩子进行训练时，团队负责人需要用准确度评定系统对其工作进行评价。新治疗师需要在连续三个或以上的案例训练中达到80% ～ 85% 的准确率，方可独立使用 ESDM 对孩子进行训练。此外，他们还需在若干次治疗过程中用表格进行数据收集，并至少在三次课程中达到与团队负责人 80%的一致性（信度）。

对于已拥有 ASD 婴幼儿教学经验者，这一培训一般需要 4 ～ 6 周。

与家庭成员的同伴关系

ESDM 的一个根本目标是帮助孩子更多参与到与他人的社会交往中。为达到这一目标，不仅需要治疗师，更需要家庭成员和其他人的协助。家长参与治疗的实施过程是促进孩子能力发展的最好途径。然而，这些家庭唯一共同点是有一名孤独症患者，其他方面就像普通家庭一样各不相同。与参与 ESDM 治疗的每个家庭建立良好的同伴关系，需要与家庭成员进行开诚布公的对话，治疗师自身也要善于倾听，对文化有充分的了解，并具备灵活性、创造性和正确的自我认识。对不同家庭之间文化差异具有敏感性对与每个家庭建立稳定的同伴关系非常重要，同时也有助于设计出符合和尊重他们文化价值观的干预方式（Lynch & Hanson，1992）。被干预的家庭与干预者自身家庭的文化差异越大，干预者了解这一家庭的优点和需求所面临的挑战就越大。然而，与个别化治疗一样，治疗师与患者之间的关系决定着治疗能否成功（Zeanah & McDonough，1989）。为了让干预者取得信任并共同投入治疗之中，无论是对自身还是对他们与孩子的关系，家长都必须感受到干预者无条件的积极关注和支持。这就是针对家长的目标也应包含在 12 周训练目标之内的原因，因为它反映了家庭观念和家长目标的重要性，以及家庭在决定孩子学习内容方面所起的作用。

孤独症对家庭的影响

开始治疗时，孤独症孩子的家庭往往会颇感压力，并且随着时间的推移，导致压力的因素仍会增长（Dale，Johoda ＆ Knott，2006）。与很多其他发育障碍性疾病相比，孤独症会给家庭造成更大的压力（Schieve，Blumberg，Rice，et al，2007）。造成压力的因素包括：漫长且经常变化的诊断过程；孩子表现出的不稳定和不持续的发展进程，以及由此带来的父母希望和失望之间的情绪变化；孩子拒绝配合训练而非没有能力完成训练；孩子与家人缺乏沟通和情感分享；孩子正常表现和不良行为之间的反差；孩子在公共场合表现出的令人尴尬的行为；出现令家长担心的医学问题的频率高于正常儿童，需要与很多专业人员建立和保持联系；新的流行治疗方法不断涌现，以及其他家长尝试新的治疗方法所带来的压力（Marcus，Kunce ＆ Schopler，2005）。

孤独症相关的不良预后及公众对这类孩子的印象，如很强的攻击性或自伤行为，都让家长对孩子的未来非常忧虑。一些书籍报道了孩子花费几十万美元治疗后康复的案例，这让没有能力带孩子接受这些治疗或无法承担治疗费用的家长觉得内疚和无能为力。照顾一个孤独症的儿童需要大量时间，但照顾家中其他孩子及家庭成员间所需的互相支持使时间所剩无几，因此，家长也会感到内疚和压力。孩子的拒食行为、不良睡眠习惯和自理能力的缺乏都需要家长付出更多的精力和时间。有些家长会鼓励其他家庭也去尝试一些对他们自己的孩子似乎有帮助的治疗方法，而这些家庭如果不尝试每一种干预方法的话，他们会觉得放弃了给孩子带来康复或取得进步的希望，并因此而感到更加内疚。

根据塞利格曼（Seligman）和达林（Darling）（1997）的报道，养育孤独症孩子对母亲造成的影响比父亲大，并且也会减弱其同伴关系。但从积极的方面来看，巴伦－科恩（Baron-Cohen）和博尔顿（Bolton）（1994）注意到，从统计学角度分析，孤独症儿童父母的分居和离婚率并不比健康儿童的父母高。然而，早期干预可能会影响到许多家庭的结构，父母中的一方或双方需要高度参与到孩子的训练中；父母的婚姻关系及他们与其他孩子的关系也需要得到支持。与患有其他障碍或严重慢性疾病的孩子相比，孤独症儿童的家人在家庭功能方面遇到更多的困难。由于孤独症儿童至少需要一位家长在家中予以更多的照顾，因此，与孩子患有其他障碍的家庭相比，孤独症孩子的家庭往往在收入方面蒙受更大的损失（Montes ＆ Halterman，2008）。孤独症也使家庭的户外活动受到更多的限制，而且对孤独症家庭的支持网络尚不健全（Higgins，Bailey ＆ Pearce，2005）。孤独症儿童家庭一般会使用更多方法来应对或减轻自身的压力，而其他障碍儿童的家庭往往会通过更多途径来获取社会支持或解决问题（Sivberg，2002）。

孤独症儿童的兄弟姐妹也会由于家中有孤独症儿童而受到影响。与家长一样，兄弟姐妹受到的影响也分为积极和消极两方面。从某些方面来说，拥有患 ASD 的兄弟姐妹会促进孩子的社会心理和情绪的发展，研究发现，这些孩子会对自己的智力、学习能力和人格特点做出评价，因此，他们的自我认知能力会得到提高（Macks & Reeve，2007）。这反映了他们可能会把自己与患孤独症的兄弟姐妹进行对比，也可能反映了他们的日渐成熟（Gray，1998）。有趣的是，在这项研究中，父母都没有分享关于同胞孩子们的积极看法，事实上，与对照组的父母相比，他们对于同胞孩子们的适应性态度略微消极一些。然而，重要的是，孤独症孩子家庭中同胞孩子们的幸福感受到该家庭的社会经济地位的显著影响。兄弟姐妹患有孤独症对于孩子们来说本身就可能是造成压力的因素之一，而导致压力的因素积累得越多（如家庭收入较低、来自父母的教导少，以及其他家庭的压力因素），同胞孩子们的幸福感就越低（Macks & Reeve，2007）。其他研究也发现，这类孩子中，有些孩子在行为和社交方面的问题增多，这可能有遗传和社会环境双方面的作用（Orsmand & Seltzer，2007）。这种对关系的影响将会持续孩子的一生。据报道，与唐氏综合征患者的成年兄弟姐妹相比，孤独症患者的成年兄弟姐妹在经济上的困难较少，但对患者的生活更加悲观（Orsmand & Seltzer，2007；Hodapp & Urbano，2007）。

治疗对家庭的影响

家庭的状态富有弹性，将持续的家长教育作为 ASD 诊断和干预的一部分，可以改善 ASD 儿童家长的心理健康水平（Tonge，Brereton，Kiomall，et al，2006）。家庭参与到孩子成功的教学活动中对父母和孩子都非常有益。根据马库斯（Marcus）等的文献综述（2005），采用这种干预方式可以提高家长的成就感和自信心，孩子能够获得长足的进步，同时，对家庭中的其他孩子也有积极影响。因此，ESDM 中以家庭为重点的参与可以使所有家庭成员受益。

然而，由于一些尚不清楚的原因，同样接受高质量和密集早期干预的孩子，其干预结果也有可能完全不同（Sallows & Graupner，2005）。研究表明，学龄前期可测量出的大脑发育差异是导致孤独症进展结果不同的部分原因（Elder，Dawson，Toth，et al，2007；Courchesne，Redcay & Kennedy，2004）。有些孩子很快对治疗产生反应，并迅速取得进步，有些则缓慢而稳定地进步，而另一些孩子在行为方面很难取得进步，尽管父母和专业人员都尽可能为他们提供最好的治疗。因此，当孩子的进步速度比预期慢时，家长无需感到内疚。重要的是，即使对于进步较慢的孩子，这些高质量的干预也的确能够对他们的生活质量和预后产生显著的影响（Eldevik & Gardner, 2006；Smith, Elkeseth, Klevstrand et al, 1997）。早期密集干预对几乎所有的 ASD 儿童都有改善效果。例如，以往大部分孤独症儿童都表现为智力发育落后，且仅有 50% 的儿童能够学会说话，而现在，我们发现了更多智力正常的孤独症儿童，并且他们中的大部分能至少掌握部分口语（Chakrabarti & Fombonne, 2005）。

　　家庭系统理论中的概念为理解家庭的功能提供了重要的途径（Mashal, Feldman & Sigal, 1989）。由于每个家庭系统都将在维持各成员的情绪平衡方面发挥作用，因此，改变行为的类型及孤独症孩子和父母之间的相互期望会影响到家庭中的每一个成员。家庭系统回应的方式可能并不能对正在发生的变化起到加强的作用，因为家庭的平衡一旦打破，家庭系统中具有积极作用的其他角色和行为方式也将面临挑战。例如，当父母开始利用每天游戏、用餐、洗澡等一些集中的时间对 ASD 婴幼儿进行训练时，尽管已经注意避免减少陪伴其他孩子的时间，但家中稍大些的孩子仍会抱怨父母花费了太多的时间在孤独症孩子身上。这些大孩子的抱怨表明他们已经意识到，孤独症孩子会比以前得到家长更多的注意，占据更多的家庭资源。同时，父母与孤独症儿童在进行训练时会建立起亲密的关系，这会导致其他家庭成员（如配偶、兄弟姐妹等）有被排斥的感觉，从而造成家庭结构的改变，对家庭功能有长期的影响。

　　干预者能够帮助家庭成员预测和（或）认识到，随着干预的进展，家庭系统中将会发生哪些变化，同时他们对于孤独症儿童的角色和期望也应改变。同样，干预者也需要考虑治疗过程对多个不同家庭成员的影响，并且确保每个成员都能够从对孤独症孩子的支持中获得收益（例如，通过他们所做出的努力，参与家庭游戏和其他活动的时间增多，与兄弟姐妹在一起有了更多的乐趣，或拥有了与父母单独相处的时间）。从家庭系统的角度看来，理解和思考家庭成员的行为变化可能会促使建立新的平衡。接受过家庭动态变化方面培训的 ESDM 专业人员应该为治疗中相关的其他成员提供咨询和支持。

　　在训练工作中与家庭相处密切的干预者应该了解对每个家庭造成压力的具体因素，以及他们对孩子的期望。干预团队可以帮助每个家庭认识到他们给孩子生活带来的便利和关爱，并因此减轻他们作为父母的内疚感。这些便利不仅包括家庭的经济状况、家长的教学技能、玩具数量、游戏空间等，也包括家庭成员与孩子进行一对一互动的时间。此外，还包括陪孩子一起游戏、为孩子做榜样的兄弟姐妹数量，能够提供多方面支持的大家庭，父母的互动技巧和创造性，父母和孩子享受彼此在一起的欢乐时光，家庭建立起良好的生活常规或孩子可以接受的、轻松的教养方式，父母当下的能力、强烈的信念、对训练的热情，以及给孩子和家庭提供良好干预的决心。干预者可以帮助家庭成员深刻地理解到，他们并不是造成孩子罹患孤独症的原因，而是为孩子提供帮助的持续资源。最后，干预者也可以为家庭寻求社会支持，帮助家庭寻求其他家长团体的支持。与其他孤独症孩子的家长联系可以帮助家庭找到正确应对孩子的方法，从而让他们更多地参与社区的活动。这些都将有助于建立家庭支持网络，提高家庭的生活质量和幸福感，减轻压力。

父母应成为孩子强有力的支持者

孤独症孩子的需求很多，但目前相关资源很少，且花费较大，无论是服务还是资金上都难以满足所有孤独症孩子的需求，并且很多公共系统中也缺乏理解和满足每个孩子个体需要的相关专业人员。因此，为了帮孩子争取到所需要的资源，父母必须学会成为孩子强有力的支持者。为了做到这一点，应注意：

- 父母必须了解孩子多领域的需求。
- 将这些需求表达出来，让其他更多人了解。
- 了解公共和私立的康复系统，并且知道哪里可以找到适合自己孩子的资源。
- 必须了解孩子的合法权利，以及争取这些权利的途径。
- 最后，父母需要在社区及全国现有的众多不同类型的服务和康复机构中为孩子做出明智的选择。

对于参与 ESDM 干预的家庭来说，ESDM 往往是他们接触和参与的首个提供治疗的系统，因此，它有责任帮助家庭做好准备，成为孩子一生强有力的支持者。父母甚至需要在很长一段时间（常常是一生）内担任起孩子干预团队领导者的角色。因此，在 ESDM 中父母和团队领导者之间有合作伙伴关系，这种关系能够给父母提供实习和学习的机会。ESDM 强调同伴和合作关系，与父母共同承担责任，这样，父母就可以掌握作为孩子的支持者所必须具备的一些要素。ESDM 中的团队负责人并不是一个权威式和命令式的角色，相反，团队负责人与父母之间的合作关系也为父母提供了机会，使他们能够在一种家庭友好的干预途径中实现对孩子的支持，为他们今后将要面对的康复系统做准备。

IFSP/IEP 会议准备

举行个体化教育计划（IEP）会议对于家庭来说可能是非常困难的过程，但是 ESDM 团队中的专业人员会帮助家长为这些会议做准备，使他们对会议有一定的控制权，并让他们感受到享有主人的权利，让他们觉得自己可以胜任支持者的角色。家长需要为 IEP 会议所做的准备有：

- 了解美国残疾人教育法案（IDEA）中的要求和必须确保的内容。
- 了解 IEP 会议的目的、具体目标和步骤。
- 在召开会议之前与 IEP 团队的成员会面。
- 对会议上将要讨论的评估数据进行汇总和了解（如果可以，应事先与各评估者见面，听取具体的评估结果）。
- 考虑还需要邀请谁（什么人员或哪位人员）加入家长和孩子的团队。
- 仔细考虑家长为孩子设定的目标和任务，使家长也能够为设立年度 IEP 目标做出贡献。
- 提出关于孩子的优势和需求，以及对孩子提供必要支持和协调方面的问题。
- 考虑最少受限环境的概念。
- 决策理念应基于孩子的需求，而不是现有的环境和服务。

目前一些优秀的文章解释了 IEP 流程的相关法律和要求（Siegel，2007），值得推荐给家长阅读。有些家长可能想写一篇关于自己孩子的优势、需求、特点及自身对孩子设定目标方面的报告。有些家长在 IEP 中发挥了作用，或者共同参与了其中的每个部分，从而对整个过程有了大致的了解并从中获益。最终，家长应该应用 IEP 流程，与未来干预团队举行会议，沟通不断进展的情况，通过正规的方式观察到孩子的训练进展，并与新的干预人员保持密切的联系。

一般来说，ESDM 的团队负责人需要参加个别化家庭服务计划／个别化教育计划（IFSP/IEP）会议，报告孩子目前在 ESDM 中的课程安排和其他相关支持服务。一名团队负责人能做的最重要的事情之一就是促进家长在会议中的主动性，为家长对孩子的支持工作提供帮助。首次 IEP 会议将成为其他人学习的模板，家长可能一生都需要面对这种会议。因为来自父母的支持、准备、知识和信心对于理解孩子的教育权利和需求，以及提供满足孩子需求的支持安全网络方面起着重要的作用。

家长对ESDM的理念或过程失去信心时的应对措施

ESDM 的核心互动方式在有些家长看来可能不自然或不恰当，他们认为孩子在更加结构化、由成人主导的环境中学习受益更多。在这种情况下，应该让这些家庭转而接受其他更多由成人主导的干预方式，如传统的回合式教学。目前尚无对照研究表明以孩子为中心的干预方式在总体结果上优于以成人为主导的干预方式，两者都有利有弊，应鼓励家长选择有实证证据支持，并且他们认为对自己的孩子和家庭最为有效的干预方式。对治疗效果的信念也会对治疗反应产生很重要的影响（Beecher，1955）。

ESDM向其他干预方式的转换

随着时间的推移，家长逐渐加深了对 ESDM 干预过程和步骤的了解，团队负责人和家长之间的关系也可能发生变化。家长可能会对他们希望达到的目标，他们希望与孩子一起训练的工作人员，以及他们发现有或没有帮助的活动更加积极关注。这表明家长已了解孩子的需求、类型及学习回应，并且已准备好做孩子未来的支持者。过去在孩子干预计划方面有着很高权威性的团队负责人和专业人员可能觉得有些不安，他们会认为自己的知识、技能或作用受到了挑战。然而，家长参与的程度很可能在其他干预环境和模式中对孩子起到积极的作用。如果家长轻视工作人员，埋怨或要求得到更多的控制权（如人员分配），那么这些问题必须得到处理，需要确定冲突的来源及最佳的解决方式。再次强调，临床监督能够帮助工作人员与家庭进行必需的沟通。

干预中也存在一个临界点，此时孩子和家庭都已从目前接受的干预中获得了最大程度的收益，可以考虑转换干预方式。若家长感到持续的压力和挑战，也可能表示需要有所改变。其他需要转换干预方式的标志包括：孩子到了上幼儿园的年龄，或者孩子没有进步，不能从目前干预中获益。转换干预计划的讨论证实 ESDM 干预已经到了最后阶段。与 ESDM 中的其他决定一样，改变干预方式的决定同样由包括家长在内的整个团队做出。家长可能会因为与专业人员的联系中断或失去现有的服务而对这种转变感到焦虑不安。由于孩子前期表现较好，他们可能不想转变干预方式，担心孩子不能保持现有的进步；或者孩子训练时表现不理想，家长担心这一改变会使孩子目前的能力进一步受损。给予足够的时间来适应这一转变，将会帮助孩子和家长认识新的专业人员，让他们明白在新的环境中一样可以获益，并且能够在维持孩子目前技能的基础上继续取得进步。

有时家长想在专业人员认为转变对孩子有益之前改变孩子的干预方式，然而这会导致双方都有消极情绪产生。此时，仔细听听家长的理由，并且支持他们为孩子设定的目标，这至关重要，因为对于自己孩子的特点及如何教养，家长也是专家。由于在训练过程中工作人员可能与孩子建立了深厚的感情，家长突然决定结束训练会让工作人员感到被否定或失败。因此，当干预过程出乎意料突然终止时，工作人员可能需要在专业人员的帮助下调整自己的情绪。当家长在没有事先与工作人员沟通的情况下终止干预时，临床监督人员会在情绪处理方面给予工作人员很大的帮助。

转换干预方式前的准备工作包括程序上的准备，即 IEP 会议、过渡计划、过渡期的活动、与新训练人员的会面等。这些准备工作有助于家长牢记孩子在 ESDM 中学到的技能，并且明白孩子如何为新的训练方式做好准备。孩子的进步反映了父母养育的正确性，而孩子能时刻做好准备也表明父母教育的成功。对于大部分家长来说，看着自己的孩子经过生活的磨砺而变得更加独立，这是个喜忧参半的过程，强调父母反应的常态也许有帮助。家长可能会对干预转变过程感到十分焦虑，担心失去专业人员的支持，因此帮助他们考虑接下来能获得什么样的支持会对他们比较有利。如果除了 ESDM 以外没有其他的专业人员为孩子服务，那么，在过渡期之后，可以安排其他的社区机构继续为孩子和家庭提供支持。如果家长尚未加入任何社区家庭支持团体，应该鼓励他们加入，因为在过渡期后这种相互支持的关系可以继续下去。我们也希望 ESDM 的工作人员能够在过渡期之后一段时间内仍以咨询师的身份继续为家长和孩子提供帮助，以确保家长在过渡期后的最初阶段仍能获得相关支持。

小　结

ESDM 将各学科的专业知识都融合在这一干预模式中，因为孤独症影响到儿童多个领域的发展：运动功能、感觉功能、沟通能力发展、智力发育和学习困难、行为能力及医学相关问题，孤独症对家庭其他成员也会产生影响。跨学科团队将为各学科的专业人员提供其他学科相关的专业培训，并且为有其他特殊问题的孤独症儿童提供专业服务。这种由跨学科团队支持的综合干预模式会在治疗中对于孩子多个领域的需求采用一种综合的方法，为家庭提供单一的沟通渠道，并且确保一名专业人员能够对单个孩子和家庭的需求及进步情况有总体的认识，对于孤独症婴幼儿及其家庭来说，这是一种接受专业服务的经济而有效的方式。然而，要想实现这方面的潜在效果，需要整个团队内部各学科间进行严格的互相培训及各学科的"角色释放"（每一位成员都了解负责人所做的一切，并且相互监督，互补不足）。若能达到以上要求，就能够为工作人员和家庭创造一个振奋人心的环境，一个成员之间不断学习的环境，并且团队内部相互分享，相互支持，面对工作时能够团结一致，形成团队凝聚力。这一工作无论从外在条件上，还是情感上，要求都十分苛刻。

　　家长和家庭是跨学科团队中的核心成员。ESDM 中与孩子共同训练的工作也属于家庭系统中的工作。训练的成功与否可以通过以下几方面来衡量：家长和孩子之间的关系；接受 ESDM 干预后家长对孩子所取得进步的满意程度；家长和 ESDM 工作人员之间合作关系的质量；家长对于孩子需求和相关服务的了解程度；家长的技能等。早期介入丹佛模式（ESDM）中，对孩子直接服务的结束是对工作人员、家长和孩子所做工作的庆祝，并且让他们都带着乐观的态度，小心谨慎地规划儿童下一个发育阶段所需要做的事情。

　　下一章将开始更加详细地讨论如何应用 ESDM 教育孩子，这一过程将从制定短期的学习目标开始。

第四章
发展短期学习目标

ESDM 中，干预过程最重要的部分之一是为儿童制定短期（12 周）学习目标，它的作用如同导航地图，引导整个干预过程。要教给孤独症婴幼儿的内容很多，所以在基于游戏的治疗过程中，很容易迷失目标。干预者不论是新手，还是富有经验的老手，都可以通过这些目标专注于专项的技能和行为，为孤独症婴幼儿掌握目标技能提供充分的学习机会。

创建短期目标的时候，首先应用 ESDM 课程评估表（见附录一）对孤独症婴幼儿现有技能水平进行评估，然后制定 12 周的教学计划，该计划包含每个相关领域的 2 ～ 3 种目标技能。每个技能都有可测量的学习过程，包括前提（不同的刺激）、行为反应和掌握水平标准。本章描述了评估过程和如何制定为期 12 周的、可测量的学习目标。

ESDM课程评估

ESDM 课程评估表是各领域技能发展顺序的标准参照工具，包括理解性和表达性沟通、社交技能、游戏技能、认知能力、精细运动、粗大运动和适应能力。该表包含 4 个技能水平，适用于 4 个年龄阶段：12 ～ 18 个月、18 ～ 24 个月、24 ～ 36 个月和 36 ～ 48 个月。由于该表专门为孤独症婴幼儿设计，反映了他们的发育概况，因此相对于其他同龄儿，该表包含了更高的视觉运动技能和相对较低的社交与沟通技能。如果用标准发育水平作为对照，那么该表每一水平阶段对应的社交技能项目相对于精细和粗大运动技能项目都显得不成熟。这些技能包含了大量文献所报道的正常儿童的发育技能。因此，各项目的设置融合了各阶段正常儿童发育行为及 ESDM 多学科研究小组、多学科专家针对数百名 ASD 婴幼儿超过 25 年的临床经验。

评估人员

课程评估表的开发接受早期干预专业工作者的督导，根据治疗团队的成员组成和干预项目（方案）内容的不同，督导的形式多种多样。具备跨专业、多领域儿童生长发育知识，且曾应用过该工具及做过评分的早期干预专业工作者可独立应用该表。当 ESDM 作为单学科治疗时，该评估形式即可加以应用；当它作为强化的 1∶1 全面模式之一时，需由团队负责人应用该表。一个单学科人员需经过跨专业学习后才能使用该表。若是由一个多专业人员构成的项目小组实施，各个专业人员应各自实施自己最擅长的部分。

实施评估

正如其他评估工具用于评估广泛的技能一样，该评估工具用于评估婴幼儿当前的能力水平，而不是仅仅实施整套评估工具。评估过后，评估人员应已经确定了每个领域的技能，明确了儿童已经掌握了哪些成熟技能，哪些技能正在形成，哪些技能还没有出现在儿童的技能体系中。大部分婴幼儿的技能会集中于每个领域的 4 种技能水平之一，但是，当婴幼儿出现所属年龄段之前的技能水平时，应使用前一阶段技能水平评估项目的后面部分对其进行临界技能的评估。同样，当婴幼儿基本掌握了某阶段的技能水平时，可使用下一阶段技能的前半部分对其评估，以确保评估全面准确。你的目标是明确婴幼儿现有能力的基线和上限，特别是识别每一个领域从成功转为失败的临界范围，这就是教学的目标。

基于游戏的互动模式，应用共同活动框架，该表可实现评估和干预同步。因为孩子和成人的游戏互动中，包含了运动、认知、沟通、社交等能力，所以在一项游戏活动中，可以同时评估多方面能力。该模式可以评估婴幼儿典型社交过程中的社交能力。评估者与婴幼儿共同完成一些项目，共同将游戏进行下去。游戏时，评估者应当鼓励婴幼儿，激发他的兴趣，与婴幼儿一起完成游戏至自然结束点，或者直至无法引出新的行为为止，然后暂停，记录观察所得（包括未引出的行为）。接着继续下一个游戏活动。每次游戏结束，评估者都要暂停，开始做记录并决定下一个项目，然后选择适当的素材进行游戏，引出目标技能。某些无法观察的项目（如洗浴），可通过和家长座谈完成。若是有其他治疗报告，应当作为参考。直接观察、家长所述，以及其他治疗师或老师所述都设有相应的专栏。家长应当参与整个评估过程，参与程度由评估人员决定。

　　该表基本可在 1～1.5 小时的游戏课程中完成。最佳环境是一个治疗室，里面有小桌子和一些椅子、沙包、地板活动区域、适合家长坐的椅子，以及激发技能所需的材料。在课程评估表的开头已经列出了必需材料清单。最好将用不到的材料拿出治疗室，这样既能节约时间，也不会影响婴幼儿的注意力。评估的视频记录并非必需，但是作为婴幼儿后期信息资料记录来源和开始治疗的记录仍然非常有价值。

打分

评估表打分结果包括 3 个等级：P（代表通过）或 +（一贯的表现或掌握），P/F（代表通过 - 失败）或 ±（不一贯的表现），F（代表失败或未通过）或 -（无反应或未看到相应的例子，或者难以激发行为）。

　　课程评估表的项目描述阐明了通过评估所需的相应反应水平。评估人员应合理填写家长报告、相应栏目的直接评估分数和其他小组成员所得信息。评估员需了解婴幼儿所有通过或未通过的项目在家里或其他地方有无同样的表现，如有，是否一贯这样表现。许多行为在评估过程中观察不到，比如自理能力，这就需要家长提供信息。评估结束后，评估人员将每一项目标信息进行整合，指出婴幼儿所处阶段每一项目的掌握情况，而无论是否通过（注意：婴幼儿通过或熟练掌握的项目并非任何教学的目标，所以不要将婴幼儿的表现乐观化，这至关重要。在不同的环境下、与不同人员、使用不同材料的过程中，通过的技能应持续稳定、可靠）。当评估人员对婴幼儿的整体技能水平有了很好的了解，且评估表采用 P、P/F、F 进行评价，能清晰反映婴幼儿目前的技能水平，才算完成了评估。下面是应用 ESDM 课程评估表的概要总结。

案例：艾萨克的 ESDM评估

　　艾萨克是一名 26 个月大的男孩，西班牙裔，一周前刚刚被诊断患有孤独症。他的父母是一对高中文化程度的年轻夫妻，这是他们的第三个孩子。此评估在诊所进行，计划用时 75 分钟。评估人员是一位 ESDM 治疗师，他将通过对父母指导来进行干预。评估环境是治疗室，布置如前所述，需要的玩具位于橱柜和高处的架子上。下面描述的部分一般都在 5 分钟的时间内进行，这说明这个孩子在某一项活动上所花费的时间只有 5 分钟。治疗师开展游戏活动，游戏结束后在评估表中做记录，然后开始下一个游戏。

第 0 ～ 5 分钟：进入阶段

尽管在从候诊室到治疗室的途中艾萨克表现出强烈的反抗，但还是在评估人员带领下"跳跃着"进入了治疗室。他一进来，先扫视环境，一眼看到了敞开的玩具架。当评估人员向艾萨克妈妈和阿姨介绍将要进行的游戏活动时，艾萨克看了看玩具，挑选了一个装有两个玩具卡车的箱子放在地上，拿出玩具卡车在地上玩。然后他又返回玩具架，拿着一个弹出式玩具，用另一只手将 5 个盒子逐一打开，再将盖子都盖上。接着他拿出一个艺术用品盒子，放在地上，拿走标签，将盖子打开，找到一张纸，用右手反手抓握（译者注：参考王希，郭力平. 学龄前儿童握笔姿势的发展性研究. 心理科学，2009 年第 3 期），画出一个大大的圆形涂鸦。另一个 ESDM 观察员进入房间，艾萨克抬头看了看她，她向艾萨克打招呼，但艾萨克没什么回应。艾萨克发现了一个纸风车，他拿起来，抓着柄，用手挥舞着让风车转了起来。

> 项目观察（ESDM 课程评估表阶段 1） 他握着拳头，不情愿地走开，他能理解容器和容器内物品之间的关系；能够明白标签、蜡笔、按键和风车的用途；能够做不同类型的按键游戏，懂得纸风车和美术用品的常规用法，反手抓握，圆形涂鸦，但对打招呼缺乏回应。独立玩耍的时间非常短暂，60 秒钟或更少。在游戏探索期间，能做到相当有条理。

第 5 ～ 15 分钟：亲子游戏（母亲 - 孩子）

注意：观察亲子游戏和游戏过程中的相互交往很重要，在开始亲子游戏阶段，既可以观察婴幼儿的技能水平，又可以让孩子在新环境中感觉舒适。有些家长很乐意一开始就和孩子一起玩，但有些家长刚开始会不情愿，后来会好很多。艾萨克妈妈坐到地板上，选了一个装磁性小火车元件的盒子给艾萨克，问："艾萨克，想玩小火车吗？"艾萨克拿了一个，然后母子俩坐下来一起玩。妈妈拿了一节车厢在地毯上来回滑动，艾萨克就模仿妈妈的动作。艾萨克去拿前面橱柜中的一个玩具电话，妈妈帮他拿到电话，开始拨号，艾萨克也学着拨号，拿起听筒，咿呀学语。妈妈说："艾萨克，你好。"艾萨克回答了一串有规律但无法辨清的咿呀学语，然后挂断了电话。妈妈重复数次拨号的动作，艾萨克能够多次完成拨号、拿起听筒、咿呀发声和挂断电话的一系列动作，然后去玩风车。

　　妈妈找到一个装橡皮泥的罐子给艾萨克，艾萨克看着妈妈。妈妈指着地板说："坐下来。"艾萨克跪坐着，90 度面向妈妈，在游戏中间休息了片刻。艾萨克打不开盖子，他使劲拉盖子，用牙咬，可还是不行，但他没有向妈妈求助。妈妈找到开罐器，艾萨克转过脸去，妈妈打开了罐子，但是艾萨克完全不顾妈妈用语言和手势表达的"给我"的意思。母子俩一起将橡皮泥取出放在车厢上面。他们轮流将橡皮泥放在车厢的上面，反复 3 次。艾萨克学着妈妈滑动车厢，妈妈发出"嘟嘟，嘟嘟"的声音，艾萨克也学着发出类似和其他的声音。艾萨克的发音比较刻意，但他没有注视妈妈或朝向妈妈发音。艾萨克从妈妈手中拿过橡皮泥，但被妈妈收了回去，艾萨克喊着："不！不！不！"用他的膝盖碰地板，愤怒地抗议。妈妈指着艾萨克自己的橡皮泥说："你要学会分享呀。"妈妈向艾萨克示范如何使用橡皮泥挤压机，艾萨克观察并模仿妈妈的动作，两个人一起把橡皮泥放到橡皮泥机里，并且从里面拿出扁平的橡皮泥条，然后转身玩小火车。妈妈来回开动小火车，艾萨克发出了一些火车的声音。妈妈向艾萨克示范如何用磁铁将小火车车厢连接起来，艾萨克把自己的火车车厢给妈妈，让妈妈将车厢连起来。两辆小火车并驾齐驱，艾萨克笑得很开心，用一连串的咿呀学语和眼神表达出他的愉悦。房间里的另一个人说了几句话，艾萨克回头看看，继续来回开动连接起来的小火车。

　　项目观察（ESDM 课程评估表阶段 1）　能够模仿发音，说出"不，不"和有音调的咿呀学语，刻意地发出声音，发声的时候不看人。他可以按照手势和指令坐下来，模仿各个动作，包括新颖的动作，他可以使用电话、小火车和橡皮泥。他能够完成使用电话的一系列动作，用手势和语言表示抗议，但无法表达寻求帮助。他用相互注视分享快乐，但对用手势表达的要求没有应答。他可以看向声源，注视游戏伙伴的动作。他能够短时间内重复交替动作。

第 15 ～ 20 分钟

　　评估人员逐渐参与到小火车的游戏中，妈妈慢慢退到一旁。评估人员一边把橡皮泥放在小火车上，一边对艾萨克说："放上去吧。"艾萨克照做了。然后评估人员开始示范涂色游戏，但艾萨克走开了。评估人员说："该收起来了。"然后将橡皮泥放进罐子，她给艾萨克一个罐子，指着罐子说："收起来吧。"艾萨克将一些橡皮泥放入罐中，评估员说："谢谢你。"重复刚才的要求，但艾萨克拒绝了 2 次，她帮艾萨克收拾橡皮泥，继续向艾萨克表示感谢，很快都收拾好了。然后艾萨克走开了。

　　观察到的技能　偶尔能完成伴随肢体动作的简单指令，帮助整理物品，能够跟随近距离的指示和模仿使用物品的动作。

第 20 ～ 25 分钟

　　他走到玩具柜前，去够一个装有珠子的袋子，评估员打开袋子，把 3 个不一样的珠子串起来，并摆动珠子。他想把珠子放进去，但是没做到，将珠子扔了。评估员将自己的珠子拿给艾萨克，艾萨克拿走珠子扔到地上。然后，艾萨克去拿一个游戏弹簧。评估员拿起弹簧，并说出它的名称，然后把弹簧交给他，他边拿边发出生气抱怨的声音，说："不，不，不。"艾萨克和评估员各自拿着弹簧的一端，艾萨克拿着一端走开了，评估员摆动着她的那端，艾萨克回头看她，也摆动起他那端，笑了。艾萨克释放了他那端的弹簧，评估员收起游戏弹簧，给他，问："想玩吗？"艾萨克靠近她，她又问："还想玩吗？"艾萨克指着弹簧作为回答。如同之前一样，她给艾萨克弹簧的一端，艾萨克走开，看着她，笑着摆动弹簧。

　　项目观察（ESDM 课程评估表阶段 1）　缺乏合适的语言表达要求，能用眼神交流和分享快乐，可以模仿新动作，用手势表达要求，喜欢双向的游戏。

第 25 ～ 30 分钟

　　评估员拿出一个喇叭吹起来，艾萨克看着她笑，兴奋地拍着手，充满期待地等待着。评估者反复吹，艾萨克继续笑，拿着喇叭给妈妈。妈妈也给艾萨克吹喇叭，艾萨克注视着，开心地笑，然后把喇叭递给阿姨。阿姨也重复吹喇叭的动作，再把喇叭口放进艾萨克嘴里。艾萨克吹了一下，但是没成功，他把喇叭还给阿姨，让阿姨吹，继续开心地笑。

第 30 ～ 35 分钟

　　艾萨克走开，经过一个皮球，开始拍打皮球。评估员也拍打皮球，向艾萨克示范如何将球投向墙面。艾萨克看着，但接到球后并没有模仿。评估员再次示范，艾萨克还是没有反应或模仿。评估员就抱起艾萨克放在皮球上，边让皮球弹跳，边数数："1，2，3，停。"她重复了 2 次，艾萨克笑着，但转过脸走开了。评估员跟着艾萨克，开始进行另一个游戏，类似于将艾萨克带进房间的跳跃游戏。她带着艾萨克跳跃，从 1 数到 5，艾萨克还是笑着，评估员停下来后，艾萨克转过脸走开了。他走到沙包前面，拿出图片册。他一页页翻着，看着照片。评估员指着小鸡说："看，小鸡，咯咯，咯咯，咯咯。"艾萨克看着图片也模仿说："咯咯，咯咯。"他翻了一页，两人看到牛的图片，并继续上面的声音模仿游戏。然后评估员指着妈妈对艾萨克说："把书拿给妈妈吧。"艾萨克没有执行她的要求。评估员重复了一次指令，艾萨克还是没有回应。

> 项目观察（ESDM 课程评估表阶段 1） 采用注视和交付物品的方式表达要求他人参与游戏的意愿，相对于评估者而言，他更喜欢与父母和祖父母玩游戏，能够直接用笑容分享快乐，能够模仿吹喇叭。他可以翻书、看图、指向近端的图片、模仿动物的声音。他跟评估者做游戏时比跟家长要安静得多。相较于最开始的 15 分钟，这部分的游戏更加缺乏组织，也更加不成熟。艾萨克没有完成指令，当提到妈妈时也没有向妈妈看。

第 35 ~ 45 分钟

艾萨克倾倒一个装有"感觉社交玩具"（气球、皮球、泡泡球和能发出声音的玩具）的玩具盒，评估员将碰碰球和一只篮筐拿给他，然后将碰碰球投进篮筐中，接着将球递给艾萨克，鼓励他投球。艾萨克也向篮筐中投了一个球，评估员夸奖了艾萨克，指着篮筐，又递给艾萨克一个球。艾萨克成功投进了篮筐，大家都在鼓掌。艾萨克环顾四周，看着大家鼓掌，很开心地笑。评估员将两个皮球推给艾萨克，他都没有回应。评估员开始吹泡泡，艾萨克一边笑着去够泡泡，一边说："不，不。"评估员开始一边玩泡泡枪，一边说："1，2，3，开始！"然后艾萨克模仿她："1，开始！"他开心地朝评估员笑，拍着手，看着泡泡，但是没有其他行为要求，然后走开了。评估员拿出一个气球，艾萨克再次走向她，避开地板上的东西，行走姿势平稳，笑着去拿评估员手里的气球。当评估员对气球吹气时，艾萨克拍起手来，当她慢慢放气时，艾萨克拿着另一个气球给妈妈。妈妈问："还要吗？"艾萨克说："不，不，不。"生气地等着妈妈吹气球。

> 项目观察（ESDM 课程评估表阶段 1） 能够模仿语言"1，开始"，但是对要求表达不清楚，一边用"给予"的手势，一边生气地说"不，不，不"。开心的时

候他会拍手。他在与评估者共同玩耍的游戏中缺乏持久稳定的参与。艾萨克具有良好的平衡能力，能够绕过障碍物，不会踩上去或被绊倒，能够对环境有所了解，坐和站的时候有良好的肌张力（腰背挺直，姿势很好，未出现脊柱前凸或圆肩，坐的时候没有八字脚）。

第 45 ～ 55 分钟

评估员把装有绘图材料的箱子放在小桌上，牵着艾萨克的手来到一把小椅子旁，让他坐下，艾萨克照做了。她拿出 2 支马克笔，艾萨克挑了一支，评估员拿起剩下的那支笔，他们各自在纸上画画。评估员一边画圆形涂鸦，一边说："圆形，圆形，圆形。"艾萨克模仿她。然后她画直线，说："直线，直线，直线。"艾萨克也照做了。她来回快速画，艾萨克用双手模仿着。艾萨克从椅子上起来，张开嘴想要新的马克笔。妈妈说："不可以。"艾萨克不管，然后妈妈拿出他嘴里的笔盖，他很生气，大声喊叫表示抗议，他又去马克笔和彩笔那儿，两只手各拿了一支马克笔，用全掌抓握和腕部旋转画圈圈。评估员开始边画边哼歌"Eensy Weensy Spider（小蜘蛛爬水管）"。艾萨克开心地抬头看着评估员，倾听着，然后继续涂色。评估员停下来，不再哼歌时，艾萨克抬头看她，等她唱。评估员继续唱，鼓励艾萨克将手交叉模仿"蜘蛛"。艾萨克说："不，不，不。"离开了桌子。他说着含糊不清的话，走到玩具柜前站了一小会儿，一边细语一边小幅摆动手和身体，手像鼓手那样有节律地上下摆动，膝盖一曲一伸，像是模仿小段舞蹈。治疗师模仿他的动作跟他一起跳，艾萨克看看治疗师，继续跳，仿佛两人一起舞蹈。

然后治疗师拿出两个组合式击打棒，将旋钮转到最后，拿出箱子里的鼓，交给艾萨克一根击打棒。艾萨克模仿着治疗师击鼓。她在边上击鼓，艾萨克就模仿她，她将两根击打棒一起敲打，艾萨克也学她。然后她开始说："砰，砰，砰。"艾萨克也学着说。她示范鼓掌，艾萨克并没有模仿，却用两支击打棒，一边敲打箱子，一边看看治疗师，治疗师跟着他一起敲打，他笑了。艾萨克的注意力从击鼓转移到分享快乐上。治疗师向艾萨克示范如何组装鼓槌，然后交给他鼓槌的两部分组件，他将它们组合成了鼓槌。她接着又将鼓槌拆成两个部分，并递给艾萨克，他再次成功地将鼓槌组装起来。

项目观察（ESDM 课程表评估阶段 1）　艾萨克能够模仿摆弄物品的各种动作，模仿一系列的组装活动，模仿熟悉的肢体运动，模仿应用新的词语讲话，模仿画直线、乱涂鸦和画圈圈。他能够模仿动作，改变动作的节律。他易怒，对别人的制止不理不睬，能够意识到自己被模仿，且很喜欢被模仿。他喜欢模仿游戏，会把注意力从游戏本身转移到与游戏同伴分享快乐上。他喜欢听歌，但不喜欢哼歌。他能够伸出手在两个物品中挑选其一。

第 50 ~ 60 分钟

艾萨克拿起一个 12 张的拼图框，评估员把拼图给他，让他坐下，他说："不，不，不。"评估员坚持让他坐下，给他一张拼图。艾萨克拼接正确，评估员再给他一张，艾萨克无法正确拼接，评估员给他指示。评估员给了他第三张，他放下后站了起来，评估员赶紧说："把拼图拼完吧。"艾萨克模仿着说："把拼图拼完吧。"却向大门走去。评估员给他一个装有小钉板和 6 根 1cm×6cm 游戏小桩的袋子，他饶有兴趣地拿走了。"坐下来。"妈妈对艾萨克说。他快速坐到地板上，打开袋子，把所有的小桩拿出来聚拢在板上。艾萨克没有将小木桩固定到板上，而是把它们堆叠起来，尽量保持平衡，但他还没有完成就把它们丢掉了。他注意到一个形状模型分类器，他尝试将形状模型归类，但是除了能分好圆形和方形外，其他都需要帮助。这两个游戏他都没有完成，现在他咿咿呀呀地走开了。

> 项目观察（ESDM 课程评估表阶段 1） 艾萨克无法完成整个游戏，一般拼好 2 ~ 3 块拼图后，就去做其他事情了。他能够做简单的图形匹配，变换拼图模式，他对新的事物充满了好奇和兴趣。

第 65 ~ 75 分钟

最后，评估以和家庭成员的简单座谈收尾。家长非常担心艾萨克的语言缺陷和行为障碍，他有咬人、睡眠障碍和易怒等问题。他喜欢咬周围的人，所以对年龄更小的孩子来说很危险。白天照料他的阿姨举出手臂，露出很多咬痕。当艾萨克生气的时候，他会尖叫，自己摔倒地上，撞击头部，他每天都咬人，没有一小时不发怒。他有睡眠障碍，在床上呆不住，每晚都醒来好多次。艾萨克食欲不错，能够较好地使用勺子、餐叉和广口杯，他吃的食品多种多样，也吃家里的饭菜，他不能乖乖呆在椅子上，而是爬上爬下，吃几口，走开会儿，再回来吃几口。他不会拿着食物离开餐桌，在家里走来走去，除了水杯以外，不允许他将任何东西拿离餐桌。他会用吸管，可以接受新的食物，不需要用勺子喂他，对奶瓶也没有依赖。他会配合成人一起把衣服脱下来，把衬衫穿上。他不喜欢身体湿漉漉，所以换尿布没有问题。他喜欢玩水，喜欢洗手、洗澡。他会用毛巾擦手、擦身体，把牙刷放到嘴里，但不让人帮他刷牙。他头发剪得很短，所以洗梳头发也没什么问题。在家中，他不会顺从任何指示，也不会做任何家务，比如把衣服放到篮子里，杯子放到柜子里等。他也从不洗玩具。因为他的易怒性，成人基本不会对他提出什么要求。考虑到艾萨克的强项，大家认为他是一个聪明孩子，能理解如何成功使用物体，如何行其所好。艾萨克能在操场高大的器材上爬上爬下，能跑跑跳跳，和年龄比他大的孩子嬉戏打闹，所以大家觉得艾萨克很健壮，也很勇敢。大家认为艾萨克能够身体协调地骑儿童三轮车、扔球、爬上、爬下、搭积木、涂色、使用勺子和叉子。艾萨克的父母都是年轻的西班牙裔，每天工作很长时间，他们的母语是英语，但是夹杂了西班牙语。艾萨克白天由阿姨和姨夫看护，他们在与艾萨克及其他人交流时，首选使用西班牙语。

艾萨克现在迫切想要离开，他起身走向门口。是结束的时候了，评估员对艾萨克说："嗯，可以走了。"她向艾萨克俯身，一边招手一边说："再见。"艾萨克模仿她的动作。她带着艾萨克离开房间，妈妈和阿姨拿着东西跟在后面离开。艾萨克家人都觉得这次艾萨克表现很好，对他所说的话、他的良好协调能力和较少出现行为问题感到高兴。

艾萨克的 ESDM 评估概要

艾萨克的粗大和精细运动功能很好，他对物品及如何应用倍感兴趣，这对治疗很有帮助。他对动手操作也充满积极性，而且喜欢和镜像伙伴一起玩社交游戏。艾萨克可以专注相当长一段时间，能玩一些互动游戏。他能很快模仿动作，有时会模仿语言。他说的话包含有许多辅音，像成人一样的说话语调和音素结构（phonemic structure）。他会模仿一些词，至少会说出一个词。他能够玩一些包含一系列动作的游戏和常规游戏。他对事物的好奇和热心对治疗很有帮助。除了粗大运动（因为他没有完成踢球），他的其他技能处于第一阶段水平，他已经为达到第二阶段水平做好了准备。

理解性沟通

他的前 6 个项目，包括看向声源并模仿，能达到 P 和 P/F 水平，他能够对指令做出反应，听从手势"坐下来"。

表达性沟通

他在音素和自主发声上表现出表达性沟通的优势，但是他不会用常见手势表达意图，也不理解别人沟通的肢体动作。

社交技能

在社交技能方面，他能在同步游戏中观察伙伴，模仿伙伴的动作，还能进行一些互动交流。他会让人抚摸，但他偶尔才会分享笑容和用眼神交流。他会模仿一些新的动作，包括操作物品的动作、语言模仿和发音模仿，但是只有在操作物品动作的模仿方面比较持久。他的快速模仿能力使他拥有了现在的技能。虽然他可以完成系列的游戏（小火车、绘画游戏等），却没有展现配对技能，我们希望他能够快速发展这方面的技能。他已通过了最初的几个游戏项目，包括1、2、4、5和7。他结构类游戏玩得不错，但是不能维持，也缺乏完成任务的目的性。这是他治疗计划的初级目标。因此，使用更多的材料和步骤建立游戏顺序，包括整理的顺序，将成为游戏活动的重中之重。

精细运动技能

他的精细运动技能掌握得不错，而且没有得分的活动大部分是因为他"没有机会"参与，比如套圈、乐高积木和万花筒。我们没有观察到他用指尖拾取物体，应采用麦圈点心等零食对他的运动技能进行观察。

粗大运动技能

他唯一没有通过的粗大运动项目是踢球，在家人叙述中，他已经通过了其他的运动项目。

饮食、穿衣、梳洗和家务

虽然他应学习在吃饭期间不要离开餐桌，但是他的自理能力还不错。他的睡眠时间需要调整，但是他易怒、自虐、有攻击性，家人很难调教他。为了解决他的发育行为问题，关键是完成对他行为问题的功能评估和制定有效的支持计划。

制定学习目标

孩子的治疗团队和父母共同制定孩子未来12周的学习计划。学习计划根据父母期望、ESDM课程评估表信息，以及为孩子和家庭提供支持的专业人士提供的信息制定。我们非常希望孩子在未来3个月能够熟练掌握这些目标，但是在2～3个月的过程中完成这些目标有一定难度，所以需要提高教学的强度。

平衡各领域目标

ESDM 会使各个领域的目标相互平衡，不会着重强调某一方面而牺牲其他方面。这样做有两方面的原因。其一，我们希望能够中和孩子自然发展中的弱势。如果根据孩子最弱势的方面制定计划，这样发展进程将会很慢且很难有成效，会打击治疗师、家长和孩子的积极性。其二，我们也不会只看到孩子最擅长的方面。尽管看到孩子在其擅长的领域很快获得进步是件非常让人欣慰的事情，但把重点放在强势方面容易忽略影响孤独症的核心领域，比如社交互动。不平衡的模式只会强化优势和弱势，加重孤独症的程度。在 ESDM 中，我们需要规划所有领域的目标，兼顾弱势和强势方面，使得孩子能够在有潜力和较弱的方面都获得均衡的发展。这样就能保证为孩子和治疗师安排具有高度激励性的活动。

目标数量

如果为每个领域设定 2 ~ 3 个目标，总共设定 20 多个目标，那么在 12 周的治疗中很容易实现这些目标。如果在某个领域中，您无法找到 2 ~ 3 个相对确信孩子可以在 12 周治疗过程中通过的 ESDM 项目，那么该如何处理呢？这种情况下，可以减少项目数量，或者将一个项目拆分成两个更简短的步骤。设定多个目标有助于治疗师在干预过程中时时想到治疗目标。请注意，如果某些基本技能影响两个不同领域的发展，那么可以为这两个领域设置相关的目标。比如：某一目标是在表达性语言发育方面，让孩子使用 10 个特定的动词，那么这个目标只有与孩子理解这 10 个动词的目标相结合才有意义。

选择技能内容

接下去的任务是为每个领域的 12 周治疗过程选择 2 ~ 3 个技能。以两种方式，根据来自课程评估表的信息创建目标。首先，定义每个领域的技能，指出孩子最初的几个 P/F（通过－失败）和 F（失败）项目。我们希望孩子能够在未来 12 周内掌握这些技能。其次，团队负责人要为孩子整个 3 个月的学习提供引导，并从家长和其他工作人员的日常教育中了解孩子有能力掌握的技能。有些 ASD 孩子学习速度很快，他们相对于其他同龄儿，在语言、认知、精细运动上更出色。对于这些孩子，不需要担心先前失败的目标技能，因为在以后同水平的技能中也有针对这些失败技能的训练。

比如：在对 24 个月的南森进行的初始评估中，他未通过第二阶段水平理解性沟通的项目 2 "完成 8～10 个单步口头指令，包括躯体行动和作用于物体的行动"。他只按时完成了 6 个：给我、过来、坐下、看名字、举手击掌和再见。但是，对于一个没有接受过孤独症治疗的 24 个月孩子来说，掌握这些理解性语言技能已经很不错，显然花费 12 周的日常教学时间，再学习 2 个指令绰绰有余。那么将课程评估表中该项目作为 12 周的学习目标显然不合适，最好把标准提高到第二阶段水平末的项目，这些技能包括：将物体放置于适宜的位置，指出有生命的东西，指向含有各种人和物的图片，针对物体完成几项不同的动作猜字游戏。这样，治疗师就能在 12 周末期教授孩子第二水平的所有理解性沟通技能。

其他一些孩子在有些方面学习速度明显落后，针对项目 2，约书亚与南森的表现差不多，然而他已经 38 个月，接受了 12 个月的高强度日常教学。沟通对他来说还是极其艰难。过去 12 个月中，他掌握了第一阶段水平的理解性沟通技能，能够完成 6 个指令。按照他的进步情况，他的治疗计划应跟南森完全不同。对他来说，宜将目标定在项目 2，在 12 周中掌握 10 个指令。他需要花 12 周学习剩下的 4 个指令。

这样，就能根据对孩子评估所了解的学习水平制定 12 周内基本能够掌握的技能。项目应既富有挑战性又能够完成，因为这样才能激励孩子、治疗团队和父母，治疗师也能充分发挥作用。

总而言之，为了确认需要培养哪些技能，需要了解特定发育领域孩子合格和失败的技能。识别孩子在该领域的课程评估表中一直以来通过率最高、表现最佳和最稳定的项目，制定的学习项目要着眼于达到该水平。您可以假设通过 12 周的日常教学，孩子都能熟练掌握所处水平要求的 P/F 技能，包括良好、一致性和日常教学。这些技能无疑应作为目标技能，然后可进一步关注最初几个 P/F 项目至最初几个 F 项目。你要根据对孩子的了解及收集的资料去评估他对陌生领域的探索程度。犹豫不决的时候，还是谨慎为妙！因为当孩子掌握了目标技能时，所有人，包括孩子在内都会更有信心；若孩子未能在 12 周内掌握大部分目标技能，大家都会受挫。孩子对技能的掌握程度可以大大激励孩子、干预者和家长，然而这需要选择合适的学习目标和教授方式，并保证日常实施才行。

目标的组成成分

每个阅读本书的专业人士很可能以前都编写过教学或治疗计划。然而，在ESDM中我们采用独特巧妙的目标达成方式，非常有助于支持成人教学和孩子学习过程。每个确定下来的目标技能都能用可测量的行为术语进行描述。每个ESDM目标都含有4个主要特征：①先前可以激发目标行为的前提性刺激或事件说明；②明确可观察和可测量的行为（要教授的技能）；③规定目标掌握的标准；④确定目标行为功能性和泛化表现的标准。具体指导原则如下。

前提性刺激的表述

行为和技能的发生是对某些事件的反应，而那个事件就是行为的前提性刺激或辨别性刺激（discriminative stimulus，Sd）。有些行为是针对别人行为做出的反应（比如：走向呼叫你的人，接住别的孩子递来的玩具），有些是对环境线索做出的反应（比如：很多学前机构通过灯、铃、歌曲加上语言提示上课、下课），有些是对内在线索做出的反应（比如：渴的时候去喝水，自由活动时间去找玩具玩，饿的时候想吃东西），最后，还有一些行为是一系列行为的组成部分，有前提行为提示（比如：洗完手后关上水龙头，离开浴室关灯，脱下大衣后挂起来）。

需要界定目标前提或刺激状况的原因有两个：首先，它有助于培养孤独症孩子对相同刺激做出应答的能力，该刺激对正常孩子也有相同的刺激作用。其次，它能够指导干预者选择合适的前提性刺激，提高教学的稳定性和孩子学习的速度。我们坚信恒定的前提有助于提高孩子学习效率，因而我们强调前提性刺激。

如何选择前提或辨别性刺激？需考虑几点：首先，把Sd设置在自然环境中，如家庭、学前班和日托中心，有助于激发正常同龄儿的行为。假如这种方式对某个孩子不合适，那么就要想想成人通常应怎么做才能指导这个年龄的孩子在自然环境下执行这个行为。他们会使用什么样的语言和手势？这就是辨别性刺激要达到的目标（注意：孩子不需要理解前提或辨别性刺激，因为这就是将要教学的内容）。

以下是所述前提的示例：当成人用眼神交流，挥手，说再见（孩子会模仿挥手等动作）；当一个孩子伸手想要玩另一个孩子手中的玩具（这个孩子会交出玩具）；当孩子走进厕所时，站在坐便器前30～45厘米的位置，他就会自动解开裤子（注意：最后一个前提是自发行为。自发行为也含有辨别性刺激，比如行为链中的环境、内在或先期行为）。

若目标行为属于自发的社会行为，前提就很难加以定义。什么是自发问候的前提呢？是否就是某天某时某刻第一次看着熟人的时候，熟人会看着你，并微笑。这里列举了自发问候的前提阶段：当詹森进入治疗室，治疗师用眼神和微笑迎接他时，那么他会说"嗨"或招手。这里再列举自发请求的前提阶段：詹森走进厨房，想要拿一个位于显眼位置但是够不到的水壶时，他会看着成人说"请给我水"。在这些情况下，都存在先于请求的环境刺激，并作为前提融入了目标中，对于自发性言语来说就是前提性或辨别性刺激。

注意：我们经常误把环境当成前提。但是环境只是行为发生的情境，比如："在教室""1 对 1 治疗中"和"工作周期"。这些都只是情境，不是前提。它们有助于定义行为发生的情境，但它们不是前提，无法激发目标行为。

要激发某种行为需要多种刺激。在这种情况下，目标需要明确地设定几种合适的情境（比如：萨拉会与她的伙伴进行眼神交流并说"帮帮我"，这时在以下 3 种情况下为她提供帮助：当她打不开容器时；当她扣不上衣服扣子时；当她完不成拼图时）。

目标行为的表述

孩子学有所成的唯一证明就是可观察到的外在行为表现。我们不知道孩子对颜色的掌握程度，但是我们可以观察孩子如何对颜色进行配对和分类，是否能说出颜色的名称，是否能根据名称选择颜色。我们常常用抽象的术语思考孩子的发展情况，但是通常很难将发展的概念，比如"掌握某方面的知识"或"拥有概念"或"从事"等解释成易于观察的行为。

每个目标都应说明孩子特定的行为。孩子会给予、指向、说话、踢腿、配对、分类、骑车、呼唤名字和跳跃。他们通过给予、展示、观看、指向和跟随动作表现出共同注意的行为。他们还会用可观察到的行为做出反应，比如：转动头部和身体、眼神交流、说话和肢体动作。将你所记录的孩子实现目标的行为形象化。孩子实际做了什么？哪些肌肉在活动？触发了什么行为？这些都是你想要达到的目标行为。

单个目标可能包含了几种行为，原因有两个。首先，通常这些行为是一系列的动作，比如：清理工作包含了摆放分类物品，将物品放入箱子内，再把箱子放在架子上或柜子里。更高水平的共同注意技能包括指向、跟随指向或展示，同时结合眼神交流和由物到人的注视转换，常伴有语言。穿衣和上厕所包含了很多相关的动作，这种一系列的动作会同时进行教授，因而通常将一个项目定义成许多动作的集合。

例如，下面的这个目标包含了两个共同注意行为：注视转移和跟随指向。当成人指着约 3 米外的架子或地上的东西说："约翰尼，看！"约翰尼会跟着看向那个架子或东西，然后跟成人进行首次目光交流，接着 20 分钟内针对 2 ～ 3 名成人有 3 次连贯的目光交流。该目标行为中，约翰尼需要按照顺序执行 3 个动作：眼睛和头部跟从指示的方向，看到东西，然后回头进行眼神交流。成人的很多动作，如转向、指向和说话，都能激发这样的反应。20 分钟内的 3 个独立时间段内，孩子必须做出这些完整的动作，才能通过这项目标。

其次，一个目标包含了多种行为，并涉及了同类的行为，比如：叫出名字、指向或模仿，诸如此类。动词的应用就是很好的例子：要对同伴的示范做出反应，或者自主叙述自己的活动，莎伦将在 1 小时的游戏时间中用 10 个合适的不同动词描述自己、他人或物体的动作。

该目标无需罗列使用的特定动词就可以衡量。孩子只要列出任意 10 个动词就可通过目标测试。但是，如果孩子选择应用哪个动词非常重要，如许多动词对这个孩子来说难以掌握，或者对于沟通而言至为关键，那么就要在目标中罗列出来。比如：要求莎伦在连续 3 天的时间，每天以模仿或自发的形式，用两个字说出"给我，帮我，上去，下来，完成"这 5 个动词。

判断掌握程度的标准

每个目标都需定义成功学习和目标掌握程度的标准。这样做有两个目的：首先，教学过程可专注于明确的业绩水平。其次，可判断孩子是否成功掌握了教学内容，并对孩子是否学会了正在努力教授的内容进行反馈。

要根据治疗团队了解的孩子发育水平确定适宜难易程度的掌握标准。如前所述，我们不仅制定表示某个技能掌握程度的标准，也期望孩子能够在 12 周内顺利通过标准的要求。设置标准包括对孩子学习速度、教授数量及合理期望的良好判断。如前所述，若对孩子在 12 周内成功掌握所学技能的把握不大，那么就应把标准制定得保守一点。因为失败会严重打击每个人，包括孩子、家长、教学人员和整个团队，所以标准宁可简单，不要太难。力求能够让孩子达到掌握的水平，从而鼓舞每个人。

成功的标准可以是所掌握技能的数量（比如：说出 8 种颜色的名称），也可以是明确的反应潜伏期（比如：孩子要在 1 秒内对朋友的招呼进行应答，做出转身、目光看过去和说"你好"的连续反应）。标准中要设定独立完成一系列技能所需的特定独立性程度（比如：孩子在未提示下独立完成 70% 的洗手步骤），这包含一个暂时的时间段（比如：在没有成人提示的情况下，孩子独立正确地玩 10 分钟玩具）。目标行为的本质表明了合适的测量标准。

注意百分比的表述！

将百分比作为掌握标准过度地使用，这是普遍存在的问题。很多行为的掌握程度无法用百分比来界定。百分比适用于需要花费一定时间、包含一定数量动作行为的目标，比如：在 1 小时与成人互动的游戏中完成 10 个动作猜字。例如，某个活动目标可以表示为：15 分钟内，进行包含小车、玩具人和小道具的表演游戏，马克斯要在 5 段连续的游戏时间、80% 的游戏过程中，用 10 个不同的动作猜字对伙伴的问题和意见做出反应，或者描述自己的游戏过程。

如上，马克斯要在 5 天中，有 4 天能连续完成 10 个不同的动作猜字。但是，像眼神交流、协调注视和语言交流等，很多重要的技能都无法用百分比来界定标准。眼神交流不可能持续，所以要求马克斯在 1 小时语言治疗时间内占用 80% 的时间进行眼神交流，这个标准显然不合理。让孩子在整个交流过程中都有眼神交流很难做到。眼神交流通常发生在交往的特定时间，如主动发起新的沟通时。因此，以下掌握标准更好地说明了一般交往中如何进行眼神交流：为了完成 5 个要求中的至少 3 个要求，马克斯将应用眼神结合语言或动作来应答。

一系列的自发或独立行为也不适用百分比。如果目标行为包括在游戏后进行收拾整理，那么需要将标准定为 85%（比如：约翰尼要在自由活动后占用 85% 的时间进行整理），即要求孩子在 85% 的测量时间内完成所有整理工作。但对于幼龄儿来说，无法要求他们独立整理。对于正在学习如何整理的孩子来说，在教授和衡量进步情况的过程中指明我们对孩子的期望更加有效。例如：游戏活动结束后，成人对约翰尼说："让我们一起整理吧。"约翰尼会在历时 1 小时干预过程中的 4 或 5 个游戏中，跨越 4 个连续的阶段，自发或模仿成人，共同捡起 4 个或更多的玩具，放进收纳盒。

衡量孩子当前总体技能的另一个方法是孩子对前提性刺激做出的第一反应。通常认为第一反应是衡量行为稳定性的良好指示器。若在某项活动中，给予一个前提性刺激，孩子首次表现出某个反应技能，那么在接下来的几天或一系列活动中，孩子几乎都能稳定表现出这个技能。因而，可以用第一反应作为掌握的标准。比如：当有人进来对贝奇说"你好"时，贝奇会第一时间在 1 秒内看向那个人，用眼神交流并回应"你好"，连续 5 天都是如此。

除了数量、准确度、流畅程度和潜伏期外，标准中还应定义期望孩子表现的独立程度。很多技能对于幼龄儿来说无法完全独立完成。通常发育中的学龄前儿童能够得到提示和帮助，在很多情况下能够重复应用这些线索。所以，很多目标活动都需要说明成人帮助的程度，比如：在 10 分钟的玩具玩耍过程中提供不超过 2 次的重复指导；完成洗手的全部步骤，动作或语言提示不超过 2 次；针对首个要求做出反应（即成人不能重复要求或给予指导）；在阅读时指出书中 10 个及以上熟悉且不同物体的照片；在 3 天中 80% 的相应场合下，都能在幼儿园向熟人打招呼，有眼神交流并说"你好"，而无需任何提示（注意：根据同龄儿童典型行为来帮助确定支持水平，可以确保教学过程与儿童年龄相符。当出现问题时，可以参考与 ASD 儿童同龄的正常儿童的典型发育水平）。

掌握标准的设置离不开技能泛化表现的说明，这是儿童学习目标的第四个，也是最后一个组成成分。

泛化的规范标准

我们希望孩子掌握的新技能能够成为整个反应过程中的稳定部分，而非仅出现于状态良好，或者面对喜欢的人或针对某种情境的情况下。泛化指行为不仅仅在一种自然环境下发生，而是在存在多种客体或多种情境的情况下，和（或）在与多人的交往中发生。可衡量的泛化标准有助于我们知道孩子在前提性刺激下的真实反应速度。有些日常很少发生的行为，如回应别人的问候，我们就要在连续 3 ~ 4 天的时间内，在每次出现这种情境时，几乎都能看到孩子的回应，这样才能确定他已掌握了这项技能。对于经常发生的较复杂的行为，如洗手，在 1 天或连续 2 天中看到孩子有典型的行为表现就可以了。以下给出一个泛化标准的实例：连续 2 天内，每次需要洗手时，在无帮助和提示的情况下能够完成 90% 的洗手步骤。

最后，行为在不同情境下、应用不同的素材，并在与不同人交往的过程中都能出现时才是泛化。除非有些技能行为只能在特定的情境下、应用特定的素材、与特定的人交往时才能出现，否则在为目标行为设定标准时，都应包含至少 2 种情境、采用至少 2 种素材、交往至少 2 名个体。

提出这样的要求有利有弊。优点是干预者和孩子要在多种情境中和多人协作才能通过标准要求，这样的技能将更加稳定、持久。另一个优点是，实现这个目标要求在各种情境下都应用该技能，将教学过程延伸至与不同人的交往过程中，并贯穿孩子的各种生活环境。缺点是衡量的难度较大。你需要获得其他情境中的数据和可靠资料，需要投入更多的教学过程，费时更长。然而利大于弊，这样做可以避免孩子在走出诊疗室之后，无法发挥所掌握的总体稳定的技能水平。

制定有效的目标

由于教授技能需要花费儿童和成人相当长的时间，我们希望确保物有所值，让孩子学到适应各种环境的能力。前期刺激应以行为的有效性和适应性为目标。

这里以表达性词汇发展为例。通常，孩子不会一边在房间里说着物体的名字，一边走来走去。我们用语言表达我们的需求，给予别人想要的东西，发出抗议，进行互动，与人分享我们的爱好、经历、感受和想法，表达我们的需求，寻求别人的帮助。孩子需要掌握这些技能。以此制定目标技能，能够确保教学过程卓有成效。要求孩子在治疗室里指出 25 张抽认卡（教学用）上图片的名称，定这样的目标对于早期语言学习并不起什么作用。更有效的方法是让孩子在读故事书时指出书中几张图片的名字，或者在吃饭时指出喜欢的各种食物名称，或者在主题游戏时提出他们最喜欢的主题，或者在自由活动时间内向别的孩子索要喜欢的玩具。这样，孩子所学的知识才能在现实生活中更好地发挥作用。也可以选择在家里、学前班和社区，与家人、朋友和老师一起，将教学过程融入现实生活中。

如何明确技能的效果？如果正常同龄儿拥有这项技能，那么他们是否具有典型或期望的表现？你希望这个行为在何处，同谁一起，用什么素材，给予什么刺激的情况下出现？若 ASD 儿童的表现与同龄儿在相同情境中的表现相似，那就说明我们的方法有效。

只要多加实践，目标设置就会更加快捷。完成 ESDM 课程表后要尽快制定出目标计划，这样目标技能在你脑海中就会更清晰，也更易完成。检查每个目标技能的 4 个因素：前提、行为、掌握标准和泛化。表 4-1 概括了本章涵盖的目标设定指导原则，很多文献都为教学者提供了有关教学目标计划的详细信息，如 Cipani 和 Spooner（1994）的文章。

艾萨克的12周学习目标

在本章的开头部分，我们已经描述了针对 26 个月的艾萨克进行的评估及 ESDM 评估分析。接下来，我们即将为艾萨克制定 12 周的学习目标。所有的目标均

表 4-1　制定学习目标的指导原则

选择学习技能

- 包含现有 P/F 项目
- 关注正在完成的领域水平，包含那些已经熟练掌握并稳定通过的项目
- 查看 P/F 之外的最初几个 F 项目，估计孩子的学习速度
- 如果心存疑虑，请务必保持谨慎

选择前提

- 使用该行为的自然线索（另一个行为、环境线索、内在线索或可预期的行为）
- 如果合适，可以有针对性地为该行为指定多个前提
- 谨防将环境事件当成前提

明确行为（需要学习的目标技能）

- 必须明确、可观察、可测量
- 可以超过一个行为

明确掌握的标准

- 数量
- 准确性
- 流畅程度
- 表现潜伏期
- 第一次反应
- 独立水平
- 持续时间

明确泛化标准

- 在各种情境中使用
- 结合不同的物品或素材
- 在与不同人的交往过程中使用

超出第一阶段水平（level 1），并且涵盖了 7 项领域中的 6 项，包括：表达性沟通、理解性沟通、社会交往、模仿、认知技能和游戏技能。考虑到这些是完全由家庭成员进行的主要干预过程，且艾萨克并无运动迟缓的症状，因而我们并未设定运动目标。然而，除了下文列举的目标之外，我们还制定了另外的行为计划，目的是缓解他的坏脾气，纠正他的咬人习惯。第一阶段水平中各个领域的词首缩写及课程评估表的序号均以括弧的形式注释在每个目标的后面。对于前 3 个目标，我们都列好了 4 个基本元素。

表达性沟通（EC）

（1）[前提]在诊所或家中，对艾萨克进行发声游戏或发音教学期间。[行为]他将会自主发出 2 ~ 3 个不同的元、辅音，并且可以重复 5 次以上。[掌握标准]每次维持 10 分钟。[泛化]连续 3 次以上。（EC：12）

（2）[前提]当让艾萨克从事他喜欢的活动或得到期望的物品时。[行为]他将通过直接的手势、语言或眼神交流向伙伴提出要求。[掌握标准]90% 的时机。[泛化]连续 3 次，每次持续 10 分钟，在至少两种不同环境下，与至少 3 人进行交流。（EC：1，2，3，10）

（3）[前提]在诊所或家庭交流中，家长向艾萨克提供不同的物品，包括艾萨克想要、不想要及需要他人帮助才能使用的物品。[行为]他将通过手势结合眼神来表述自己的抗议、否定、要求及寻求帮助，如推开东西表示抗议、否定，直接伸手表示想要获得自己喜欢的东西，把东西拿给他人表示寻求帮助。[掌握标准]连续 3 天以上，在 45 分钟的玩耍期间，能有 3 次以上的交流。[泛化]在 2 个以上的背景环境下和至少 2 人进行交流。（EC：5，7，8，9）

理解性沟通（RC）

（4）当成人在房间的一侧、艾萨克的视线之外呼叫他的名字时，艾萨克会朝着成人的方向看，并且有眼神交流。如果他在诊所或家中，能在连续 3 次以上不同时段内，在 20 分钟内做出 3 次回应，则说明他达到了掌握标准。（RC：3，7）

（5）当成人指向 1 米开外的某个地点、图画或物体时，艾萨克会循着手指的方向，采用相应的行为做出适当的反馈。如果他在诊所或家中，能在连续 3 次以上的不同时段内，在 10 分钟内做出 3 次以上的回应，则说明他达到了掌握标准。（RC：5，8，9）

（6）不管成人是否使用手势，当成人提出口头要求时，艾萨克能完成 5 种不同的指令，包括坐下、起立、打扫、拿（东西）和给（东西）。如果在诊所中，他能在 2 次不同时段内，在 1 小时的课程内，90% 的时机做出应答；或者在家中 2 个不同的游戏期间，90% 的时机回应父母和祖父母，则说明他达到了掌握标准。（RC：13，14，15）

社交互动（SI）

（7）在诊所或家中歌唱、读书或者从事感觉社交常规活动时，如果成人按例行程序前进或停止，艾萨克会通过眼神及手势交流来表达自己想继续进行的意愿。如果他能向 3 个不同的人表达自己想继续进行 5 项不同日常活动的意愿，如唱歌和玩游戏等，则说明他达到了掌握标准。（SI：2，3，4，5，6；RC：10，11；EC：1，9）

（8）在复杂的环境下，当成人向艾萨克近距离挥手打招呼或再见时，他也会挥手表示回应。如果他能在 2 个不同的情境下，连续 2 天以上，90% 的时机对 2 个不同的人做出应答，则说明他达到了掌握标准。（SI：8，9；IM：2）

模仿（IM）

（9）在诊所或家中玩耍时，当成人做出不同的动作时，艾萨克会不由自主地模仿。如果他能在 3 个连续的时段，80% 的时机模仿或能够模仿 10 个及以上的动作，而无论是否熟悉这些动作，则说明他达到了掌握标准。（IM：1，2；SI：7）

（10）在诊所、语言障碍矫正治疗室或家中，当歌唱、玩手指游戏、从事感觉社交常规活动时，艾萨克会不由自主地模仿 5 个以上不涉及物品的身体动作。如果他能在连续 3 个时段内，在示范后 1 秒钟内进行模仿（要求接近，而不是一模一样），则说明他达到了掌握标准。（IM：2，3；SI：7）

（11）在诊所、言语治疗室或家中，当艾萨克练习辅音-元音-辅音-元音（CVCV），并且有成人模仿他的发音时，艾萨克会重复 CVCV 的发音。如果他能在 3 次历时 10 分钟的时段内，80% 的时机进行回应，则说明他达到了掌握标准。（IM：4；水平 2 IM：1）

认知技能（CG）

（12）在诊所、日常护理中心或家中，当打扫房间、搭积木或从事其他恰当的活动时，艾萨克会按照成人的做法，将东西进行分类。如果他能在连续 3 次以上的场合，将 8 种不同材料进行分类，并且准确度达到 90%，则说明他达到了掌握标准。（CG：1；IM：1；RC：10，14；PL：8）

游戏技能（PL）

（13）当进行球类或沙包类（译者注：里面装有豆子的小袋子，小孩子用作玩具）游戏时，艾萨克会通过抛投或来回旋转物品来回应伙伴的语言、手势要求和意愿。如果他能在 2 个以上的情境下，在连续 3 次以上的时段内，向至少 2 个人做出 3 ~ 5 次回应，则说明他达到了掌握标准。（PL：1；IM：1；SI：3，5，7；RC：10，14；GM：7，8）

（14）在诊所或家中，在建立良好作息时间的情况下（比如：吃饭时间、洗浴时间、洗漱时间或睡眠时间），采用 5 种以上真实物品做游戏，艾萨克会模仿并且自主地做出动作。如果他能在连续 3 次不同时段内，做出 5 个以上的恰当动作，则说明他达到了掌握标准。（PL：1，4，7；IM：1）

（15）在诊所、日常护理中心或家中，当玩耍建筑或者艺术类玩具时，艾萨克能在 5 分钟内完成 5 个以上相反的动作，包括转弯、重新搭建，以及在分享活动中模仿或被模仿。如果他能在连续 3 次不同时段内，做出 2 次回应，则说明他达到了掌握标准。（PL：1，4；IM：1，12；SI：3，5，7，11）

艾萨克和家人共同参与了我们每周一次的"父母－孩子"课程，并坚持了 12 周，随后艾萨克开始参加公共学前班课程。艾萨克在"父母－孩子"课程中表现优秀，能够连贯地进行单字表达，有时甚至可以讲 2 个字的短语。同样，在行为方面获得良好进展，并在社交、玩耍、模仿方面获得了长足的进步。如今，艾萨克已有 4 岁，能够连续说出词汇丰富的话语，在与同伴交往时能够表现出良好的社交技能，并且未出现明显的行为问题。他关心他的小弟弟，能够与他融洽相处、玩耍。他在学前小班表现优异，并未表现出孤独症儿童的行为症状。

小　结

完善的目标定义了教学的内容，也可以指导人们评估教学的效果。因此制定完善的教学目标不仅需要时间，而且还要恰当地利用时间。当孩子的目标表明孩子要学习什么及学习应该发生在什么状态下，那么培训者将会快速而周密地展开教学过程。ESDM 课程评估表提供了一系列综合性的教学目标，而这些目标也是 ESDM 课程教育中的基石。

同样，我们和那些与孤独症孩子相处的每个人分享目标也极为重要。孩子练习的次数越多，他们学习的速度也就越快。在理想的条件下，干预小组及所有与孩子接触的人都可以从目标中获益。家长可以在日常生活中，将这些目标融入孩子的日常交流训练中。不仅如此，其他的干预者同样可以将相关的目标融入彼此的交流过程中，包括学前老师、言语治疗师、职业治疗师、音乐治疗师、周末辅导老师（译者注：英文为 sunday school teacher，sunday school 是基督教会为了向儿童灌输宗教思想，在星期日开办的儿童班，又称主日学校）和日常护理者。ESDM 课程干预者与他人分享治疗经验的次数越多，帮助他人将教学融入干预过程的次数越多，则孤独症孩子进步的速度也就越快。

第五章
分解教学目标，跟踪教学进度

∨

上一章我们描述了 ESDM 用于构建孩子的短期学习目标的方法。完成这些学习目标而设定的课程学习时间为 12 周。本章将介绍如何把学习目标细分为一些适合教学的学习步骤。细分过程需要对每个步骤进行任务分析，分析始于孩子当前的基线水平，止于孩子完全掌握且已经泛化的目标。这些经过任务分析的步骤将用于指导日常教学，收集目标行为在某一阶段的日常数据。各个阶段的数据有助于我们了解每个孩子的学习进度。

为每个目标制定学习步骤

制定每个目标的学习步骤时，需要将各个领域发育序列知识和任务分析流程结合起来。大多数阅读本著作的干预专家已对某项技能的任务分析非常熟悉。为了分析运动技能（如穿衬衫或串珠子），需要将它分解成一个个动作，每一个动作按照顺序（行为链）教授。逐渐消退不同动作之间的提示，以便序列里的每个动作作为下一个动作的前提。一旦掌握，则需要独立生成一个动作序列，衔接前提并止于整个行为链的终点。如果你想回顾任务分析的过程，可进一步阅读为特殊教育者或行为分析学家撰写的文章（Cipani & Spooner, 1994；Cooper, Heron & Heward, 2006）。

通过观察对象如何执行学习步骤及描述其每一个动作，可完成基本任务分析。但是，ESDM 学习目标的任务分析是一个更为广泛的过程。当你对学习目标进行任务分析时，需要根据先前教授孩子的经验和发育方面的知识来设想或预测这一技能在教学期间的进展情况，这就是发展性任务分析法（developmental task analysis, DTA），它融合了各种典型能力的发育和学习理论。针对某一个目标实施发展性任务分析，设计儿童学习的步骤，这些步骤可能涉及独立性的逐步提高和日益逼真的模仿行为，可能包含许多技能范例的表现，或者人、环境和其他事物之间的泛化。让我们以"主动共同注意以分享情感"这一技能为例。28 个月的约书亚目前偶尔使用目光接触来表达想要某物的请求，与人交流及分享兴趣。他需要达到下列表达性沟通目标，这些目标已通过任务分析分解为如下学习步骤。

表达性沟通目标 在参与使用物体（如泡泡，能够发出声音的玩具）的社交游戏中，约书亚将与他的伙伴共同关注目标物，并通过目光交流，在 10 分钟内通过改变微笑和凝视次数的方式来做出反应。重复 3 次，要求有 2 名及以上的伙伴，2 件及以上的物品（请注意：他的伙伴并未提供明确的社交前提，因为我们需要自发、独立的社交行为）。

学习步骤：

（1）用偶尔的目光交流进行沟通。

（2）用重复且连续的目光交流进行沟通。

（3）以偶尔微笑结合目光交流的方式进行沟通。

（4）以持续微笑结合目光交流的方式进行沟通。

（5）在活动期间，对着伙伴和物体凝视或微笑，凝视与微笑轮流进行，重复 3 次以上。

（6）在活动期间，对着 2 名及以上的伙伴和 2 ～ 3 个物体凝视或微笑，凝视与微笑轮流进行，重复 3 次以上。

第一步描述了约书亚目前掌握的基本技能，这是他在 ESDM 课程评估表中已通过的技能。最后一步代表完全实现目标。制定各学习步骤意味着描述该技能从基线水平至完全掌握阶段的分段进展情况。尽管没有确定步骤数目，但我们通常制定 4 ～ 6 个步骤，最好设置较为明细的步骤，以便每周记录进度，前提是假设能够持续地教授该技能。

始于终点

在 ESDM 萨克拉门托（Sacrameto）分部，对某一目标进行任务分析最常用的方法是"从终点到中间"。从孩子目前的基线表现开始。第一步描述了孩子当前对外来刺激所做出的反应。如果孩子对刺激鲜有反应行为，则在这一步骤注明此行为不常见或很少发生。如果孩子只对完全刺激有反应，那么基线水平的步骤应注明完全刺激。第一步必须是孩子目前在刺激下表现出的与目标行为有关的行为。约书亚目前与目标相关的行为技能是"用偶尔的目光交流进行沟通"，这也是任务分析中的第一步骤。

接下来，我们要制定最后的步骤，经过这一步骤，孩子将完全掌握目标技能，他的行为符合目标技能的若干标准。最后一步通常涉及对目标的泛化，包含多种材料、多个环境和多名人员。约书亚案例的第六步描述了目标的泛化标准。最后步骤通常描述了掌握该项技能所要达到的指标，每个指标都进行了定量，如约书亚的案例。倒数第二步骤也许需要明确行为的持久性（比如：在 3 个连续的时段中，85% 的时机）、行为的频率（比如：15 分钟内 2 ~ 3 次），或者对前提反应的一致性增加（比如：1/3、2/3、3/3 的机会）。总之，它反映了掌握某一目标的定量标准。

中间学习步骤

中间步骤的本质取决于所涉及的技能。大多数为孩子设定的目标属于以下四类之一：①发育序列；②行为链和行为束；③增加行为发生的频率和内容；④将已发生行为与新的前提联结起来。我们将依次逐类进行讨论。

发育序列

孩子学习的有些方面往往遵循一个序列，该序列包含发育中孩子所具有的典型特征。年幼孤独症孩子常常符合其中的许多相同序列，甚至对他们来说比较有难度的语言和象征性游戏亦是如此（Tager-Flusberg, Calkins, Nolin, et al, 1990；Lifter, Sulzer-Azaroff, Anderson, et al, 1993；McCleery, Tully & Slevc, 2006）。对于典型发育过程中的发育步骤，跨学科团队成员往往在其中起着关键的作用。言语 - 语言病理学家是典型语言发育步骤的专家。小儿科职业治疗师对动作控制的发育非常了解。早期儿童特殊教育者和许多发育心理学家一样，熟悉多个发育领域。因此，我们可以向团队中的各学科专业人员征求意见。

发育序列的第二个来源是 ESDM 课程评估表，它制定了多层次的发育序列。其他早期儿童课程也是较为成熟的序列，可供我们参考。

行为链和行为束

很多技能由一系列动作连接而成，前一个动作刺激后一个动作，促使后一个动作发生。当目标涉及一个行为链，比如自理技能，学习步骤需要包含对于单个行为及整个行为链或序列表现的掌握。在这种类型的技能中，中间步骤的任务分析要遵循计划教授的某一技能的各分解动作的顺序（比如：从头、脖子、两臂、腹部依次脱下衬衫）。另外，这些步骤也可以表示单独完成动作的步骤数，此法适用于行为链中各动作相互之间并无关联的情况（如摆放餐具：一步独立完成，两步独立完成……五步独立完成）。下面这个例子说明如何脱掉没扣拉链的夹克衫，其中涉及了反向链锁（backward chaining）。

个人独立目标　约书亚脱掉未扣拉链（拉链已经拉开）的夹克衫，并将它挂到房间的挂衣钩上，成功率为90%。

学习步骤：

（1）独立将夹克衫挂在钩子上。

（2）从对侧手腕上脱下夹克衫挂到钩子上。

（3）独立从对侧手臂上脱下夹克衫挂到钩子上。

（4）从对侧肩膀上脱下夹克衫挂到钩子上。

（5）从一侧手腕上脱下夹克衫挂到钩子上。

（6）从一侧手肘上脱下夹克衫挂到钩子上。

（7）从一侧肩膀上脱下夹克衫挂到钩子上。

（8）在指导下，将拉开拉链的夹克衫挂到钩子上，成功率为90%。

（9）能够在至少一种情境下，将拉开拉链的夹克衫挂到钩子上，成功率为90%。

这些步骤也可以描述为下面这种形式。

学习步骤：

（1）在部分提示下完成1～2步。

（2）独立完成1～2步。

（3）在部分身体提示下完成3～4步。

（4）独立完成3～4步。

（5）在部分提示下完成5～6步。

（6）独立完成 5 ～ 6 步。

（7）在不多于 2 个提示下，完成所有任务。

（8）在一种情境下，独立成功率达到 90%。

（9）在 2 ～ 3 种情境下，独立成功率达到 90%。

一个相关的技能包含多个行为，这些行为常在某一特定情况下共同发生，这就是行为束。在典型发育中，这些行为束较常见于初期的交流行为，此时目光交流、手势、发声和讲话已合成一个整体交流行为。想象一个刚学会走路的孩子够不到水壶里的果汁，他／她会指着水壶，回头看着你或发出较低的声音来传递非常明确的想法。几种交流行为"捆成行为束"。下面这个例子就是针对行为束进行的发展任务分析。

28 个月的约书亚目前可以指向他想要的物品，偶尔目光示意和发声。但他无法将手势、示意和发声结合到一起。

表达性沟通目标 做好准备工作后，约书亚向他的伙伴们示意他想参与的活动或他想要的物品。在 30 分钟内，约书亚每隔 10 分钟就用手势、发声和目光交流的方式表达他的请求，请求成功率达到 80%。

学习步骤：

（1）在指导下做拿取或指向物品的动作。

（2）偶尔加入发声。

（3）结合手势和发声来表达请求。

（4）在发声或手势中，偶尔加入目光凝视。

（5）将凝视与手势或发声结合起来表达请求。

（6）将凝视、手势与发声三者结合起来表达请求。

（7）将三者结合表达请求，成功率为 80%。

（8）向 2 名及以上伙伴表达请求（通过凝视、手势和发声 3 种方式），成功率为 80%。

注意：用凝视和发声向伙伴发出信号，用手势指向物品。

增加行为发生的频率和内容

此类目标包括提高现有行为的发生频率，精心设计孩子的知识库，以及包含特定技能的行为体系（比如：说出 9 种颜色的名称，指出 10 处身体部位，画出 5 种几何图形）。课程评估表上的语言和认知领域均包含很多此类项目。对于这些目标，孩子们已经掌握了目标行为的基础——能说出物品的名称，能按要求拿取物品及仿画或描简单的直线。他／她所欠缺的是知识或行为的数量或内容。

当制定这些目标的学习步骤时，定量分解这些步骤有时比较有效。举个例子，如果最高标准是说出 8 种或 8 种以上颜色，那么学习步骤可分解为：说出 1～2 种颜色，说出 3～4 种颜色，说出 5～6 种颜色，说出 7～8 种颜色。在不同步骤中说出新增加的颜色是比较合适的做法（如红、蓝、绿、黄、白、黑、棕、紫）。明确每一种新加入的颜色可促进指导性教学，但并非 ESDM 所一贯坚持的更为灵活的教学方式。但是，方法无所谓对与错，我们做决定要基于这样的原则，即帮助孩子最快、最好地掌握技能。无论是在目标的学习步骤中，还是数据收集单和课程表里，都需要清晰地确定教学内容。请选择最有利于教学的方法。

举一个学习步骤的例子，该例子的目标为增加某行为的频率。仍然拿 28 个月的约书亚作为训练对象，我们想提高他的发声能力。目前他只能发元音，且每次发声间隔少于 10 分钟。

表达性沟通目标　在感觉社会常规活动期间，在面对多名伙伴和多种情境的情况下，约书亚在跨越 3 个连续教学时段的 10 分钟内发出 5 次以上的元音和辅音。

学习步骤：

(1) 每 10 分钟发 1 次元音。

(2) 每 10 分钟发 2～3 次元音。

(3) 每 10 分钟发 2～3 次声，其中包含 1～2 个辅音。

(4) 每 10 分钟发 2～3 次声，其中包含 3 个或 3 个以上辅音。

(5) 每 10 分钟发 5 次声，其中包含 3 个或 3 个以上辅音。

(6) 面对 2 名及以上伙伴，在 2 种及以上情境下，每 10 分钟发 5 次声，其中包含 3 个或 3 个以上辅音。

将现有行为与新的前提联结起来

在这一教学情境下，目标行为存在于孩子的全部技能体系中，他／她能坐下、拿、观看、微笑、大笑、发声、抓取和触摸物体等。但在特定前提（辨别性刺激）面前，这些行为却不常发生（许多 1 级水平的技能都属于这类）。学习步骤包括：按照理想的前提性刺激发出提示，激发习得的行为，并在行为处于刺激控制下之后，逐渐消退提示。教学技巧中涉及大量提示。但孩子的学习步骤或基准重点在于独立能力。我们一般不在学习步骤中说明提示程度，因为我们希望越早消退提示越好。教学中，我们需要停留在某学习步骤，直至孩子掌握这一步骤的要求并在接下来的几天表现稳定为止。因此，如果将提示用在步骤里，我们不可能尽快消退提示。通过关注技能掌握的独立程度，我们可以尽快消退提示。

在下面的例子中，约书亚可以拿起一个叉子或调羹，用它舀食物，再将食物送入口中，但她很少这么做，而是由人喂着吃，或用手抓食物吃。

自理目标 无论在家或幼儿园进餐，约书亚在绝大多数时间里，连续三餐都能自己用餐具吃饭（注意：不需要100%做到，因为对于28个月的孩子，偶尔用手抓饭吃或由成人喂着吃是很正常的事情）。

学习步骤：

（1）在成人的协助下，用勺子和叉子（餐具）吃5～10口饭。

（2）自发独立地用餐具吃5～10口饭。

（3）25%的吃饭时间，自己用餐具吃饭。

（4）50%的吃饭时间，自己用餐具吃饭。

（5）75%的吃饭时间，自己用餐具吃饭。

（6）在面对2名及以上人士，或者在2种及以上情境下，90%的吃饭时间自己用餐具吃饭。

在上述目标和计划中，并未限定使用的餐具，因为这个孩子在使用勺子和叉子方面没有障碍，只是很少用。对于只能使用勺子或叉子之一的孩子，目标中可以限定使用哪种餐具。

构建全新的技能体系

教授全新的技能体系（踢球、示意请求、跟随歌曲模仿动作等）包含了许多教学策略，如提示（prompting）、消退（fading）、塑造（shaping）和链锁（chaining）。你所制定的学习步骤将可能包括提高行为的准确率，减少提示和其他帮助。

28个月的约书亚有下述游戏目标，其中包含借助熟悉物体自发地做一些功能性游戏动作。他目前不能自发地做功能性游戏，只能偶尔借助物体模仿一些相似的动作。

我们通过模仿技能建立游戏技能，这一过程中的每一步骤都有各自的目标。

　　游戏目标　在假装游戏中，需要餐具、浴具或寝具等，约书亚适当地使用 3 件及以上的物品（手纸、项链、太阳镜、梳子、帽子、被子、调羹、碗等），对自己、伙伴或玩偶自发地发起 3 个及以上的功能性游戏，在连续 3 个教学时段里表现稳定。

　　学习步骤：

　　（1）有时使用 1 件物品，模仿功能性游戏动作。

　　（2）稳定使用 1 ～ 2 件物品，模仿功能性游戏动作。

　　（3）稳定使用 2 ～ 3 件物品，模仿 1 ～ 2 个功能性游戏动作。

　　（4）自发使用 1 件物品，模仿 1 ～ 2 个功能性游戏动作。

　　（5）使用 2 件物品，模仿 1 ～ 2 个功能性游戏动作。

　　（6）使用 3 ～ 4 件物品，模仿 1 ～ 2 个功能性游戏动作。

　　提示：如果你无法确定特定技能的步骤，无需太纠结。请尽快尽你所能进行教学。如果步骤不正确，教学开始之后，你马上就会了解这点。然后根据你的教学经验和教学要求，对步骤进行修改。教学的本质在于，在我们努力教学的过程中，我们会逐渐熟知学生的学习进度。

　　上面这些将目标分解成若干小教学目标的学习步骤为负责的治疗师和组长提供了详细的计划，涵盖了未来 12 周教学中所需的教学目标。在本章结尾，我们会用完整的例子来进一步阐述学习进度。

进度跟踪

　　通过在学习步骤列表（表 5-1）中添加起讫日期一栏，我们可以跟踪孩子的学习进度。该表列举了艾萨克为实现某目标所需的学习步骤，我们已在第四章中讨论了艾萨克的情况。本章最后的附录部分介绍了艾萨克的学习目标及相关学习步骤的全部列表。我们发现，在 ESDM 萨克拉门托分部使用起讫日期格式的总结表格有助于跟踪孩子的学习进度。"起始日期"表示我们开始学习步骤的日期。"结束日期"指孩子首次完成学习步骤要求的日期。使用这些列表可为学习进度提供按时间顺序排列的简单记录。如需更详细的进度跟踪情况，请使用每日数据表。

表 5-1　起讫日期格式的学习步骤范例

表达性沟通

在家里和诊所里，在发声游戏和有意发声期间，艾萨克可自发地说出 2 ~ 3 个元、辅音结合的音节，且每 10 分钟内发出 5 个及以上的音，重复 3 次。

开始日期	结束日期	步　骤
		1．在 30 分钟内，随机地发几个元音
		2．在 30 分钟内，随机地发几个辅音
		3．在 30 分钟内，发 2 ~ 3 个不同的元、辅混合音
		4．在 15 分钟内，发 2 ~ 3 个不同的元、辅混合音
		5．在 10 分钟内，发 4 ~ 5 个元、辅混合音

每日数据表

每日数据表（表 5-2）用于干预阶段，它记录孩子某段时间的表现，并为干预者提供线索。每日数据表通常以图表形式表示学习目标和步骤，采用双面印刷，方便使用、浏览和携带。

表 5-2 是 2007 年 3 月 8 日为教授布列塔尼而填写的每日数据表。用 3 ~ 5 个词概括每个目标，并填在表中。之后，在表中填写每个学习步骤，将数据记录在空格中（P1、P2 等）。PX 表示计划中某一学习阶段的编号。在布列塔尼的例子中，每 15 分钟记录一次数据。将数据表和 12 周目标、教学任务分析及孩子表现放在一起，便于跟踪了解每个干预期间的教学内容和孩子的表现。

何时收集数据

ESDM 治疗要求与孩子进行持续不断的互动，以便进行反复跟踪记录。因此，ESDM 使用间隔记录系统（译者注：在连续的时间段里是否发生了某种行为），治疗师每隔 15 分钟记录 1 次，在 1 小时时间里记录 4 次。所以治疗师需要用手表或计时器，或者在治疗室安置 1 个看得见的时钟。15 分钟的间隔期即将结束时，治疗师要确保孩子找到感兴趣的玩具，独立玩耍几分钟。若治疗师在孩子与玩具共同活动的中途，找到游戏的自然点，那么就会停下来，按照次序拿起笔记板，开始记录数据。若治疗师处于感觉社交常规活动过程中，则待该活动结束后给孩子玩具，如拼图、玩具小车或积木等，让他自己玩，治疗师则去做记录。数据记录仅仅需要几分钟。

表5-2　布列塔尼每日数据表范例

姓名：布列塔尼　日期：<u>2007</u>年<u>8</u>月<u>3</u>日　记录者：_____

行为代码

15分钟	30分钟	45分钟	60分钟	最终代码

1. 严重行为（如攻击、自伤行为、频繁发脾气）
2. 轻度行为（如不服从、发脾气、但仍能参与活动）
3. 轻微行为（如生气、烦躁、有时候不服从、但大部分时间能参与活动）
4. 无问题行为，执行任务进度停滞不前
5. 顺从，执行任务，且能够胜任
6. 孩子的表现中等偏上：快乐，积极地参与活动

1. 有目的地使用5个辅音（目标要点）

P1	P2	P3	P4	步　骤
				1. 自主性地发1~2个辅音
				2. 反应性地发1~2个辅音
				3. 在10分钟内发1~2个辅音
				4. 反应性地发3~4个辅音
				5. 在10分钟内发3个辅音
				6. 反应性地发5个辅音

2. 自发地用凝视表达请求

P1	P2	P3	P4	步　骤
				1. 伸手够取物品，没有目光交流
				2. 20分钟内，在充分提示下凝视3次
				3. 在部分提示下，以凝视表达请求
				4. 在声音提示后，以凝视表达请求
				5. 在伸手拿不到物品的时候，自发地以凝视表达请求
				6. 在一次活动中，3次自发地以凝视表达请求

3. 有目的地用语音交流

P1	P2	P3	P4	步　骤
				1. 没有目的，自发地发声
				2. 偶尔有目的地发声
				3. 在一些活动中，有目的性地发声
				4. 在大多数活动中，有目的性地发声
				5. 在每个活动中，有目的性地发声

4. 使用3个及以上常见肢体动作

P1	P2	P3	P4	步　骤
				1. 抓取物品
				2. 运用2种不同的肢体动作
				3. 结合1种不同的肢体动作，伴随凝视
				4. 运用3种不同的肢体动作，伴随凝视
				5. 结合2种肢体动作，伴随凝视
				6. 20分钟内，结合3种肢体动作，伴随凝视

5. 持续看向人声方向

P1	P2	P3	P4	步　骤
				1. 间或看向产生声音的物体
				2. 距离1米，偶尔看向人声方向
				3. 距离1米，常常看向人声方向
				4. 距离3米，偶尔看向人声方向
				5. 距离3米，常常看向人声方向
				6. 每分钟一次，持续地看向人声方向

6. 持续地看叫他名字的人

P1	P2	P3	P4	步　骤
				1. 很少看叫他名字的人
				2. 距离1米，偶尔看叫他名字的人
				3. 距离1米，经常看叫他名字的人
				4. 距离3米，偶尔看叫他名字的人
				5. 距离3米，经常看叫他名字的人
				6. 每分钟看一次叫他名字的人

7. 对某些指令以肢体动作和声音做出回应

P1	P2	P3	P4	步骤
				1. 很少对指令做出回应
				2. 在部分提示下，对1个指示做出回应
				3. 在部分提示下，对2～3个指示做出回应
				4. 对1个指令做出回应，80%情况下没有借助提示
				5. 在部分提示下，对3～4个指令做出回应
				6. 对2～3个指令做出回应，80%情况下没有借助提示

8. 跟随近距离的指点

P1	P2	P3	P4	步骤
				1. 很少跟随近距离的指点
				2. 30分钟1次，跟随近距离的指点
				3. 30分钟2次，跟随近距离的指点
				4. 30分钟3次，跟随近距离的指点
				5. 每30分钟1～2次，跟随距离10厘米的指点
				6. 每30分钟3次，跟随距离10厘米的指点

9. 结合凝视、肢体动作声音回应问候

P1	P2	P3	P4	步骤
				1. 偶尔使用凝视、肢体动作或声音回应问候
				2. 50%的情况下，使用凝视、肢体动作或声音回应
				3. 70%的情况下，使用凝视、肢体动作或声音回应
				4. 偶尔使用凝视加肢体动作声音回应
				5. 50%的情况下，用凝视加肢体动作声音回应
				6. 70%的情况下，使用凝视加肢体动作声音回应问候

10. 使用凝视加肢体动作或声音回应社交和物品常规活动

P1	P2	P3	P4	步骤
				1. 只用凝视回应社交常规活动
				2. 只用凝视回应社交和物品常规活动
				3. 用凝视加手势或声音回应社交和物品常规活动
				4. 用凝视加手势或声音回应1～2种社交和物品常规活动
				5. 用凝视加手势或声音回应3种社交和物品常规活动
				6. 用凝视加手势或声音回应10种社交和物品常规活动

11. 模仿10种与物品相关的常见动作

P1	P2	P3	P4	步骤
				1. 模仿1～2种常见动作
				2. 模仿3～4种常见动作
				3. 模仿5～6种常见动作
				4. 模仿7～8种常见动作
				5. 模仿9～10种常见动作

12. 模仿3种社交场合的身体动作

P1	P2	P3	P4	步骤
				1. 在感觉社交常规活动中，观察身体动作
				2. 在部分提示下，模仿1种身体动作
				3. 在没有提示的情况下，模仿1种身体动作
				4. 在部分提示的情况下，模仿2种身体动作
				5. 在没有提示的情况下，模仿2种身体动作
				6. 在部分提示下，模仿3种身体动作

13. 模仿 3 ~ 5 种不同的声音模式

P1	P2	P3	P4	步 骤
				1. 模仿元音
				2. 模仿 1 ~ 2 个开元音
				3. 模仿 2 个辅音
				4. 模仿 1 ~ 2 种动物的声音
				5. 模仿 3 ~ 5 种不同的声音

14. 模仿 3 种不同的面部运动

P1	P2	P3	P4	步 骤
				1. 对着镜子看自己吐舌头
				2. 模仿正在模仿他的伙伴吐舌头
				3. 模仿伙伴吐舌头
				4. 偶尔模仿第 2 种面部活动
				5. 偶尔模仿第 3 种面部活动
				6. 在 30 分钟内，模仿 3 种不同的面部活动

15. 正确使用几种小道具

P1	P2	P3	P4	步 骤
				1. 偶尔使用 1 种小道具
				2. 在稍微提示下，稳定地使用 1 种小道具
				3. 在稍微提示下，使用 2 ~ 3 种小道具
				4. 独立地使用 2 ~ 3 种小道具
				5. 在稍微提示下，自己或和别人一起使用 4 种及以上小道具
				6. 没有提示的情况下，自己或别人一起使用 4 种及以上小道具

16. 反复组装成套的玩具

P1	P2	P3	P4	步 骤
				1. 独立组装 2 个部分，1 ~ 2 个玩具
				2. 独立组装 2 个部分，3 ~ 4 个玩具
				3. 独立组装 3 ~ 4 个部分，1 ~ 2 个玩具
				4. 独立组装 3 ~ 4 个部分，3 ~ 4 个玩具
				5. 独立组装 5 ~ 6 个部分，3 ~ 4 个玩具
				6. 独立组装 5 ~ 6 个部分，5 ~ 6 个玩具

17. 完成一系列游戏动作

P1	P2	P3	P4	步 骤
				1. 针对物品，做出 1 个游戏动作
				2. 针对几个物品，做出 2 个游戏动作
				3. 做出 2 套常见游戏动作
				4. 偶然结合 3 个及以上游戏动作
				5. 持续使用 1 ~ 2 种玩具，做出 3 个及以上游戏动作
				6. 持续使用 3 ~ 5 种玩具，做出 3 个及以上游戏动作

18. 按照示范配对物体

P1	P2	P3	P4	步 骤
				1. 在完全提示下，配对 2 个相同的物体
				2. 在部分提示下，配对 2 个物体
				3. 独立配对 1 组相同的物体
				4. 区分 2 组相同的物体，发生一些错误
				5. 分类 3 ~ 5 组相同的物体，很少发生错误

如何收集数据

最好在开始前用鲜亮的颜色标记出每日数据表中目前应掌握的学习步骤，治疗师就可以对教授哪些技能、记录哪些行为数据一目了然。这样做可以使治疗师记录每个目标中已经突出显示的步骤（应掌握的步骤，即学习步骤）和其之前步骤（维持步骤）的数据。表 5-2 中布列塔尼应完成的目标步骤已加灰色标记，在过去的 15 分钟内，至少记录孩子为实现每个目标而在 2 个特定学习步骤的表现，一个是应掌握步骤（学习步骤），也就是教授的目标，另一个是维持步骤，也就是孩子最近已掌握或需要维持的步骤。你也可以提取其他步骤的数据，但这并非必需。治疗师要通读数据表，并标记孩子的学习步骤及维持步骤。若孩子在 15 分钟内完成该步骤就算表现稳定，治疗师就标记"＋"或"P"；若该行为频率尽管很高，但孩子表现不稳定，就标记"＋／－"或"P／F"；若该行为只出现 1 次，标记"＋"或"－"；若孩子完成了更难的步骤，也要记录。若孩子未完成维持步骤的要求，治疗师就要从维持步骤之前的步骤开始记录（注意：在特定时间内不是所有项目都有数据，因为在 15 分钟内不可能教授 20 种目标技能）。对于 15 分钟内未执行的项目，就留空白或标记"N／O"（未尝试）或标记"N／A"（未执行）。随着项目的进行，治疗师要尝试执行所有当前目标项目，并对孩子的表现加以记录。

一些目标技能有时取决于提供基础技能的先前目标掌握程度，比如：除非艾萨克已经掌握了目标项目 9 中的模仿能力，否则无法获得游戏技能（如前述，见本章末尾的附录）。项目 13 是功能性游戏技能，也需要模仿，治疗师可设计包含这 2 种技能的活动，这样就可同时记录模仿技能和功能性游戏技能。只有功能性游戏的最后步骤才与模仿技能有所不同。12 周学习的初始阶段存在大量的新目标技能，但不可同时开始教授，而是先开始一部分，再逐渐添加，这样治疗师就可根据孩子的个性化需求和特点制定下一步计划。

评估孩子的行为

每日数据表的最后部分包含"行为编码"，可以对每 15 分钟和整个学习过程中孩子的行为表现用数字 1 ～ 6 打分，进行量化。表的末尾还提供附加信息记录栏。

应用数据确定教学活动安排

治疗过程要能够验证每个维持步骤和教授每个学习步骤所需的多个机会。通读每日数据表和每 15 分钟项目目标可帮助治疗师了解完成了哪些步骤，又有哪些步骤尚未完成。未打分项目代表在学习过程中并未尝试。该表可根据孩子的表现进行修正。若孩子未掌握维持技能，可在当前的学习过程中再次尝试。若孩子的维持技能表现不稳定，需要在下一段学习过程中再次小心求证。若孩子在下一段学习过程中仍表现不稳定，那么这些技能就要重新归属于学习项目，再次进行教学。最后还要注意，对于未通过的学习技能，若孩子的尝试次数不足 5 次，在下一个学习过程中就要增加该学习项目的尝试机会。治疗师要通读每 15 分钟的数据表，标记哪些项目在接下去的 1 小时学习中需要再次执行。

学习过程结束时的数据

学习过程的最后阶段，治疗师要获得孩子在每个目标项目维持步骤和学习步骤中的表现数据。此次学习过程中未完成的项目要在下次学习中首先被执行，可将它写入下一个学习计划或在下一个学习过程数据表上画圈，确保这个项目可首先被执行。一旦完成一个学习过程的每日数据表，就要在数据总结表上总结这个过程的表现。此表包含了某个目标技能在多个学习过程中获得的数据，我们可以根据此表检验学习步骤，并制定下一个学习步骤。

表 5-3 是 30 个月的丹尼尔在 4 阶段学习过程中关于语言表达学习项目的数据汇总表之一。每栏代表一个治疗过程。整个 12 周内所有的学习过程都可在该表中列出。每栏顶部有"学习步骤 #"标题行，代表那一天的学习步骤，第 2 行用来标注，第 3 行是根据每日数据表，应用学习步骤页码底部的目标编码对孩子表现做出的评价。目标编码有 5 种：拒绝（R），完成（A，准确完成 80%），全部提示（P1），部分提示（P2），极少量提示（P3）。拒绝表示在一天中即使给予多次尝试机会，治疗师也试图提示，孩子仍无法完成学习步骤。完成代表孩子能够稳定完成学习步骤，或者在 80% 的情况下，或者第一次试验就成功（针对频率低的行为，如在学习过程结束时说"再见"）。提示程度有三种，编码分别为 P1，P2、P3，表示需要提示到何种程度才可完成该步骤。当某学习过程快结束的时候，治疗师将孩子整个学习过程中每个目标项目的表现用编码进行评价，从而说明孩子的总体表现。若孩子的表现介于两个水平之间，可同时用两个代码，如用 P2/P3 表示。数据汇总表用于快速了解孩子在各个学习过程中某目标技能的学习进度，更有助于治疗师快速发现进展不佳的目标项目。

如果某个学习步骤在连续 3 个学习过程都能达到 A 级水平，就可将这个步骤转变为维持步骤，下一个步骤就成为学习步骤，需要在下一个学习过程的每日数据表中用鲜亮的颜色标记这个步骤。

表5-3 丹尼尔的数据汇总表范例

表达性语言

孩子姓名：丹尼尔
问"那是什么？"3次及以上

目标技能： 当成人向丹尼尔展示富有吸引力的新物品时，他通过问问"那是什么？"来获得有关信息，并在每个学习阶段肢体朝向该物品至少3次，在5个连续的学习过程中，其中4个过程有上述表现，且需至少2种情境或至少2个不同成人参与。

材料／活动创意： 装有饼干的不透明袋子，装有玩具的礼物盒子，藏在地毯下的玩具，视线外的声音。

学习步骤	起始日期	掌握日期
1. 问"那是什么？"1次		
2. 问"那是什么？"2次，伴有手势		
3. 问"那是什么？"3次，伴有手势		

学习步骤 #	3	3	3	3
标注	7次机会，其中4次未模仿提示	6次机会，其中4次给予极少量口头提示后模仿	3次机会，几次提示都未模仿	7次机会，4次表现 P3，3次表现 P2
目标编码	R	P3	R	P3
日期	2/17	2/18	2/22	2/24
缩写	SR	MR	Mom	SR

学习步骤 #				
标注				
目标编码				
日期				
缩写				

汇总表现编码：在学习过程中，进行5次及以上的教学试验，该编码反映了此目标的主要表现。
R=拒绝；P1=完全提示；P2=部分提示；P3=极少量提示；A=完成（准确完成80%）。

小　结

　　ESDM 按照孩子的季度学习目标，采用安排有序的实践方法制定每日教学方案。通过逐渐完善的任务分析，可制定出每个项目的学习步骤，并将这些步骤纳入每日数据表。该表既能指导治疗师了解教授内容，也有助于收集孩子的治疗反应数据。教学和数据记录的关键：①每个项目"应掌握步骤（正在教授的学习步骤）"；②孩子已经掌握的"维持步骤"。数据汇总后便于了解孩子的学习进程，团队负责人也可在进度不理想时调整教学计划。若孩子进步很慢，那么教学方案就得调整，这个过程将在下一章进行讨论。

　　ESDM 力求孩子的教学计划能够最大程度实现个性化，一般我们称为个别化。从 ESDM 课程评估表开始，参考孩子父母提供的信息，制定旨在实现个别化学习的目标。通过利用孩子喜欢的材料和活动去教授目标技能，进行系统规划，丰富教学方法，提高学习进度，达到以往的教学方法无法实现的进度。ESDM 整体可允许采用个别化教学模式，发展优势和需求，注重个人爱好、家庭偏好和价值观。ESDM并非一对多的模式，而是适用于孩子和家庭的个别化方案。本章和第四章讲述如何制定治疗目标，追踪孩子在实现这些目标中的学习进度。下一章将从共同活动开始，探讨真正的教学策略。

附 艾萨克的学习目标和学习步骤

表达性沟通

（1）在家庭和诊所的声音游戏和自主发音中，在连续 3 个 10 分钟时间段的学习过程中，艾萨克要至少 5 次自发地使用 2 ~ 3 种元音 - 辅音组合。

起始日期	通过日期	步 骤
		1. 在 30 分钟内，自主发音过程中发出几次元音
		2. 在 30 分钟内，自主发音过程中发出几次辅音
		3. 在 30 分钟内，发出 2 ~ 3 次不同的元音 - 辅音组合
		4. 在 15 分钟内，发出 2 ~ 3 次不同的元音 - 辅音组合
		5. 在 10 分钟内，发出 5 次及以上的元音 - 辅音组合

（2）当艾萨克期望参与的活动即将开始或看到想要的东西时，他会用手势、发音和（或）目光对视，向伙伴表达想要的意愿，在连续 3 个 10 分钟的学习时段内，在至少 2 种情境中，与至少 3 个不同的人，完成率达到 90%。

起始日期	通过日期	步 骤
		1. 用手势表达要求
		2. 用目光对视表达要求
		3. 用发音表达意愿
		4. 结合目光对视、手势、发音中的 2 种方法
		5. 结合目光对视、手势、发音

（3）在家庭和诊所的社会交流中，当成人给艾萨克他想要、不想要和需要求助的东西时，他能用手势和眼神表达出抗议、拒绝、请求和求助：把东西推开（抗议、拒绝），直接过来请求，把东西给成人（求助）。在连续 3 天的每次 45 分钟游戏时段内至少完成 3 次。

起始日期	通过日期	步 骤
		1. 请求帮助，成人张开手（提示）
		2. 推开东西表示抗议、拒绝
		3. 请求帮助，不张开手
		4. 推开东西表示抗议、拒绝，未表现出急躁
		5. 结合眼神请求帮助，不张开手

理解性沟通

（4）在家庭和诊所里，当成人在房间另一头或视线之外的地方呼唤艾萨克的名字时，他能够转过身去，看向成人，在连续 3 个 20 分钟的学习时段内完成 3 次。

起始日期	通过日期	步 骤
		1. 看向呼叫名字的声源，无干扰，伙伴在身边
		2. 转过身去看向呼叫名字的声源，无干扰
		3. 游戏时，看向呼叫名字的声源
		4. 游戏时，转过身去看向呼叫名字的声源
		5. 游戏时，转过身去看向 1.5 米外呼叫名字的声源
		6. 游戏时，转过身去看向房间另一头呼叫名字的声源

（5）在家庭和诊所里，当成人指向 1 米外的地方、图片或物体时，艾萨克能够跟着指示做出合适的反应，在连续 3 个 10 分钟的学习时段内至少完成 3 次。

起始日期	通过日期	步 骤
		1. 跟随近距离指向（1 米内）的目的物
		2. 跟随近距离指向的图片
		3. 跟随近距离指向（1 米外）的目的物
		4. 跟随远距离指向的某处

（6）当成人用语言和肢体动作表达要求时，艾萨克能对 5 种不同的指令（包含肢体动作）做出反应：坐下、站起来、收拾、拿（东西）和给（东西）。在诊所中 2 次 1 小时的学习时段内，以及在家里跟父母或祖父母的 2 个不同游戏中，90% 的时机出现上述反应。

起始日期	通过日期	步 骤
		1. 应答 1 ~ 2 个指令，完全肢体提示
		2. 应答 1 ~ 2 个指令，部分肢体提示
		3. 应答 3 ~ 4 个指令，部分肢体提示
		4. 应答 1 ~ 2 个指令，只伴随手势提示
		5. 应答 3 ~ 4 个指令，只伴随手势提示
		6. 应答 5 ~ 6 个指令，只伴随手势提示

社交互动

（7）在家庭和诊所的唱歌、看书或日常感觉社交常规活动中，当成人发起或中断一个日常活动时，艾萨克能与至少 3 个人用目光对视和手势稳定地表达要求，或者能继续 5 种不同的日常活动（比如唱歌、看书、身体接触性游戏）。

起始日期	通过日期	步　骤
		1．用目光对视表达要求或继续开始日常活动
		2．用手势表达要求或继续开始日常活动
		3．在 15 分钟内，1 ～ 2 次结合目光对视和手势表达要求
		4．在 15 分钟内，3 ～ 4 次结合目光对视和手势表达要求
		5．稳定地结合目光对视和手势表达要求

（8）在多种环境中，当身旁的成人招手，并说"你好"向艾萨克打招呼时，他能招手并用眼神来做回应。在连续 2 天与不同人在不同情境的交往过程中，出现上述时机时成功回应率为 90%。

起始日期	通过日期	步　骤
		1．当成人招手打招呼时，有目光对视
		2．打招呼时，在部分提示下模仿招手
		3．在近旁打招呼时，模仿招手
		4．在近旁打招呼时，模仿招手，伴随目光对视
		5．1.5 ～ 2.5 米远处，自发地招手，伴随目光对视做出回应

模仿

（9）在家庭和诊所玩游戏时，当成人对物体做各种动作时，艾萨克能够在连续 3 个学习过程中，自发地模仿 80% 或至少 10 个动作（不论是熟悉的还是新的动作）。

起始日期	通过日期	步　骤
		1．部分提示下模仿 1 ～ 2 个动作
		2．自发地模仿 1 ～ 2 个动作
		3．自发地模仿 3 ～ 4 个动作
		4．自发地模仿 5 ～ 6 个动作
		5．自发地模仿 7 ～ 8 个动作
		6．自发地模仿 9 ～ 10 个动作

（10）在家庭的唱歌、手指游戏中，在日常感觉社交常规活动和语言治疗中，以及在诊室内，艾萨克能在连续 3 个学习过程中，在示范后 1 秒钟内自发地模仿至少 5 种不包含物体在内的肢体动作（模仿到相似即可，不需要精确）

起始日期	通过日期	步　骤
		1. 部分提示下模仿 1 个肢体动作
		2. 自发地模仿 1 个肢体动作
		3. 自发地模仿 2 个肢体动作
		4. 自发地模仿 3 个肢体动作
		5. 自发地模仿 4 个肢体动作
		6. 自发地模仿 5 个肢体动作

（11）在家庭、诊室和语言治疗时，当艾萨克用元音和辅音结合发音时，如果成人模仿他的发音，他就会重复他的发音，在 3 个人参与的持续 10 分钟的多次时机中，成功率为 80%。

起始日期	通过日期	步　骤
		1、偶尔重复元音
		2、稳定重复元音
		3、偶尔重复辅音
		4、稳定重复辅音
		5、偶尔重复元音－辅音组合
		6、稳定重复元音－辅音组合

认知技能

（12）在日托中心、家庭和诊所，当整理、玩积木或从事其他活动时，艾萨克要在成人示范后对包括 8 种物体的一组材料进行配对、分组或分类，在 3 次连续的时段中成功率超过 90%。

起始日期	通过日期	步　骤
		1. 示范后，配对、分类 1～2 种同类物体
		2. 示范后，配对、分类 3～4 种同类物体
		3. 示范后，配对、分类 5～6 种同类物体
		4. 示范后，配对、分类 7～8 种同类物体

游戏技能

（13）在球类和沙包类游戏中，艾萨克要对同伴的口头和肢体动作要求及同伴发起的活动做出回应，在至少2种情境下，在连续3次机会中，他要与至少2名不同的伙伴来回扔或滚动物体至少3个回合。

起始日期	通过日期	步　　骤
		1．进行1个回合
		2．维持2个回合
		3．维持3个回合
		4．维持4个回合
		5．维持5个回合

（14）在家庭和诊所的3个连续学习时段内，在游戏活动中使用至少5种日常生活中（如进餐、沐浴、刷牙或睡觉时）常用的物体，艾萨克将会自己做出或向同伴模仿或主动发起5个及以上的适当动作。

起始日期	通过日期	步　　骤
		1．自发地，自己或向伙伴模仿1～2种动作
		2．自发地，自己或向伙伴模仿3～4种动作
		3．自发地，自己或向伙伴模仿5种动作
		4．自发地，自己或者向伙伴发起1～2种动作
		5．自发地，自己或者向伙伴发起3～4种动作
		6．自发地，自己或者向伙伴发起5～6种动作

（15）在日托中心、诊所和家庭中，当玩结构类或艺术类游戏时，艾萨克能在3个连续学习时段内，在5分钟共享活动时间内出现至少5个互动动作，包括轮流、共建或模仿及被模仿，每个学习时段内各做2次。

起始日期	通过日期	步　　骤
		1．在1个活动中，1～2次互动
		2．在1个活动中，3～4次互动
		3．在1个活动中，至少5次互动
		4．在2个活动中，至少5次互动

第六章
制定教学计划和框架

两岁多的多米尼克和她的父亲詹姆斯，正坐在地板上玩玩具。他们面前摆放着一袋积木，他们正在用这些积木搭建一座塔，建好后用玩具火车驶近并撞击木塔，击倒后再重新建塔。詹姆斯和多米尼克都在为这个建筑添加积木，詹姆斯想让女儿撞击木塔，于是问："火车在哪里？你能撞倒它吗？"同时示范火车朝积木推动的动作。然后，詹姆斯一边推动着火车，一边数着："1，2，3。"这时多米尼克将木塔撞倒了。他们一起大声地欢呼："撞倒喽！"接着彼此看着对方，微笑，继而大笑起来。多米尼克开始再次建塔，重复着游戏。随着游戏的继续进行，詹姆斯将塔精心地改建为桥，这样他和多米尼克就可以让火车从"桥下"开过去。她开始将积木排列成一条线，詹姆斯称之为"道路"，他们各自沿着"道路"开车，时快时慢，还时不时撞击一下以获得乐趣。但当多米尼克对此兴趣逐渐减退并转移到其他物品上时，詹姆斯发现她正注视着地板上的一本动物书，于是问她是否想读这本书。多米尼克站起来，走向那本书，并把它拿过来给父亲，转身坐在他膝盖上。他拿过那本书，并打开，评价封面上的那匹马。多米尼克指着那匹马，模仿那个词，詹姆斯回应道："是的，那是一匹马。"然后开始学马叫。多米尼克也学着马叫声，詹姆斯笑了，反过来模仿她，他们相视而笑。父亲给了她小小的拥抱，然后她翻了一页，看到下一个动物。

他们刚刚完成了两个互动游戏（共同活动常规），一个是玩积木，一个是看书。这是我们在 ESDM 中创造出来的教学互动过程。以下是该过程的 8 个重要元素。

（1）孩子的兴趣引发游戏开始。

（2）成人用语言和积极态度指出游戏的主要方面，并在孩子的引导下加入游戏当中。

（3）成人通过角色互换，模仿孩子的动作，通过增加游戏的趣味效果，维持孩子对物品及动作的注意力和积极性，使游戏充满乐趣和互动性。

（4）游戏的"主题"通过参与者共同参与活动而得到发展，每个人都为整体"添砖加瓦"。

（5）成人用相应的主题和变化元素精心设计游戏，这样可以提高孩子的注意力，并扩展更多的技能。

（6）成人组织目标词汇，名词、动词和介词，促使孩子模仿，扩展游戏的象征意义，并将游戏作为二元及相互的社交活动。

（7）积极情感主导着成人和孩子的体验。

（8）儿童的沟通，包括语言和非语言沟通，在与成人的平等交流中，在表达多种功能（请求、评论、保持互动、抗议和分享情感）的过程中出现的频率很高。

我们如何营造与孤独症儿童进行的丰富的学习活动？这就是本章的重点所在。我们将教学进程分解为两个阶段。首先是"成为游戏参与者"，这包括先将自己定位为帮助者和强化者，然后在游戏中扮演较积极的角色。第二个阶段是让游戏发展为丰富多彩的共同活动常规，可以使用或不使用物品。本章结尾将描述治疗师为执行ESDM所做的准备活动。

成为游戏参与者

儿童的动机
儿童的兴趣是游戏的开始

当孩子对某物品高度感兴趣时，他们就会努力获得该物品，观察该物品，并重复交换行为。孩子处于"趋向模式"时，对于物品或游戏的精力及形成的积极情绪为我们创造教学的"激励窗口"。在教学及与孩子的互动中，保持积极性至为关键，当与孤独症儿童活动时尤其需要关注这一点。相比正常同龄儿童，他们可能表现出迥然不同的动机模式。我们这里所说的"积极性"可以通过兴趣和趋向行为来解释：带着积极的情感或兴趣观看（而不是小心翼翼），向物品靠近或走过去，或者努力获取物品。

孤独症儿童的动机

相比之下，孤独症儿童尤其缺乏社交积极性。对他们来说，社会关注、社会认可，以及通过模仿与别人"相像"，并不能带给他们与其他人同等程度的奖励或激励价值（Dawson，Webb & McPartland，2005a）。他们的兴趣主要聚焦在周围的物质环境。促使他们完成所有学习活动的"注意力焦点"尤其适应物质世界。然而，孤独症儿童具有高度获得物品的动机，他们喜欢玩喜爱的物品，创造乐趣，并从喜欢的物品中获得帮助。不同于孤独症患者的刻板行为，大部分孩子喜欢包括身体接触的社会活动：喧闹的嬉戏或打闹、音乐游戏、挠痒痒游戏、跑、跳和跳舞。对待 ESDM 中描述的儿童，我们需要借助相应教学材料和游戏激发孩子的兴趣、能量和积极的情感，创造快乐！采取一定方法创造学习所需的能量和注意力。

为了发现哪些因素可以激发孩子的积极性，可以把他／她置身于许多与其年龄相适应的情境中，这种情境应组织有序，并容易接近，然后静候孩子的反应。孩子的动作可以告诉你他／她认为什么物品或游戏有趣和有益。充满积极性的孩子通常是专注、好学的孩子。强烈的上进心支持积极的学习者而不是消极的学习者，积极的学习者具有主动性和自发性，这正是我们想要培养孤独症儿童具备的特性。

偶尔会有一些"驱动力低"的孩子，他们并不主动接近玩具。不过，这些孩子可能对物品展示感兴趣。这些物品包括那些可以制造有趣的实体或产生感官效果的玩具，如气泡、气球、机关炮、珠子、沙球、芦笛或钢琴、铃铛、振动器和纸风车。这些物品可以引起他们极大的注意力和兴趣，在 ESDM 中，我们称之为"感觉社交玩具"，本文稍后针对这方面会有更多的阐述。如果孩子对这些玩具没有任何反应，如表现出兴趣、微笑、注意和接近，那么可以把目标转移到孩子的身体。可以玩轻柔（或活泼）的身体游戏，如旋转、爬行手指、膝盖上跳跃、手脚游戏、蹦床或在小治疗球上弹跳、卷动或包裹在沙包中，或者拖着袋子绕着房间走，这些有助于帮助创造快乐。如果食物是激发积极性的唯一物品，那么和孩子一起吃小零食，同时延长小零食时间，并在其中加入这些小游戏。我们应当从寻找那些能够开启孩子的微笑和兴趣，以及创造积极能量和激发亲近动作的事物开始。为了能够教育这些孩子，你必须寻找可靠的方法来发现孩子的注意力焦点，开启其隐藏的积极性。

只有极少数孤独症幼儿对上述这些刺激因素没有积极反应（Ingersoll & Schreibman，2006；Sherer & Schreibman，2005）。如果这些孩子由成人给予更多引导和教学，采用更多回合式教学方法来建立兴趣，并对他们使用物品及与人交流的努力进行奖励，那么这些孩子会做得更好。在 ESDM 中，可以通过使用决策树管理这些孩子，本章稍后将介绍决策树。

吸引孩子的注意力

孩子的注意力仅集中在物品上还远远不够。为了让他们能够向成人学习，孩子的注意力也要放在成人身上。我们需要成为孩子关注焦点的一部分，我们需要逐步进入注意力的"聚光灯"内。因此，一旦我们发现了孩子感兴趣的物品或游戏，紧接着我们要将孩子的注意力吸引至我们的眼睛、脸、身体动作，以及我们的声音、声调及话语。我们也需要处于"聚光灯"中。那么如何做到呢？这里有一些策略。

消除竞争

自然环境可以成为吸引孩子注意力的强大驱动力。通过观察孩子，我们通常能够确定某个特定地方吸引他们注意力的"磁石"是什么。视频或电脑图像、玩具、移动的物体，对于要吸引孩子注意力的成人来说，具有强大竞争力。如果孩子的注意力从你身上转移到其他物品，那么你就无法掌控环境，也无法安排活动，因此你在吸引他／她的注意力方面就没有什么竞争力。将那些并非你现在要用的玩具移开或放在看不到的位置（比如可关上门的橱柜里或毯子下面）。比较理想的状态是，房间里只有一张桌子，一把凳子，一个可关上门的橱柜或架子。

其他人也是吸引孩子注意力的"磁石"或逃避的对象。如果在教学课程中有其他人存在，应当让他们担当家具的角色。如果孩子跑到家长那里，父母应完全不理会。他／她虽然对孩子的交流有回应，但不提供任何额外的东西。如果孩子想要妈妈给他递杯子，请让妈妈把杯子递给你，你再把杯子递给孩子。在这个房间中，你应当成为孩子的所有兴趣和渴望所在。

成为焦点

社会交往主要通过眼睛和面部进行交流。我们得让孩子看着我们，反复进行眼神交流，我们在说话的时候孩子可以通过我们的面部表情、注视模式和口部运动获取准确的信息。这就意味着，我们需要让孩子对我们的面部表情有非常清晰的认识，要通过这种方式建立和孩子的交流，我们需将孩子的注意力吸引到我们的面部和眼睛。我们要调整自己的位置，尽量处于和孩子面对面的状态，让我们的视线与他们的视线保持水平，并且在我们和孩子之间要有一些能够靠近面部的物品。当我们和孩子一起玩玩具或进行社交性游戏的时候，我们都需要面对孩子。

然而，如果孩子回避凝视，转头，或者遮住自己的眼睛避免注视，那么就往回移动。自然的反应是向前移动，并"进入他们的视野"，以突出我们的面部。但就我们的经验看来，这样只会让孩子更加逃避注视。所以第一个调解方法是转动你的面部，远离孩子，然后评估效果如何。

有很多方法可以让你和孩子处在合适的位置，从而方便获得面对面的姿势。面朝对方一起坐在地板上，你们就可以面对面了。让幼小的孩子坐在儿童座位上或小梯凳上，而你面对着孩子坐在地板上，这是感觉社交常规活动中非常合适的姿势。如果是看书、日常问候和穿衣活动，让孩子面对着你坐在懒人沙发或幼儿椅中，这是一个不错的姿势。成人很喜欢在看书的时候让孩子坐在他们的膝盖上，这时也最好保持面对面的姿势。理想的办法是让孩子面对着你坐在懒人沙发或幼儿椅中，把书放在孩子的前面，你的脸和身体正对着他，准备模拟动物的声音，给出关键字，指着图画，给出提示点，提供声音效果。如果是"大腿椅子"游戏，孩子可以面对着坐在你的膝盖上。成人坐在地上，孩子躺在成人腿上或两腿之间的地板上，这些姿势非常有利于眼神交流、社交游戏、手指游戏，以及伴随轻微身体活动的唱歌和日常活动。这些姿势还适合做"爬行手指""小猪去超市""躲猫猫""拍手帮腔游戏""绕着花园转啊转""肚子抓痒"和"拇指人（手指游戏）"。

小桌子很重要。孩子们常常喜欢坐在或站在小桌子旁玩拼图或弹出式玩具，那么成人就可以坐在桌子对面的地板或小椅子上，与孩子面对面。安顿孩子坐好，让椅子支撑他／她，使孩子不容易走开。帮助孩子在位置上坐好时，需确认孩子的脚平放在地上，而且背部要有支撑（大腿、膝盖及脚踝处于90°位置）。椅子合适时，孩子会觉得更舒服，而且坐的时间更长。椅子两侧有扶手，有利于孩子稳定地坐在椅子上。但是，请不要用安全带将孩子固定在椅子上。我们希望孩子因为喜欢这个游戏而自愿坐着。如果孩子不愿意固定坐着或站着，那么孩子能够为他／她喜欢的游戏坐着就成了他们的学习目标（这是 ESDM 课程核对表上的项目，参见附录一）。

参与到孩子的游戏当中，这样你在孩子心中就成了游戏的组成部分，这需要与孩子有敏感的接触。我们想要加入孩子的游戏中，但是所采用的方法不可降低孩子的积极性。一旦孩子对我们比较熟悉，我们就可以更灵活地参与到游戏中。然而，开始的时候，孩子要么对我们的存在保持警惕，要么对此毫无察觉。成人要敏锐地观察孩子的提示，调整自己在游戏中的参与程度，最大程度降低不适感。我们希望我们的存在可以增加孩子的舒适感，帮助孩子更容易达成目标或使游戏更具趣味性，以增加孩子对游戏的积极性，从而构建我们存在的强化值。

观察和评论

你要在孩子的面前，在孩子感觉舒服的范围内，尽可能地靠近孩子。然后，饶有兴致地看着孩子，发出一些简单的词语和音效，同时以自然而赞赏的姿态点头、微笑，表明你的存在及关注。带着生动的感情，用适合孩子语言水平的词语或短语来描述孩子的动作。注意增加音效。观察孩子的目标，并用词语予以描述。用这种方法开始，会使你的存在不会带来任何不良效果。描述孩子的游戏（不干扰或改变孩子的注意力）有助于维持孩子对游戏的注意，同时为他们提供语言学习的机会。

积极主动帮助孩子

你亲近孩子，坐在孩子前面，赞美他，让孩子确实感到舒服，帮助孩子达成他／她的目标，而且不向孩子索要任何东西。如果孩子伸手去拿某个东西，那么就给孩子这个东西的一部分，或者把东西推给孩子。固定物品，将东西移近，打开容器，提供玩具，灵活地帮助孩子处理困难，如此，你的存在可以切实帮助他／她达成目标，你对玩具的处理也不会干扰孩子。你现在正在创造具有强化作用的正向价值。如果孩子乐意接受你的帮助，就继续做一个助人的玩伴，发表评论，赞美他／她，帮助他／她。有的玩具包装很难打开，这时你就可以予以帮助。使用自封袋或不易打开的封盖容器时，帮助孩子打开，而不让孩子失望或灰心。

前面所描述的方法为第一次治疗课程提供了各种不同的脚本。有些孩子会因你的存在感到愉快，这会促使你更加积极地参与到几分钟的互动活动中。而对于其他孩子，尤其是那些具有逃避或拒绝倾向的孩子，就需要你延长适应及促进时间，30分钟甚至更长，在后续的治疗阶段可能也需要你在每次教学开始的时候采用这种方式，然后逐渐变得积极活跃。当孩子对你的存在及你对玩具的操作做出愉快的反应时，意味着你可以参与到游戏当中了。

在游戏中扮演角色

当孩子欣然接受你的存在及你对玩具的操作时，当孩子可以自如地从你这里拿东西，并且未表现回避或谨慎态度时，你就可以更加积极地参与游戏。这个阶段可以让你证明游戏是多么有趣，你可以积极参与，为孩子的游戏添加主题，与孩子共同完成游戏。这里介绍几个技巧，帮助你成为积极的参与者。

模仿孩子

拿起相应的玩具，孩子做什么你就跟着做什么。通过模仿，你与孩子一起玩平行游戏（parallel play）。平行游戏是指你在孩子的正对面，用自己的玩具进行与孩子相同的游戏。在群体中，当孤独症儿童被模仿时，会表现出积极的反应（Dawson & Adams，1984；Dawson & Galpert，1990）。某些儿童非常精于此道，而其他儿童则希望自己控制所有的玩具。如果孩子想要你的玩具，直接给他们，你可以重新使用其他的玩具。避免在玩具上陷入"权力"斗争，只要玩就好。

另一种模仿方法是通过与孩子一起，设立共同的目标或模仿孩子使用玩具的方式，帮助孩子实现目标。如果孩子正在搭积木，你可以在孩子放下一块积木之前，在塔上加一块积木。如果孩子在玩撞车游戏，你可以轻轻地推动一辆车撞向孩子的车。如果孩子在玩拼图，你可以为他／她拼一两块。这种模仿孩子的游戏，以及一起分享孩子目标的方法，有助于建立同伴意识及互动游戏框架。

如果孩子抗议怎么办？有些孩子喜欢被模仿，喜欢共同建构，而有些孩子不喜欢你碰他／她的玩具，这种情况下你得返回平行游戏阶段。避免陷入对玩具的争夺中，在治疗早期阶段尽量避免冲突。你要尝试与孩子建立关系，使得你在游戏中变得越来越积极。千万不要做那些会导致孩子忽略或回避你的事情。冲突不可避免，如果发生冲突，应设法在问题行为出现前尽快解决。成为孩子的合作者，建立合作关系，可以很快帮助你为孩子提供更好的新机会。玩游戏时要做陈述，制造生动的声音及物品效果，用有趣的方式给予评论，吸引孩子的注意力。

为游戏"添砖加瓦"

最后一个获取游戏角色的办法是增加一些使游戏变得更加有趣的事物。如果你们一起搭建火车轨道，你可以添加一座桥。如果你们在建塔，你可以将你自己的塔撞倒（不可破坏孩子的塔）。如果你在开自卸车，你可以往车上装东西。如果你正在按压橡皮泥，那么可以加一个"擀面杖"。精心准备游戏，保持游戏的趣味性及新颖性，以延长你和孩子共同玩游戏的时间。

设法变得更加活跃

一旦孩子不再心存疑虑，愿意接受你成为有趣的玩伴，你就能够在游戏中变得更为活跃。这种转变所需的时间常因人而异。有些孩子可能需要更多环节的游戏课程，才会与你相处得足够舒适，然后你才可以变得更加积极。在这个阶段中，你需要为游戏提供两项技术支持——控制教学材料和轮流操作，如此才能更多地参与和控制，以利于你将教育融入游戏当中。

控制教学材料

当孩子选择玩具，开始游戏时，把余下的玩具拿过来。他们可能会玩拼图、球、火车轨道、马克笔等。把玩具放在你这里，孩子需要的时候递给他们，这样你就可以有力地掌控游戏，从而确立你的关键性地位。这是一大进步，所以要确保毫无保留地给孩子玩具，直到孩子在任何情况下都能够完全接受你对玩具的控制为止。

轮流游戏

轮流游戏包括传递玩具和独立完成游戏步骤。但是"轮流"游戏比我们前面所谈到的游戏更具侵入性。在这之前，通过你先前所完成的所有平行游戏和玩具传递，让孩子做好准备。若孩子正在一个人做游戏，"轮流"游戏就可以开始了，例如：用锤子敲击迷宫球，用记号笔做记号，摇沙球等。等孩子玩 1 ～ 2 分钟之后，就说"轮到我了"，然后快速地进行轮替：伸出你的手，接着迅速拿玩具，照着孩子刚刚的玩法，然后，再非常快速地把玩具还给孩子，说"轮到你了"。当然，当你玩的时候，要描述你的动作。

这种物品轮流活动很有必要，但容易和孩子产生对物品的争夺。刚开始，必然存在一定程度的争夺，如此，可以让孩子明白玩具可以很快归还。如果孩子不肯把玩具给你，可以递给他／她一个替代品做短暂的交换，让孩子意识到被你拿走的玩具很快就会归还。临床医生需要对此进行评估，如果孩子把玩具留下或拒绝继续互动，这并非一筹莫展的境况，可以恢复到低干扰性的合作模式，重新建立互动的基础。然而，如果前述步骤缓慢进展，孩子很可能喜欢你及你玩的玩具，如此，你就可以在愉快的情况下进行"轮流"游戏。在游戏中频繁进行轮替是教新技能的关键，接下来我们会继续讨论（注：不可通过"轮流"游戏拿走东西或结束游戏，这是对孩子的惩罚。如果有些活动需要结束，那么得在"全部完成"或"做完"的时候结束。如果你请求轮流游戏，也要给孩子多一次机会）。

互动游戏：教学框架

互动游戏即由两名同伴参与合作的各项活动（Bruner, 1975, 1977）。参与者可以彼此模仿，一起搭建模型，或者轮流参与，他们共同完成这个游戏。互动游戏的流程可以作为 ESDM 的教学框架，同时互动游戏中的社交元素则是最丰富的教学手段。在互动游戏中，搭档们彼此观察、模仿对方，互相交流，共同分享微笑与快乐。开始通常以简单的游戏开场，渐渐地，大家就开始欢笑。游戏目标也可能是一系列的动作，比如：一起搭建一座高塔，在轨道上开火车等。

互动游戏的不同阶段

目前为止，我们仅讨论弹跳、搭建、拼图等简单的游戏活动。对于互动游戏，我们主要讨论整个游戏的各个环节。在 ESDM 中，我们一般将互动游戏的流程分成以下几部分。

（1）暖场阶段：包括第一个共享游戏活动建立之前所进行的活动，即游戏情境。

（2）主题环节：孩子与成人们参与事先讲明规则的游戏，可能是以物品为中心的游戏，比如：搭积木、舀水、蜡笔涂画；或者是社交游戏，比如：唱歌、随音乐跳舞和捉迷藏等。

（3）拓展阶段：在主题游戏的基础上，通过适当的变化来保持游戏的趣味性或展现游戏的不同精彩玩法。在不断重复的过程中，也会不断地发现越来越多包含技巧的地方。变化与拓展活动使成人更多地去帮助小孩提高专注力、灵活性和创造力，同时发现更多需要技巧的地方。

（4）结尾阶段：这是最后一个环节，当大家的注意力开始下降或游戏已不具备教学价值时，则该将东西归位，然后过渡到下一游戏。其实结束是一个活动到另一个活动的过渡阶段，往往伴随着时间与空间的转换。将此前游戏的物品归位，然后选择并开始另一个游戏，这样就完成了不同互动游戏的轮替，即从一个游戏结束到新游戏的开始。

ESDM 治疗包括一系列的互动游戏，一般从问候开始，然后进入各种不同类型的游戏，可能有些游戏更加活跃，有些则需要坐在桌前，有些更专注于物品，有些则是社交类游戏，最后以问候环节来结束整个治疗过程。

互动游戏中的教学

在以下三种互动游戏情况下需要教学：①成人对孩子的主动性做出反馈时，如成人提供一个示范、一个单词、一个姿势或一些其他的暗示，以此作为儿童行为的刺激因素，接着孩子需要做出行为反应；②在提示过程中，必要情况下，要确保孩子对前面的刺激因素以目标行为做出反应；③在孩子做出反应之后，给出积极的结果。这三种行为属于教学行为，将会教授每个目标中相应的学习步骤。

教学始于你对孩子的主动行为做出回应。孩子可能会从走近某些玩具并伸手去拿开始。在这个时候，非常普遍的教学做法是将玩具递给孩子，同时对玩具命名（语言示范），然后等待；或者在把玩具递过去之前，激发孩子的目标性交流行为（儿童沟通目标中指定的内容，如指向、单词、短语、发声和凝视），作为孩子沟通行为的强化物。如果有许多玩具零部件，你可以用其他零部件重复进行沟通交换及教学活动。

下一步，应用孩子手中所持的玩具和他／她进行互动游戏。为游戏设立主题，这个主题可以成为认知、模仿、游戏和运动目标的平台。你可以跟随孩子的行为，然后采用其中一个物品，根据孩子的学习目标设计目标行为，等待或提示孩子跟随你的示范，掌握目标技能。一旦孩子完成示范动作或指示动作，他／她就可以获得这个玩具，并且有机会照自己的想法来玩（强化执行关键动作）。接下来，进入另一轮教学，重复同样的技能或模仿其他目标行为，所有这些活动都要符合孩子的目标，并且在游戏中充分练习这些目标行为。

这种模式在拓展阶段还将继续，直到孩子的兴趣开始减退为止。两个成人用同样的玩具一起玩耍，将其他目标行为和（或）玩具融入游戏中，继续教学，使游戏丰富多彩，以进一步发展游戏主题，练习其他目标行为，并回到最为喜欢的模式。

互动游戏具有几种不同的模式，包括前面所列举的基于物品的游戏、感觉社交游戏、打招呼（"你好"和"再见"）游戏、整理及吃小零食。以下将讨论这些模式，以及其他的互动游戏。

基于物品的互动游戏

基于物品的互动游戏中，玩具等物品为游戏提供了主题。孩子和成人的动作围绕物品进行，社交元素通过之前所描述的方法融入这些动作中：模仿、轮流、材料管理、主题、变化等。在以物品为基础的互动游戏中，社交层面极为重要，包括贯穿游戏始终的凝视及沟通等社会互动。这些游戏为共同注意力的培养提供基础，共同注意力是指两个人互相分享各自对物品的喜好、关注及喜悦。儿童通过给予、分享、展现及指向物品，交替注视物品及玩伴，抬头对玩伴微笑，来表示他们对共同注意的认识（Mundy, Sigman, Ungever, et al, 1986）。年幼的孤独症儿童中，共同注意力的发育明显延迟。由于共同注意力是语言及社会发育的重要基础，在ESDM中，我们的物品互动游戏会强调共同注意力的培养（Mundy, 1987；Charman 1998；

Howlin，2003）。

互动游戏包括所有我们在此之前讨论过的相同技能，另外还包括精心设计游戏及游戏之间的过渡。在计划阶段，一边跟随孩子的游戏引导，一边用简单的语言命名物品、动作及关系来描述游戏。在你和孩子设立游戏主题的时候，与孩子进行游戏轮替，或者交换玩具，或者用双份游戏玩具，或者示范新的动作，并且让孩子跟随、模仿你的动作，或者你模仿孩子的动作。这些轮替行为即社交沟通行为，能够培养将注意力从物品转移到人再从人转移到物品的能力——共同注意力。这种注意力的转移在以物品为基础的互动游戏中频繁出现，每分钟可达数次。当一种游戏主题或动作结束后，可转移到游戏设计阶段，有时做新的示范动作，鼓励孩子模仿（第七章会具体讨论有关模仿和游戏的内容）。游戏的主题及变化的质量允许你精心设计游戏，以教授更多的目标，使孩子的注意力维持更为长久。如果孩子对这些材料的兴趣逐渐消退，或者你已实现你所期望的结果，可通过整理阶段转移至另一种新的玩具，开始另一种互动游戏。

关注玩伴的互动游戏：感觉社交常规游戏

在互动游戏环节，我们已经提到"感觉社交常规游戏"的概念。在感觉社交常规游戏中，每个玩伴的注意力都聚焦在另一个玩伴身上（在以物品为基础的互动游戏中，注意力聚焦在物品上），互动及参与的快乐占主要位置。感觉社交常规游戏是二位一体（玩伴和自己）的互动游戏，而物品为基础的互动游戏则是三位一体（物品－玩伴－自己）的互动游戏。二位一体的感觉社交常规游戏中，两人采用交互的方式参与游戏：轮流，互相模仿，用语言、肢体动作和面部表情沟通，从事各自的活动。在感觉社交常规游戏中，物品是附属品，游戏的主题是社会交换。经典的感觉社交常规游戏包括：大腿椅子游戏，如"躲猫猫""猫和老鼠""高贵的约克公爵""小马走的路"；伴随动作的唱歌游戏，如"小小蜘蛛"和"巴士的轮子"；地板唱歌游戏，如"摩托艇"和"绕着花园转啊转"；手指游戏，如"爬行的手指"和"绕着花园转啊转"；运动游戏，如"开飞机""荡秋千""追逐嬉戏"和"捉迷藏"。

基于物品的互动游戏重点在于物品上的平行动作，针对物品进行沟通，共同注意物品，轮流使用物品；而感觉社交常规游戏则是将孩子的注意力吸引到玩伴的面部、声音、身体运动及肢体动作。这些游戏中有许多与人际关系发展干预（RDI）（Gutstein & Sheely，2002）、DIR／地板时光疗法（Greenspan，Kalmanson，Shahmoon-Shanok，et al，1997）的游戏相似。不过，这些游戏独立创作于丹佛模式发展的早期（Rogers, Herbison, Lewis, et al, 1986；Rogers & Lewis, 1989），远早于我们第一次接触 RDI 或 DIR 模式的时间。

感觉社交常规游戏所要达到的四个主要目标：

• 让孩子注意到其他人的社交沟通提示，尤其是眼神接触和面部，也包括肢体动作、姿势、预期动作和面部表情。

• 提高孩子对面部表情的认识及面对面与他人分享表情的能力。成人可以分享微笑、扮鬼脸，为各种各样的游戏添加声音效果和表情，让孩子的注意力集中在你的脸上。

• 增加孩子的沟通机会，主动发起和回应，通过眼神交流、面部表情、动作、声音、说话继续社会互动。

• 使孩子的兴奋度、状态、注意力最佳化。感觉社交常规游戏可以使处于消极状态的"疲惫"孩子兴奋起来，还可以使过度活跃和兴奋的孩子安静下来。感觉社交常规游戏可以改变孩子的情绪，安慰沮丧的孩子或让走神的孩子集中注意力。

感觉社交常规游戏有助于培养社会定向和沟通能力

感觉社交常规游戏让孩子了解他人的身体及面部能够"讲话"，并构成了沟通的重要资源。因此，在感觉社交常规游戏中，关键是要让孩子面对成人，处在合适的位置，以利于他／她注意成人的面部表情和姿势。让孩子面对着你坐在你的大腿上有助于面对面交流；也可以让孩子坐在小椅子上，而你坐在他／她的前面；或者孩子面对着你，坐在懒人沙发里；或者坐在大球上使他／她弹起来，你也可以坐在球上或站在前面，这些方法我们前面均有讨论。

感觉社交常规游戏教孩子有目的地进行社会互动，包括主动发起、维持及终止三个方面。有目的的沟通包括双方的肢体动作，如凝视、姿势、面部表情和发声，也包括说话。在感觉社交常规游戏中，大人设计有趣的活动，直至孩子参与进来，然后暂停，等待孩子示意他们继续。刚开始，孩子的示意信号可能相当不明显，包括看、伸手、发声、眼神交流或其他一些动作。然而，这种信号代表孩子的"转变"，成人应当予以回应，继续游戏。成人首先要从孩子的简单、单一的非语言沟通中提取信息，如凝视、手势或有意图的发声。接下来，孩子将这些信号组织成完整的沟通，即直接凝视的同时伴有动作和发声，继而进一步形成类似的语言及话语。许多孩子可以通过简单的感觉社交常规游戏进行沟通。有经验的治疗师，平均每 10 秒就能够带领孩子实现有目的的沟通或其他社会行为，甚至比基于物品的互动游戏更频繁。

在启动及继续游戏过程中，孩子积极参与是关键，以便于实现感觉社交常规游戏的潜在价值，从而为实现沟通和社交目标提供强有力的教学活动支持。

通过感觉社交常规游戏完善学习中的注意力及兴奋度

成人在感觉社交常规游戏中经常使用触摸、运动和节奏等，这些都将对孩子产生影响。一般而言，缓慢、安静、平静和有节奏的运动与模仿都会使人安静下来。通过实验，观察孩子被触摸时（如紧紧地熊抱、深度指压、挠痒、头部和背部揉搓、跳跃、游泳、伸展、弹跳等）的反应，了解对于特定的小孩而言，哪些行为对他构成刺激，哪些行为构成安抚。最终找到安抚与刺激他的游戏。如果这些概念对于他们很陌生，或者孩子们对你的努力并不配合，团队中的职业治疗师将提供很大的帮助。这些治疗技巧旨在帮助孩子获得并保持一种比较理想的学习状态，这是 ESDM 中治疗行为的重要方面，同时也是衡量治疗技巧的重要项目。

感觉社交常规游戏中的物品使用

感觉社交常规游戏中，通常不使用任何物品。不过，有时候物品很有帮助，能将小孩的注意力吸引到成人身上，尤其适用于那些还不习惯身体游戏的孩子。成人可以用泡泡、气球、风车，或类似的物品制造令人激动、有趣的效果，让孩子的注意力集中到成人面部，有助于维持二位一体的感觉社交常规游戏的精彩性，也有助于共同注意和共同注意行为的发育。

举个例子：治疗师丽莎和 18 个月患有孤独症的罗比，此时正认真地看着感觉社交常规游戏中的玩具盒。丽莎拿出一个气球。她说"气球"，然后把气球吹开，并放飞到空中，罗比感觉很高兴，于是她再拿一个气球，重复前面的过程。每次重复的时候，丽莎便等待罗比观看，并露出期待的表情。丽莎把气球放到嘴边却不吹，罗比看着她，充满期待，做出吹气球的嘴形。丽莎立刻说"吹"，于是开始吹气球，每吹一次，便停下来与孩子进行眼神交流，建立孩子的期待心理。游戏重复数次之后，丽莎再一次把气球吹满，一边引诱一边递给罗比，但并不放开，然后慢慢地说："准备，放飞！"气球飞了。待她第三次这样做的时候，在说"放飞"之前先等待一会儿，等到罗比说"放飞"，丽莎这才把气球放飞了。这时，罗比跑过去抓气球，并把气球拿回来放在丽莎伸出的手中（丽莎很确信他不会把气球塞到嘴里）。丽莎抓着球，看着罗比，等待着罗比的反应。他对着丽莎微笑，进行眼神交流，做出吹气球的动作。丽莎再次把气球吹开，然后游戏又开始了。

为何说这属于感觉社交常规游戏而非物品游戏呢？成人用物品来营造令人兴奋的效果，同时，孩子频繁地发出交流信息，努力注意成人的面部、声音和身体。孩子并不直接操作物品，他们与物品的沟通仅仅局限于从成人手中拿取和还至成人手中。大部分孩子的注意力会放在成人身上。有时候，以物品为基础的游戏和感觉社交常规游戏的界限并不那么清楚。重要的是游戏本身所包含的强烈的社会性。

注意：使用物品的时候，要将孩子大部分的注意力保持在你身上，而非只关注物品，这一点至关重要。也就是说成人必须始终掌控这个物品。即使孩子要求拿物品，你依然要控制物品，一边玩一边给孩子看，这样才能让孩子的注意力维持在你身上。将孩子的要求作为让你操作物品而非将物品传递给他的要求。

感觉社交常规游戏中并不轮流使用物品，相反，这个过程是孩子与成人分享微笑及其他交流动作的过程。一旦孩子对游戏感兴趣，成人立即停止，等待孩子与成人沟通他们想继续游戏的想法。如果孩子积极地拿取物品，那么这种交流就开始变得消极，这时应改变游戏项目。

开始新的感觉社交常规游戏

第一次引导孩子玩新的感觉社交常规游戏时，成人需要反复多次开始和停止游戏，只有这样孩子才能知道游戏规则及期待的目标。引入新的游戏时，孩子不会马上感兴趣，开始可能会充满疑虑或心神不安。尽管孩子看似不积极，仍有必要快速重复游戏3次，以深入诱导孩子接受游戏。几天后，孩子会认为游戏变得越来越有趣。不过，如果孩子明显感觉不自在或强烈反对，就应当停止游戏或做些改变来消除负面的体验。需注意观察微小的负面信号，比如：快速眨眼、焦虑的眼神、积极性受挫、吃惊、沉默与回避、身体逃避，以及寻找父母等，所有这些信号都暗示孩子处于不自在的状态。如果你看到这些负面信号，应当立刻减少刺激的强度。在3次示范之后，如果每次负面信号都没有减少，则应停止当天的游戏。在接下来的几次活动中，再做尝试，不过需要更加精心地设计游戏。如果孩子持续表现消极的情绪，那就只好停止，去进行新的游戏。

感觉社交常规游戏中的轮换

感觉社交常规游戏中，两个参与者之间有许多交流或轮换，这与以物品为焦点的互动游戏不同，这里的轮换只包含社交或沟通行为。孩子需要成为积极的社交伙伴，进行来回多次的要求、继续、模仿或暗示之间的轮换。让游戏充满互动性，游戏中每个参与者都积极地回应对方，孩子大约每隔 10 秒就传递某些社交或沟通行为。

与其他游戏中成人来取悦孩子而让孩子被动地观察成人不同，整个游戏中，成人和孩子之间通过动作、姿势、眼神交流、声音、语言或其他动作来反复进行交流。这种双向互动性相当平衡。谨记这个游戏的目的，是让孩子注意成人的面部和身体，并与孩子进行沟通，表达开始、回应或继续感觉社交常规游戏的意图。成人通过开始、停止或持续等待，给孩子提供交流性轮换的机会。

建立孩子的游戏体系

我们希望建立孩子的感觉社交常规游戏体系。一旦孩子掌握某种游戏中的一组社交技能，我们就会开始另一个游戏。尤其需要重点开发伴随简单手势的唱歌游戏，因为这里包含程序化的语言、共享的社交内容及动作模仿。当孩子安静地坐着或躺着约 1 分钟时，一旦发现孩子开始看着你，你就给他唱歌并伴随肢体动作。可以使用电子设备播放歌曲，用以强化肢体动作，如果孩子感兴趣，就多放几遍。每次治疗环节中都重复这首歌，直到它们成为孩子熟悉的快乐源泉及参与活动为止。然后，播放一首新歌。在干预阶段前 12 周建立的目标包含孩子喜爱的 10 ～ 12 个不同感觉社交常规游戏库，孩子可以交流和积极参与这些游戏。

基于物品的互动游戏和感觉社交常规游戏的交替

在 ESDM 治疗环节，我们在以物品为基础的互动游戏和感觉社交常规游戏之间交替进行。以物品为基础的游戏为认知技能、模仿、交流、语言、运动技能及玩具游戏技能提供教学平台，而感觉社交常规游戏则注重于社交技能、交流、语言技能和模仿技能。感觉社交常规游戏带领孤独症孩子进入社交世界并享受社交的快乐，调节孩子的兴奋度，让他们将注意力集中到成人身上。感觉社交常规游戏是这个干预模式里极其重要的组成部分，有些与年龄相适应的感觉社交常规游戏适用于所有的孩子（包括年长和高功能的学龄前儿童），需在每个治疗时段（如生日聚会游戏）加以应用。

其他常规的互动活动

还有许多其他的互动活动没有在上文讨论，比如：开始和结束游戏、吃点心、打扫卫生和转换活动。这些并非经典的游戏活动，所以也不能将其直接转变为互动游戏形式。不过，这些活动在学前教育和家庭生活中相当重要，随着时间的推移，这些活动将成为教学活动中非常重要的互动游戏。

"你好"和"再见"

治疗环节需以问候开始和结束，问候活动也是互动游戏的组成部分。在第一次或第二次课程中，这些活动仅用来获得孩子的注意，比如：招手说"你好"和"再见"，并提示孩子挥手回应。不过，这些活动很快就可以细化为系列的活动，包括：坐下，脱鞋子和袜子，把鞋袜放在小箱子里，招手和说话，或者用问候歌和模仿动作来唱"你好"，这些活动也许可以带领孩子进入感觉社交常规游戏。"你好，再见"及书本游戏可以为学龄前教育中的圆圈教学（circle teaching）活动提供准备。如果孩子即将进入幼儿园，有必要将幼儿园中的"圆圈教学"活动加入到治疗计划中，为学前教育转型提供有力支持。理解性语言目标也很容易加入到问候活动中，比如：发出"坐下""站起来""击掌""脱鞋""穿袜子"等指令。包括问候及关注另一个人在内的社交目标也需要借助"你好，再见"的常规流程实现。

享受点心

对于绝大多数孩子而言，吃点心是一项极好的交流活动，对于强化孩子心理活动具有很重要的价值，而对于刚刚开始接受治疗的孩子，你可以让他们的话题很快谈及点心。在下面的 ESDM 练习中，我们把食物作为活动的主线，也就是说，治疗师与孩子们面前都放着食物，他们在一起倾倒和搅拌，甚至用手指或汤匙、叉子来共同享用点心和饮料。在此过程中，你可以服侍小朋友，也可以让小朋友服侍你。然后，用一个词概括说明活动中的每个步骤。通过索要餐巾、叉子、盘子等有针对性地复习理解性语言。通过不同的餐具使用技巧来展现良好的动作技能。采用孩子们可以模仿的肢体动作，比如：当吃饭或喝水时，发出"好吃极了"和"啊"等感叹。

一旦孩子们懂得了用语言或象征性的动作来表达内心需求，食物的作用就会下降，但它仍可以发挥其他的功效。比如：将动物玩偶等加入到吃点心活动中，可以通过扮演动物吃饭及发起玩偶茶话会，使食物成为话剧表演中的重要组成部分。而如果你增加了多步骤烹饪和食物准备活动，那么吃点心也会成为复杂且有趣的活动。对于大龄学前儿童来说，食物还可以帮助他们培养恰当的生活能力，比如：打扫卫生、收拾桌子、倾倒、搅拌、用刀涂果酱和切菜等。

整理活动

每次活动后，都需要将物品整理好并收拾干净。整理的环节很重要，因为整理的最初目的是让空间相对宽敞，这样你在开展活动时，可以保证孩子的注意力不会被其他东西吸引。开始治疗的时候，治疗师整理物品，无非就是把这些东西放到一个更大的箱子里，然后移到一旁。当孩子们开始乱动周围的东西时，你就得快速地把东西收好，才能保证新活动的顺利进行。

整理的另一个目的是增加活动的难度，为你提供更多的教学机会。先打开箱子，把东西放进去，再把箱子盖起来，然后搬到存放的地点。可能需要根据形状或颜色对物品分类。每一次这样的活动都将提供一次语言教学机会，同时训练认知技巧，包括分类、配对、轮流拿取和角色分享。在将物品放进箱子时，可以让他们练习数数。语言练习会自然地穿插在整理过程中，比如："把积木递给我""把锤子放到箱子里，然后把箱子搬到书架上""绿色的放这边""按照标识放到书架上"等。整理的过程也是训练分类和配对的自然过程，而对于部分治疗师而言，"创意包装"则包含着很多分类和配对的概念。各种认知配对活动都可以通过整理活动实现：物品分类（盘子放这里，汤勺放那边）；识别颜色（将彩色盖子盖在橡皮泥容器或记号笔上，然后将它们合起来）；识别代表物品的图片（用图画标记容器或盖子：钢笔在这边，铅笔在那边；圆形木块在这边，方形木块在那边）；区别大小和形状（大的动物在大盒子里，小动物在小盒子里）。

整理的第三个主要目的是锻炼时间排序及规划能力。整理包含时间排序——首先这个，然后那个；我们首先整理，然后开始新的游戏；我们首先把物品放在箱子里，然后把箱子放在架子上。在时间排序中，我们告诉孩子未来时间的概念："我们整理好积木后该干嘛呢？""下一个是什么？手工还是三轮车？""你想拿橡皮泥做什么？""今天你想读哪一本书？""我们要不要给这个孩子洗澡？"这一类的口头期望可以让孩子想象未来的行为，并制定相应的计划。整理过程可以在整个教学过程中为下一个游戏计划提供机会。孤独症儿童非常关注当前的情况，当他/她的注意力被视觉或听觉刺激吸引时，就会从一个游戏转到另一个游戏。整理活动要求孩子抑制将注意力跳跃、转移到其他东西上的冲动，让他们等待并为当前的认知计划努力工作。如果孩子明确表达了想要进行另一个游戏的欲望，那就让他/她把新（游戏）目标牢记于心中或记在工作备忘录中，同时将他/她的思绪带回来，继续完成整理工作。

　　这种牢记新目标并为之等待，同时完成其他活动的行为，需要掌握非常特别的认知技能组合——执行功能技巧，这是非常复杂的心理技能，包括牢记目标及为达到新目标而安排一系列行动步骤（Russell，1997；Hughes，Russell & Robbins，1994；Pennington & Ozonoff，1996）。执行功能技巧由额叶调控，而孤独症儿童的额叶通常受到影响，尤其是年长的儿童（Ozonoff，Pennington & Rogers，1991；Griffith，Pennington，Wehner，et al，1999）。整理过程中所包含的基本序列涉及关键的执行功能技巧：制定目标、工作记忆、目标形成和定势转换。

　　在收起玩具时，整理过程还提供了复习刚刚发生的行为序列的绝佳机会："我们刚刚拿卡片做什么呢？""首先给它涂颜色，然后把它剪成一片一片，再涂上胶水，然后撒上亮片""现在它们正在变干"，这就为孩子提供了描述的方法，这样他／她就可以和其他人分享。

　　整理的第四个目的是促使语言成为自我调控的手段。整理过程中，成人应用语言进行自我调节，为孩子做示范。用简单的语言伴随每个步骤：首先这个，然后那个；做完这个，再做那个。成人为孩子提供一个脚本，孩子可以随后学习，并将之用作自我调节和计划的手段，这就是内化语言的重要功能。

　　整理的最后一个目的是为希望回归家庭或进入幼儿园的孩子做好准备。在集体教学状态中，整理是游戏与游戏间过渡的重要环节，在这当中，期待孩子在一定程度上独立执行整理功能。在治疗环节中，我们通过培养孩子适当的整理能力，开始下一个环境的教学。

整理能力的学习

　　整理是一项复杂的活动，在重复的治疗环节中进展缓慢。对于一个刚开始接受治疗的孩子，在孩子观看或"忙碌"的过程中，整理步骤通常由成人来执行，快速地挪走玩具等物品，为走开的孩子清理出空间。这是整理教学的第一步骤。整理的第二步骤，涉及那些已经学习了足够的治疗课程，且对治疗节奏比较适应的孩子：一起从这个游戏转换到下一个游戏。治疗师现在期待孩子能够在整理活动中完成一个或多个步骤，比如：将几样东西放进容器，将盖子盖到盒子上，或者把容器放到架子上。治疗师通常先做示范，然后把东西递给孩子来完成，必要时可再次示范提示（这就是模仿操作物品的任务）。在这个阶段可以用一些关键语言来强调"整理"这两个字："整理时间到了""我们开始整理吧""请帮忙整理噢"，标志活动的开始。治疗师也可以用简单的语言叙述整理活动，该语言应符合孩子平均的句子表达长度，比如："放进来""盖盖子""滚进来"。这是三个经典的描述性短语，但我们想强调的是，整理的更通俗定义是收拾物品，而不管是什么物品。所以通常在游戏快结束时，先让孩子来完成其中的一些步骤，然后由治疗师完成剩余的步骤，这样孩子就能够看到整理的步骤，最终帮助治疗师将东西收起来，放在架子上或抽屉里。

整理过程的安排

尽可能地将架子上或选择区域的材料打包放在袋子或容器里。把包装好的材料递给孩子。在打开包装的过程中，孩子可以事先了解整理步骤及材料的组成情况。如果你第一次打开包装，那么重新包装意义就更大了，可以使整理过程少了成人引导及一些人为要求，多了游戏及材料的本质方面。

通过链锁法教授整理过程

整理属于多步骤的活动，类似穿衣、洗手和上厕所等活动，可以采用与其他多步骤游戏同样的办法进行教学。如果孩子有一定的注意广度，我们可以在整理的一系列过程中让孩子部分参与（Ferguson & Baumgart, 1991）。"部分参与"可以是带着孩子经历每一步的过程，提示他／她在每一步中执行的动作，采用由低到高的等级提示方法，让孩子参与到每一个步骤中。如果有很多东西需要整理，如果孩子注意力非常短暂或缺乏跟随示范、模仿操作物品的技能，如果孩子实在很想更换游戏，我们可以让孩子只执行其中的几个步骤。对于不能足够长时间地停留在整理阶段来完成部分参与和正向链锁的孩子，可以采用反向链锁的方法或通过由高到低的提示来教授相应的序列。

注意强化物

需谨慎考虑整理过程的强化物。整理过程并非首选的游戏活动（尽管有些孩子喜欢将材料放进容器中，有些步骤可能包含内在的强化作用），非首选的游戏活动需要外在的强化物。整理的外在强化物为新游戏选择机会。已经了解整理活动的孩子，他们知道整理活动之后会有下一个游戏选择，所以对新的有趣游戏的期待可以促进整理活动的进行。不过，对于那些不够熟悉整理活动的孩子，必须帮助他们建立这种联系。治疗师需要通过孩子的选择激发孩子进入下一个游戏的积极性。当孩子完成一个整理步骤时，治疗师可以将新游戏的材料放在手中或孩子刚好够不着的地方，如此，孩子就表现出来对新物品的期望，并且这种期望得到强化，进而促进整理活动的进行。这里举个普利马克（Premack）原理的例子：一个更有趣的游戏紧跟在相对不那么有趣的游戏之后，可以为后者提供强化作用。"首先整理，然后……"这句话可以强调这个关系。

活动转换

　　整理活动开始于一个游戏向另一个游戏的过渡过程中。在之前所描述的情景中，孩子做好准备迎接新的游戏，而成人则在旧、新游戏中穿插整理活动。一般情况下，我们希望孩子在做不同游戏时可以转换场地。有的游戏在桌子上进行，有的在图书角进行，有的在"你好，再见"情景下进行，或者在地板上做身体活动。我们希望孩子能够独立走动，而不需要引导。如果带领孩子从一个地方走到另一个地方，往往表明孩子不知道自己要往哪里走，以及为什么走向那里。能够独立且以一种目标导向的方式穿过特定的空间，表明这个孩子有目标，知道他／她要往哪里走及为什么，从心理上已经进入游戏中，准备好参与游戏，并向你学习。

　　治疗师为治疗活动设立节奏，孩子从中知道在哪里开始游戏。美术活动通常在桌子上进行，球类游戏在运动区域进行，读书游戏在懒人沙发处进行，"你好，再见"游戏在门口的凳子上进行。孩子经过特定空间应与这些游戏活动的转换有关。如果孩子选择美术箱，治疗师可将箱子放到桌子上，并让孩子帮忙抬箱子。这样就可以把孩子带到桌子旁。或者，孩子选择了美术箱后，治疗师说："我们一起去拿箱子。"然后把箱子放在桌子上，这样孩子就跟随物品坐在桌子旁。这两个例子中，孩子自己挪到桌子边，并开始做游戏，物品成为游戏过渡的"磁石"。如果孩子已经历了一定时间的治疗，孩子可能会选择美术箱，把物品搬到桌子上，让他／她自己坐在桌子上，不再需要进一步的提示，这就是整个过渡的过程，也是我们此刻所希望看到的结果。

注意事项

　　以下情形表明孩子未独立参与游戏的过渡：成人带领孩子从一个地方到另一个地方，成人把孩子放到座位上，而不是他们自己坐到座位上，或者成人抱起孩子走动。还有一个情形表明孩子未在心理上参与游戏的过渡：成人让孩子坐在一个空桌子前，孩子坐着、等着，不知道将要发生什么事情。应尽量避免把孩子放在空桌子前，应让孩子清楚知道游戏材料及选择，这样孩子才能了解应该期待什么，即将进行的游戏也就可以激发孩子的积极性。

重复性游戏中的过渡

　　有时候孩子不想更换游戏，这样游戏过渡就面临不同的挑战。有时候孩子会从重复性游戏中获取很多乐趣。什么时候停止这个游戏，什么时候进入下一个环节？

当你想不出任何其他方式可以让这个游戏成为学习活动，或者你无法忍受再做同样的游戏时，你可以进行下一步。虽然我们尽可能让他们轻松地过渡，孩子们仍可能因为强制性的过渡感到难过。不过，可能出现的失望并非阻止游戏过渡的理由。我们的工作目的并不是让孩子始终保持开心，而是教他们游戏的目的。对于那些注意范围广，可持续长时间重复游戏的孩子，或者那些不容易转移注意力的孩子，灵活地进行游戏转换是非常重要的目标。注意力转换的灵活性是一种认知技能，而孤独症儿童中，如同执行技能一样，这项技能常常受影响。在别人的要求下，学会转移注意力对我们所有人来说都至关重要。

如何帮助具有抗拒心理的孩子过渡

如果孩子对更换游戏和材料相当抗拒，通常可采取以下教学步骤。

（1）停止参与游戏，这样社会注意力不再继续强化游戏。

（2）努力让游戏索然寡味。如果重复活动包含的玩具含有许多组件（如建积木塔或将圆环挂在挂钩上），把剩余的组件收走，这样就只剩下一两块组件，使得游戏缺乏趣味。

（3）在孩子的视野中引入其他一两种游戏，正对着孩子，吸引孩子的注意力，并使游戏玩具富有吸引力。当孩子的注意力转移到新的玩具时，就把玩具递给他／她，并尽力使孩子能够拿得到。

（4）当孩子拿到新的玩具时，偷偷地将前面的玩具拿走，离开孩子的视野（这并非进行整理活动的适宜时间）。

随着治疗过程的推进及一系列高度受欢迎的游戏常规的建立，帮助孩子从一个游戏转移到另一个游戏也就会变得简单得多。当然，整理过程也会成为过渡阶段的标志。

其他物品干扰问题

有时候孩子非常喜欢一种玩具，你虽然尽了最大的努力，却没能将他／她的注意力转移到另一个游戏上。如果某些玩具开始干扰治疗过程，在下一个治疗课程开始前，把这个玩具从房间移走。如果对现有的治疗阶段干扰很大，以致无法教学，应尽可能采用各种方法过渡，你可以将玩具放在够不到的地方或门外。这个时候，孩子通常会发脾气或有一阵子的情绪失落，如果控制得好，这种失落将很快过去，你可以慢慢地转回到教学上。宁可花费10分钟的时间调整失望的情绪，也不要让教学材料干扰 40 分钟。有些孩子得到有趣的新玩具后就会从失望情绪中走出来。不过，对于失望的孩子，当你开始另一个游戏的时候，他们常常会变得更加失望。在这种情形中，如果你避免提供其他玩具给失望的孩子，则可以更好地缓解失望，不过这时需要把玩具挪走，用有趣的玩具做些有趣的事情可能更好。孩子最终会安静下来，并开始注视你或你正在进行的游戏，接近你或表现出感兴趣，这样你就可以接近这些玩具了。

问题行为的管理

问题行为，即某些对孩子学习及发展的结果产生不良社会影响的行为。如何帮助孩子采用能被社会所接受，被其他人所认可的适当行为来取代问题行为至关重要。对于他们来说，我们一直谈论的教学原理及活动经验是很强的干预措施，不仅能够帮助很多孩子减少问题行为，而且可以用更加适宜的行为来取代问题行为。

在这个模式中，我们首先观察孩子的问题行为，并收集行为发生频率等方面的数据。针对有破坏性的危险行为，我们应立即请求行为分析师或训练有素的人员利用功能性评估法先评估该问题行为，然后提供正向行为对他予以支持。对于问题行为暂时不会产生危害的孩子来说，我们则倾向于采取家长训练及鼓励治疗的措施，同时持续跟踪该行为的发生频率。如果该问题行为在第一个月未明显减少，那么下一步则需要特别关注该问题行为，采取相应的阻断措施。而此时，行为分析师则会制定该问题行为的功能性评估方法及培养正向行为的管理计划。

▎积极行为支持

在 ESDM 中，针对不正当行为的治疗方法，我们主要遵循积极行为支持原理（Carr, Dunlap, Horner, et al, 2002；Duda, Dunlap, Fox, et al, 2004）。这是一种基于 ABA 原理的方法，通过强化策略，教导孩子们在有心理需求或期望表达感受时，懂得采用正规合理的表达方式。同时也可以提高他们的独立意识。20 年前，人们对问题行为主要采用强调负面结果的方法进行纠正，包括惩罚（口头批评、过度批评、暂停和反应代价）、任其自生自灭（不仅对改善行为无益，而且根据消退曲线，在该行为没有减少的情况下，如果没有干预，则会增加行为的反弹）。如今，积极正面的干预已经成为治疗问题行为的主要措施。

积极行为支持包括：识别孩子们问题行为的目的，确定正向的行为（通常是沟通行为），帮助孩子们通过这个行为来达到他们之前想要达到的目的（说"不"，而不是喊叫；要求休息，而不是跑开；说出想要更多，而不是去抢；请别人让道，而不是推搡）。一旦确定了这些新的行为，接下来老师应积极地教授新行为，且不断地在模拟环境下教育孩子执行该行为，帮助他们逐渐减少并取代问题行为。不断地强化新的行为，同时弱化问题行为，两者相结合有助于自然而然地逐步培养新的行为。

使用积极行为支持法存在两大挑战：第一，如何识别这些问题行为的目的，以及引发问题行为的环境因素；第二，如何选择替代行为，最好是在孩子既有的行为中选择，且能够比较简单、快速、有效地使用。孩子们之所以会产生问题行为，是因为这是他们能够表达自己需要或达到目的最有效的方法。所以替代行为必须要比问题行为更简单、更有效地得到强化，否则教学过程会很困难。

下面是我们在 ESDM 中管理问题行为的循序渐进的方法。

（1）根据父母的报告或直接的观察，描述孩子的问题行为，并收集行为发生频率等数据。

（2）评估是否有可能造成伤害，或者物品损坏？有的话，就马上处理。如果存在有可能对自己或他人造成伤害的行为，或者在近期有过危险行为，则需要行为分析师来完成功能评估（参考 1977 年 O'Neal 等设计的用来指导功能性评估的方法）。这种评估能够明确到底出现了哪种问题行为，以及这些问题行为的影响、强化因素和频率等。

（3）对于有严重自伤倾向或突发自伤的小孩，在评估过程中，需要邀请他们之前的保健医师参与。必要时，还应邀请熟悉生长发育方面的儿科医生一起参与。自伤或突然的行为改变往往是身体变化的一个信号，提醒我们去关注、重视和治疗。

（4）一旦行为计划出炉后，就应在实施生长发育及学习目标的教学过程中同步落实，然而这个计划需要单独执行，因为行为治疗师需要通过定期收集的数据进行回顾分析来监测行为的改变。这个计划要根据需要不断地修订，并且持续执行到成功地减少问题行为强度及频率为止。这个过程中，需要认真的监控、积极的预防，避免孩子和他人受到伤害。如果发生意外情况，则需要客观记录，必要时甚至采取调整措施。

（5）如果孩子的行为不具有人身危害性和财产破坏性，治疗师可以制定成长教学计划，该教学计划制定时还未有现成或执行过的计划。应该在每张每日数据表中的行为部分注明发生的问题行为。治疗师们需要关注这些发现的问题行为，避免在治疗过程中强化该行为。每周检查相关数据，包括父母在家中及你在治疗过程中采集的数据。如果孩子的问题行为在两种情境下都不断减少，且开始更多采用正向行为来达到目的，那么就应继续执行成长治疗计划。

（6）应至少每周一次对孩子进行跟踪。如果 8～12 周后，问题行为仍未得到改善，那么就需采用新的计划来取代原来的计划。问题行为可能会一直存在，因为这些行为能够表达很多的功能，而我们在先前的阶段评估中，并未完全予以评估。这时候就需要团队行为专家再次制定计划，并指导进一步干预。

孤独症是很特殊的异常行为，它的主要症状往往并非源于社交缺乏，而更像心理紊乱后的继发症状或相关表现。一些人表现为语言表达障碍、肌张力异常、抑郁、癫痫、严重的自虐和意向性震颤。每一种情况都需要凭借专业的知识来诊断与治疗，而癫痫或语言表达障碍则更加复杂。这就是我们建议团队需要行为学专家的原因。他们可以与其他成员一同参与评估，制定更加符合儿童需求的行为治疗计划，同时指导计划的实施。在团队中发挥专业人士的作用，使治疗计划更完整、更有重点，方便家长与治疗团队建立联系。由于无需在治疗阶段将孩子移交给新的治疗师，从而避免了由于人员不同而在评估与治疗阶段造成沟通不便。

积极关心有严重行为问题的孩子

以前，有严重行为问题的孩子由于会搅扰周围的人，通常家人、老师或他人对他们的关怀与重视会慢慢地减少。而现在，干预计划需要提供持续、高强度的积极接触，保证孩子们能够从生活及周围的人群中，得到更多正面的社会关注。帮助家长及孩子身边的人在日常生活中抽出时间，与孩子做一些不会导致矛盾或问题行为的有趣活动。在对严重问题行为孩子进行治疗的过程中，提供无条件的积极关怀与交流起着非常重要的作用，这一点也应该推广到其他干预计划中。

刻板行为

刻板行为是另一类问题行为，虽然不具有破坏性，但会影响学习与注意力。刻板行为即身体不断重复着某些行为，它会影响孩子的注意力，使他们不再关注学习，同时也影响新技能的训练与掌握。刻板行为是一种无明显效用的行为，不会给孩子带来新信息和新能量，对提高学习能力毫无益处，而且常常让其他孩子和成人对他们敬而远之，容易造成社交障碍。目前普遍认为，刻板行为其实是孩子努力尝试让自己安静下来，或者表达内心诉求的一种方式，但这种观点目前还没有得到确切的实证证据支持。

在 ESDM 治疗中，我们尝试着用更容易被大家接受的模式来取代刻板行为模式。如果这个刻板行为有针对对象，那么我们就针对这个物品，教孩子模仿一些比较符合规范的行为。我们一般这样做：我们拿出这个物品，示范期望的行为（可以接受的行为），帮助孩子模仿示范的行为，然后强化孩子的模仿，这其实与没有刻板行为时，我们学习其他方面类似。

我们希望，对于这些孩子来说，相比单纯地执行刻板行为，应为他们提供更多强有力的强化物。由于刻板行为是孩子的行为目标，可能没有其他的行为内在强化物有着如此强大的力量。所以，我们需要使用外在奖励，提供一些比刻板行为更有吸引力的事物。当你针对某个对象用强化刺激来教授替代行为时，会让孩子们培养出新的行为模式，然后通过针对该对象不断练习新行为模式，就可以弱化刻板行为。因为，在这当中刻板行为并未像其他行为那样得到强化。

通常很难找到比孩子喜欢的刻板行为更强烈的强化物。这种情况下，需要将导致刻板行为的物品从治疗中拿走。然而，如果孩子正在玩耍各种各样的小东西，那么将其拿走几乎不可能。因为对于他们来说，控制他们想要的物品，然后做出刻板行为，本身就属于强化刺激。所以，你需要孩子模仿你的动作，然后奖励他们，让他们继续拥有这个物品，而且"享用"一段时间（注：这通常是最后的办法，一般在 ESDM 中，大部分孩子的治疗都不需要用到这种办法）。

想要彻底消除刻板行为是非常困难的事情。我们的目标也并非消除所有的刻板行为，而是提高孩子们自发重复适当有效行为的能力。随着有效行为重复性的增加，刻板行为在孩子的物品使用过程中将出现得越来越少。

行为问题往往被认为是孤独症的组成部分。然而，通过辅以更多的关注、奖励和沟通技巧，以孩子的需求为导向，提高并强化有价值的社会交往，这些措施都将对减少孩子的问题行为起到长远的作用。因为这种干预方法将教会孩子如何寻找满足他们需求的适宜方式。

治疗课程的组织及规划

之前所讨论的互动游戏只是学习的框架或步骤，其中包含教学层面。本节将讨论如何组织活动，以及每节治疗课程的教学目标。

为课程活动排序

ESDM 干预治疗环节包含一系列的互动游戏。治疗开始时，每个游戏需要做 2 ~ 5 分钟，随着时间的推移，游戏时间可延长至 10 分钟。在 2 小时的治疗课程中，通过游戏活动，可以针对所有适合孩子的学习目标进行活动安排，包括复习已掌握的技能（维持技能），以及反复练习正在学习的目标技能。

我们采用多项指导原则来决定提供什么游戏及游戏顺序。治疗课程通过问候流程开始和结束，其中就包含了互动游戏。治疗师在治疗课程中交替进行感觉社交常规游戏和以物品为基础的互动游戏，以实现孩子的多种目标。正如前面所述，治疗师在房间的不同位置组织不同的游戏：带鞋盒的问候椅子，用于精细运动游戏的桌子及椅子，用于读书游戏的懒人沙发，用于粗大运动游戏的地板，以及用于玩耍玩具的地板空间（比如：从问候椅子到地板，到桌子，到懒人沙发，再到地板）。随着游戏的变换，场地也频繁更换，以维持孩子的最佳精力及兴趣水平。一般来说，尽管并未要求，但每变更一个游戏活动，就需要更换一次位置，每个游戏的步骤也不一样。专注于某对象的静坐游戏之后，通常会在地板上做更生动的游戏。而在高度刺激的运动后，接下来就做相对较少身体刺激的活动，如静坐游戏。成人根据孩子当时的兴趣水平，以及学习及参与的最佳状态，决定活动量及每个活动应保持的兴奋度。

表 6-1 是 18 个月兰德勒早期治疗阶段 1 小时治疗课程的正常顺序。在兰德勒的治疗安排中，你可以看到，许多游戏属于物品互动游戏及感觉社交常规游戏。互动游戏可以用来改善粗大及精细运动目标，以及社交、认知、游戏和沟通目标。对于经历长时间治疗，熟悉游戏常规的孩子来说，可以通过体验及提高技巧，正常地延长游戏时间。请记住，关键治疗技巧在于精心设计适合孩子的游戏，教他们如何实现更多领域的更多目标。因此，通过精心设计，可以将常规游戏转变为顺序更为复杂的游戏。

举例来说，绘画模仿游戏，最初涉及 3 ~ 5 分钟使用记号笔和纸的活动，如贴纸、胶水和用来装饰的荧光粉。但一年以后，绘画目标可能需要定位于有一定代表意义的画面，画画游戏可能涉及简单的动物绘画（圆圈代表身体，粗线代表腿，圆点代表眼睛），这些动物是孩子喜欢的动物书或歌曲中描述的动物（如"老麦当劳有一个农场"）。这个游戏开始时可以先画一只猫或狗，然后模仿动物的声音唱"老麦当劳"，之后继续画动物，可接着画另一种动物，然后继续唱歌和画画等游戏，最后可以画篱笆或畜棚。这样，我们进行了 10 ~ 15 分钟的游戏活动，这个活动涵盖了

表 6-1　1 小时治疗课程中的正常活动顺序

活 动	位 置	活 动	项 目
打招呼	椅子	在歌曲中（结合手势）打招呼并脱鞋	社会交流、自理、模仿
实践活动 1		拼图——物品活动常规	精细运动、认知、游戏、交流活动
感觉社交 1	在地毯上活动	"玫瑰光环"——感觉社交常规	社交、模仿、交流活动
运动 1	站在地毯上	向"波波"玩偶扔球——身体粗大运动	模仿、粗大运动、活动
实践活动 2	坐在桌子旁	配色积木塔——目标活动常规	模仿、精细运动、认知、交流活动
感觉社交 2	站在地毯上	吹泡泡、弄碎泡泡——感觉社交常规	社交、模仿、交流活动
点心	坐在桌子旁	点心——用叉子吃水果	自理、交流、社交、运动
运动 2	站在地毯上	来回滚动治疗球——物品常规	社交、交流、模仿、运动
阅读	坐在懒人沙发旁	触碰动物及发音——阅读常规	交流、共同注意、社交活动
实践活动 3	坐在地毯上	听音乐，打节奏	交流、社交、模仿、游戏
告别	椅子	结束唱歌并穿鞋	自理、社交、交流、模仿

所有的目标。

　　"你好，再见"及物品游戏，持续的时间将会更长，因为这些游戏包含一系列冗长的步骤，而整理及过渡环节也会成为每个游戏的组成部分。因此，物品游戏发展成为 5 ～ 10 分钟的游戏，而感觉社交常规游戏可以包含熟悉的歌曲、舞蹈及圆圈游戏，所用的小道具、物品、诗歌、音乐和其他道具也增多。对于年长儿童及能力更好的学龄前儿童来说，游戏活动变少了，也更复杂了，且包含多个步骤，这和经典学前班课程采取的方法非常类似，可为融入正常的学前教育提供支持。

计划支持学习目标的活动

　　实现最佳教学目标需要充分的计划和准备，然而 ESDM 缺乏"教学计划"模板，这是教学中最富有吸引力，也是最困难的方面。若每日数据表的发育技能分析显示需要教授某项技能，治疗师可根据孩子的喜好选择合适的共同活动常规。换句话说，通过自然而然地改进游戏常规，就能创造出涵盖目标技能的学习机会。经验丰富的治疗师慢慢会以此为习惯，而对经验相对不足的治疗师而言，可在学习过程前 15 分钟开始设计安排，以完成更多的活动。

请牢记，在每个学习过程中都要考虑以下几项要求。

首先，如前所述，每个学习过程都要为目标设置学习步骤和维持步骤（当然还要记录相关数据）。

其次，每个活动都要涵盖多领域的目标，这是 ESDM 治疗准确度评估系统（附录二）项目。当设计活动项目时，要尽量寻找该活动范围内来自不同领域的多个目标。

最后，每个活动都必须涵盖至少 1 个交流目标。

计划课程中的共同活动流程

首次应用 ESDM 时，ESDM 有助于为你希望从事的活动制定大致计划。我们为此编制了表格，如表 6-2 所示，留出了干预课程计划的空白部分，可供你复制并作为模板使用。

（1）根据孩子的干预课程计划、教学步骤和每日数据表，制定孩子的干预计划，在计划中的每个活动板块都大致选择 1 ～ 2 个可行活动。如表 6-2 中，兰德勒 1 小时的课程学习包含 11 个活动板块。此次课程学习以打招呼开始和收尾，中间有点心时间、阅读活动、桌上和地板活动的交替，以及物品或感觉社交共同活动常规。对于幼小儿童和刚开始治疗的孩子，每个活动持续 2 ～ 5 分钟，对于大龄儿童和有经验的孩子，每个活动持续 5 ～ 10 分钟，其中也包含了整理、布置、休息、记录和家长座谈活动。

（2）核实每日数据表的每个课程目标，并用彩色荧光笔突出显示孩子当前每个目标的学习步骤（注意每个目标学习步骤前的掌握步骤，这两个步骤的目标是教学和数据收集）。

（3）将每个目标强调的学习步骤融入每个活动板块的各项活动中。逐一将每个目标项目融入至少 1 个活动中，并在活动板块计划中加以记录。牢记每个活动中的项目涵盖多个领域，这样每个活动就能包含 2 ～ 3 个目标项目，其中一定要包括交流练习。比如：穿脱衣服的时候，既可以融入打招呼等常规活动，也可以融入玩水活动；点心时间可包含洗手和进食活动；阅读活动可包含图片阅读；画画这样的精细活动中也可包含交流（说出所画图形的名称）；而搭积木这样的精细运动可包含认知和交流练习，搭建不同颜色的塔时需要根据颜色对积木进行配对和分类，并按照

表 6-2　干预计划

姓名_____　　日期_____

所需材料

问候：问好

物品活动 1

感觉社交常规 1

物品活动 2

地面上运动：球类活动

物品活动 3

运动

阅读

点心时间

物品活动 4

感觉社交常规 2

问候：结束活动

积木颜色名称对接受型或表达型词汇目标做出回应。

要积极完善干预计划，直到：①每个活动空白处都填写 2 个可行的活动计划；②每个活动都含有至少 2 个目标技能，以确认维持步骤并教授学习步骤；③计划的活动可涵盖所有目标技能。这时，你已基本完成了干预计划。最后，列出活动所需的材料，该列表有助于孩子学习前的房间布置。可将此记录在计划表的最上面，方便在组织项目和安排课程所需素材时参考。

将该计划和你用颜色突出显示的每日数据表加入到相应的部分。孩子可能不会按照你的预期选择活动顺序，然而，由于你已认真思考过如何运用提供的每件材料，以及如何运作以实现所有的目标，所以顺序的变更并不重要。遵从孩子的兴趣，改变活动的进展速度、地点和类型，按照每日数据表追踪活动情况，这样就能确保教授对于教学至关重要的技能。

房间准备

计划完成后，就可以布置治疗室。将列出的物品放置在房间、容器、抽屉中和架子上，将某个活动所需的物品聚集在一起，放在孩子够得到的地方。拿走与本次治疗无关的物品：孩子以比较死板的方式玩耍的玩具、孩子很难一起分享的玩具、与学习目标无关的玩具，或者明显低于或高于孩子能力水平的玩具。你希望拥有这样的环境：在这个环境中，针对孩子选择的任何一个物品，你都可以创造出一项活动，该活动有助于实现孩子的某些目标。通常房间里多处位置都要布置一两个物品，保证每处都有可供选择的物品，这样可让孩子自发地开始活动。大部分材料要放在孩子视线之外而我们自己看得到的地方。

物品不宜太多

对于有些孩子，治疗室中玩具太多容易使他分心，从一个玩具到另一个玩具不停转换，孩子无法留出足够的时间来做活动。因而需要拿走玩具，每个活动中拿走两个。每当完成某种物品的游戏，就拿走该物品，必要时可放到房间外。这样一来，这些物品就不会在随后的活动中干扰孩子的注意力。

创建活动区域

按照干预计划的游戏板块将空间和设施在活动区域内组织起来。桌旁活动要安排适合孩子的桌椅，桌旁放置一辆推车，用来放置活动物品。地板活动要有小毯子或小垫子和治疗球。阅读处要有懒人沙发、毯子和书本。这些区域可能还需要架子或抽屉，这样所需的物品触手可及。当幼龄儿童第一次使用某种物品时，若他在不同房间走动，就容易忘记游戏目标。这时你就要趁着孩子还有兴趣，迅速地引导他。当然，要保持孩子的依从性和兴趣，需要经常变换游戏地点。

如果孩子未取得进步：决策树

没有一种教学方案适用于每个孩子。本章最后部分，我们就来讨论孩子未取得理想进步时，如何进行决策，改变教学方案。ESDM 中，我们开始对年幼的孩子采取自然教学方法，因为这种方法不仅可以培养适合孩子的人际关系、社会交流和游戏发展能力，而且可以影响孩子的启蒙、激励、积极效应、稳定性和泛化等。但是，干预的核心目标是提高孩子的学习能力，促进他们获得成功。若在特定时间内应用 ESDM 教学方法后，孩子进步不佳，就要改变教学方法，以提高学习效率。每个学习步骤都要采用可测量的方法进行定义，并在每日数据表中加以记录。个别教授时间为每周 3 ～ 5 天，至少 20 小时，或者历时 1 ～ 2 周，每天 1 ～ 2 小时。我们的目标是培养孩子的学习能力，如果实施一个方案超过 2 周，孩子却没有进步，则必须改变教学计划。

当某项目中的某个步骤停滞不前时，我们设计了指导 ESDM 治疗师改变教学方法的决策树（图 6-1），下面就分步指导大家如何使用决策树。初始决策的制定要考虑教授的技能和活动是否包含内在强化物。

明确是否包含内在强化物

如果包含内在强化物，则在自然教学中运用内在强化物比较适当。我们可应用前述教学方法相关章节中叙述的基本方法，只要表明孩子获得理想的学习效率，就可以继续自然教学过程。

许多自理技能都不包含内在强化物（如穿衣、上洗手间和整理），这些技能往往需要外在强化物，对此，有 3 种独立的元素可供使用，以尽可能地使教学过程更为自然。我们通过提高教学强度，完善有趣味的结构和概念内容来调整教学，同时增强视觉或空间支持。以下将逐一陈述。

判断是否存在可评估的进步

让我们详细道来。何谓进步？在每周 1 次的治疗过程中，可评估的进步可以表示为孩子在 2 个疗程内完成 1 个学习步骤。假设每个目标含有 4 ~ 6 个步骤，若孩子在 2 周内完成每个项目的每个步骤，那他就仅需要用 12 周学习时间就能完全掌握。我们希望在每日的高强度治疗中，在 2 天内的 2 ~ 3 个学习时间内，孩子能掌握 1 个步骤。每个应用 ESDM 的治疗小组都要明确适宜的进步定义，然后建立针对实现目标的每个步骤所取得进步的评估间隔期（注意：不要出现超过 2 周多还没有取得任何进展，却未更改教学计划的情况）。在未学有所成的情况下，依然继续原方案会影响孩子和成人的积极性。

没有取得进步时的处理方法

若孩子在某学习步骤未取得可评估的进步，可依据图 6-1 中间的圆圈部分来调整计划，主要有 3 种形式：在教学过程中改变强化强度，增加结构框架和密集试验（mass trials），提高视觉支持，增加趣味性。调整过程从某级强度的强化开始，可以寻找一些更有激励作用的自然强化物，也可以提高强度等级，寻找强有力的强化物来激励孩子。

强化物强度

首先要考虑应用能激发孩子积极性的强化物。图 6-1 "强化" 栏中列有强化物等级。孩子对物品或活动是否有强烈的积极性？若是，那就属于强化的一级水平：基于自然活动的强化物（孩子的初始目标）和社会关注。若孩子积极性不强，可能出现学习问题。

若不存在针对教学目标的高度激励性内在强化物，可从 "强化" 的第 2 点开始首次调整，即 "外来且相关 + 社交强化物"。根据普利马克原理，我们首选将游戏活动作为强化物。普利马克原理（Premack，1959）认为可用高频率行为强化低频率行为，即在孩子不太喜欢的活动后安排喜欢的活动，可强化活动之间的联系。众所周知的祖母规则也是如此：出去玩耍前，先做作业；吃甜点前，先吃蔬菜。或者说，像脱衣服这样的技能，可在其后安排孩子喜欢的活动，如玩水。同样，可以在吃点心前学习穿衣，吃东西前先洗手，玩游戏前先上洗手间。对于治疗了一段时间，期待并喜欢课程活动的孩子来说，在不太喜欢的活动后面紧跟喜欢的活动很有效。

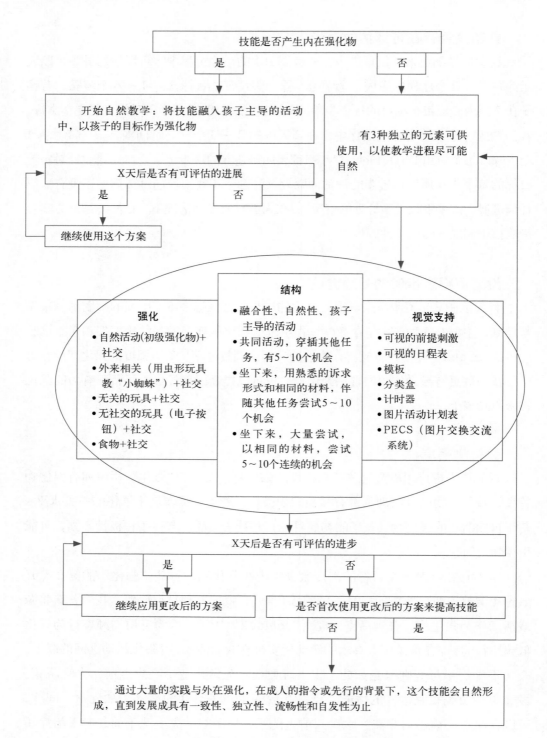

图 6-1　用于选择最初教学程序（具体技能）的决策树

　　但是在治疗初期，孩子还没有找到期待或喜欢的活动之前，若给予他们喜欢的物品，他们也会进步很快。这些步骤涉及"无关的玩具＋社交强化物"或"电子玩具＋社交强化物"，并以强化物强度作为选择标准。有些孩子对物品不太感兴趣，但对点心很有兴趣，就可用少量营养性点心与社交强化物结合起来。通过上述例子，我们要依据普利马克原理，将外来强化物和社交强化物相结合来组织活动。在孩子学习某技能各个步骤的过程中，可以调整强化物和强化过程。根据上述的强化等级，制定可供下节课程使用的提高强化强度的计划，并将计划记录在每日数据表内。假如孩子对强化物很感兴趣，且强化物能够保证孩子表现出稳定的维持步骤，那么教学问题可能出现在其他方面。

教学结构

　　教学结构指教学常规中的结构水平。我们通过增加练习次数，减少物品和使用的前提刺激种类，减少共同活动的动作项目数量来强化教学结构。我们希望通过减少多样性，增加稳定性来提高孩子的学习效率。每个步骤都提高成人的参与程度。调整时，首先要完成进步不佳项目层级的顶端项目，而进展理想的项目结构无需调整。所做调整要在下周学习计划中标注出来。完成 3 ～ 4 个学习过程中的新步骤，并检验学习效率，若仍未取得进展，则继续按上述方法调整，直到有进展为止。若尝试了所有步骤，仍然没有任何进展，就开始下一栏：视觉支持。

视觉支持

　　这是教学调整的最后方法。只有在尝试了教学结构方法后，仍然没有取得进展的情况下才应用这一步骤。此次调整中，要考虑如何改变教学刺激物，如何让孩子进一步掌握教学步骤中所要求的辨别能力，增添来自另一个感知模式的信息是否有效。对于听觉辨认任务，可融入视觉或触觉信息；对于视觉任务，可融入触觉或动觉信息；对于抽象的纸牌类游戏，可融入视频模型。可否在任务中提高视觉清晰度？对于理解语言类任务，是否可融入视觉符号？对于发育顺序，是否可融入孤独症及相关交流障碍儿童治疗和教育（TEACCH）类工作平台或图片安排法（Schopler，Mesibov & Hearsey, 1995；Hodgdon, 1995）？对于分类、配对和计数类任务，是否可融入视觉模板？如果是，这时就可以运用图片、文字或符号表、图片和图片交换沟通系统（PECS）（Bondy & Frost, 1994）、TEACCH 和其他支持系统来培养自理或独立能力（Koegel, Koegel, Hurley, et al, 1992；Stahmer &

Schreibman，1992；Kern，Marder，Boyajian et al，1997）。

长时间等待之后才增加视觉支持，进行大量尝试或引入外来强化物似乎并不合理。然而，我们想教授有助于孩子在日常生活及各种情境下与不同人交往的技能。我们的目标并非只让孩子在治疗期间才表现良好的技能，我们希望孩子学习的技能同样便于在家庭、主日学校和幼儿园应用。因此，我们首先教授孩子在日常生活情境的自然环境中用到的材料、强化物和前提刺激。我们认为这样可以将参与环境的能力最大化（不断实践各个技能），通过环境中的自然强化物培养稳定和泛化的技能。

一开始未借助图片学习语言的原因之一是仍希望提高孩子语言学习中的听力辨别能力。若提供图片，那么图片就成为刺激物，而与之伴随的语言既非刺激物，也非提示，变得可有可无。通过将语言、手势或一些其他典型社交作为刺激物，谨慎地减少提示，我们就能发现孩子正在学会如何辨别语言。尽管有些孤独症孩子应用基于图片的系统来学习口头语言，然而却无法证明采用PECS的孩子比采用语言系统的孩子学习语言的速度更快（Yoder & Laydon，1988；Yoder & Stone，2006）。

同样，要想完成视觉系统也需要耗费大量的时间。运用PECS或TEACCH教学方法需要数月的教学，耗费的时间相当可观。并无证据表明这些方法在语言或其他技能培养上优于其他方法。这些方法可能的不良影响是其中包含了非自然材料，这些材料对孩子应用技能的环境会有所限制。其次，视觉系统学习需要花费时间，而通过语言和手势学习不需花费这些时间。我们认为如果孩子有进步，还是要把时间直接投入到语言学习上更为合理。用ESDM方法得到的语言发育数据比较可信，通过ESDM和丹佛模式治疗的孩子至少有80%能够运用语言。在最近对于采用ESDM治疗的2岁及以下孩子的研究发现，至少90%的孩子在5岁前就达到了ESDM要求的语言交流能力（Dawson，Rogers，Munson，et al，2010）。而对于那些未取得理想进步的孩子，决策树可引领我们使用视觉系统来激励其发展。因此，视觉或其他支持和替代交流系统只对少数而非全部幼龄孤独症儿童有效。

小 结

包含物品和不包含物品的共同活动为ESDM教学提供了平台。这些先期步骤能培养特定类型的人际关系，在孩子的游戏中，你成为他们有趣的搭档，由于你的存在，游戏变得更加有趣。你的参与、活动和描述吸引孩子的注意力，对孩子的游戏来说相当于二重奏里的独奏。这些都充满乐趣。共同活动以良好的人际关系为基础，要有创造性。若某个活动很无趣，要立即调整。可在以物品为基础的活动和感觉社交常规活动中加以选择。要经常改变活动地点，比如：在地板、桌旁、懒人沙发旁经常转换。同样也要改变游戏水平，从坐着到走动，从专注到活跃。要根据感觉社交常规活动改变速度、物品和地点，这样才能保证孩子的警觉、注意力和参与性。当孩子注视你，给你物品寻求帮助，并等你完成游戏转换时，说明你成功了。随着互动性、趣味性和分享调控的进行，游戏活动慢慢演变成共同社交常规，活动框架慢慢形成。良好的人际关系、注意力和互动性形成后，要更加关注这些常规中的活动指导，在教授目标技能方面加大力度。

制定治疗过程计划，确保材料有助于活动目标和共同社交常规的发展，将之作为教授目标技能的框架。通过该计划，治疗师可思考治疗活动是否能涵盖每日数据表的所有项目，包括现有的维持任务和应掌握的学习任务。各个共同活动之间顺利、独立的转换锻炼了孩子的决策能力、游戏后整理和计划能力，培养了孩子的学习观念、时间意识，以及自理和独立能力。

"自然"治疗的基础结构已经清晰可见。对观察者而言，治疗过程随着孩子和成人的互动而自然发展。但是，游戏活动往往与游戏中的计划和准备程度，以及游戏中的积极教学活动不符。

不过，最起码要确保孩子学有所得。若孩子学习进展不稳定，就要调整教学方案，以求获得最大进步。为了改变教学框架，以尽可能实现最快发展，我们提供了支持性的系统方法——决策树。

第七章
模仿和游戏的发展

虽然在治疗课程中，需要针对所有发展目标进行集中教学，然而丹佛模式中有五个发展方面占据着举足轻重的地位：模仿、非语言交流（包括共同注意）、语言交流、社会交往和游戏。之所以特别强调这五个方面，主要有以下两个原因：①它们属于儿童期孤独症患者特有的基本性损伤（Rogers，1998）；②它们是年幼儿童社交学习的基本手段（Bruner，1972）。除游戏外，其他几方面作为社交学习的基本手段贯穿人的所有年龄段。本章主要讲述应用共同活动常规（Joint activity routine）进行模仿和游戏的教学方法。

教学模仿

模仿是人一生中重要的学习手段。一旦我们观察别人以某种方式行事，我们就可以通过学习理论家称之为观察学习的过程，把它变成自己的技能（Bandura，Ross & Ross，1963）。模仿不需要刻意为之，我们通常下意识地自发仿照他人（变色龙效应）（Chartrand & Bargh，1999；Niedenthal，Barsalou，Winkielman，et al，2005），这个过程称为模仿。由于我们具有模仿能力，使得我们更容易传达情感和技能，甚至可以将想法从个人传递给社交伙伴，并实现跨代传递。模仿是文化和语言学习的基础（Carpenter & Tomasello，2000）。通过脑细胞镜像神经元（mirror neuron），我们的大脑以一种特殊的方式为模仿建立网络联结，仅仅通过观察，就可以在其他人的动作与我们自己的动作模式之间建立关联（Iacoboni，

2005，2006）。

模仿行为发生于多个领域

我们通常认为模仿行为涉及伴随物体的行为，但是实际上它涉及了多种不同类型的行为。通过面部模仿，孩子模仿他人的表情，促进情绪的协调（Mclntosh，1996）。通过声音模仿，孩子逐渐发出和掌握新的语音和词汇，这些将构成孩子口语的基础（Bates，Bretherton & Synder，2001）。通过手势模仿，儿童掌握了使用手势交流的能力，并且能够利用肢体动作表达自己的想法，理解他人的交流动作。通过模仿操作物品的行为，儿童扩展了思考能力，了解人类如何应用物品与世界相互作用，表达自己的思想。通过伴随工具的模仿，孩子准备扮演包括工作、娱乐、日常生活在内的成人角色。

模仿行为还涉及轮流交换，这种模式是指学习者角色的更替或互换。在游戏互动中，幼儿和父母视模仿为分享相同主题的方式，精心地利用他们的模仿行为保持对游戏的兴趣。幼儿之间模仿交流中发生的这种轮流、情境和变化类似于成人之间的对话结构。因此，在儿童掌握足够的语言进行对话之前，游戏中的模仿能力在会话结构和一些语用学规则的构建上发挥着重要作用（Nadel，Guerini，Peze，et al，1999）。

孤独症患者的模仿行为

对于孤独症儿童来说，他们的模仿能力非常有限（Rogers & Wiliams，2006）。与同龄正常儿童相比，孤独症儿童很少模仿他人的语言、手势和行为（Rogers，Hepburn，Charlifue-Smith，et al，2006）。模仿能力的缺乏使他们的学习机会显著减少，如果这种缺乏持续存在，将成为孤独症儿童从父母、老师、治疗师或其他儿童那里获取学习能力的巨大障碍。我们不知道孤独症儿童为何存在如此多的模仿问题，但是我们知道孤独症儿童有能力学习模仿不同领域存在的多种行为。由于模仿能力在社交、语言学习中扮演重要角色，因此，孤独症儿童模仿能力的建立是ESDM干预中最核心的问题。对于这个问题，我们设立了以下几个目标：①操作物品动作的模仿；②不伴随物品的身体运动模仿，这方面涉及肢体动作的模仿；③口部－面部模仿；④声音和词汇的模仿。对于模仿能力的教学，我们推荐按照上面的顺序进行。

怎样教授模仿能力

模仿教学最基本的方法是采用激励活动吸引孤独症儿童的注意力，在儿童获得奖励之前调整这个活动，促使他们模仿这个活动。接下来，我们根据发育科学中代表幼儿和学龄前儿童的典型发育模式，采取一系列步骤去教授如何进行动作模仿（Piaget，1963，McCune-Nicholich，1997）。

ESDM 教学的整个过程都存在操作物品的活动，因此在游戏中有许多将模仿能力作为学习目标的机会。同样，语言和发声的模仿也贯穿于每节 ESDM 课程中，为孩子提供了大量模仿说话的机会。手势、身体姿势和面部运动则需要更多规划。面部表情可融入吃点心和涉及食物的假装游戏中：灿烂的微笑表示食物很"美味"，厌恶的表情表示食物很"难吃"。面部表情在讲故事中同样可以得到好的发挥，成人可利用声音和面部表情夸张地表达情感。使用书中的图画，画中的人物有着清晰的面部表情，治疗师可以根据图画对表情加以命名和模拟，并鼓励儿童模仿这种表情。做鬼脸也可以作为社交游戏。假装游戏中含有身体姿势和运动的模仿，如模仿不同动物（像狮子一样四脚行走，像袋鼠一样跳跃行走）。假装游戏同样允许表演性手势，这就涉及手势的模仿。

双套玩具对于教授新奇的模仿和建立对模型快速、自动反应的能力有非常大的帮助。使用两套玩具，让孩子直接坐在你的前面，这就给儿童提供了强有力的刺激，吸引孩子观察你对他／她的行为的模仿，关注并模仿你的动作（Nadel & Peze，1993）。对于某些儿童而言，采用双套玩具场景是模仿教学最有效的方法。然而，如果儿童过度关注自己的玩具，以致不再关注你玩耍玩具的过程，这时候，你要么使用轮流方式与儿童不断交换玩具，要么就把第二套玩具藏起来，直到第一套玩具的示范完成为止，然后再给孩子第二套玩具去学习模仿行为。

实际上，模仿并不依靠特定的语言指导。我们期望成人示范成为模仿的刺激因素，而非专门的语言指导。我们可能会说"看""你就这样做""轮到你了"，或者我们没有给予任何的指导，而是依靠示范中的非语言暗示向孩子传达模仿成人动作的意图。

当我们进行模仿教学时，成人应运用语言或不同类型的声音效果去模仿行为。成人通常按照与描述其他物品游戏活动相同的方式，讲述他们在模仿任务中应采取的行动（详见后面章节）。模仿行为通常与动作相关，虽然在某些任务中，它属于名词。用一个词汇或短语描述行为最突出的方面，这个词汇或短语的复杂程度应与孩子掌握的语言水平相符。常用的词语有：在里面、放进去、拿出来、砰砰、跳、摇、扯、滚、搭、建、快、慢、大、小、拍手、握手，以及其他的词语。当没有适合的词汇表示动作时，诸如"撕裂声"的声音效果就比较好。比如：当模仿如何摇晃啦啦球（译者注：啦啦队表演用的绒球）时，成人会说："卢克，摇、摇、摇。"并有节律地示范这个动作。然后，把啦啦球递给孩子，说："轮到你了。"或"就这样做。"然后在孩子摇动啦啦球的时候，成人说："对的，摇、摇、摇。"孩子就可以模仿成人的动作和语言："摇、摇。"这时成人应该做出回应："是的，摇啦啦球。"在接下来的章节，我们会详细讨论这些方法。

物品模仿

对于模仿能力不强的孩子，在物品模仿学习过程中通常会较快取得进展，因为该过程对孩子来说意义最大（孩子能体验到行动过程产生的效果），而且容易取得进步。相反，声音模仿比较困难。当开始物品模仿时，应使用一些孩子熟悉的动作。你可以通过简单观察孩子在游戏中如何处理、操作物品或材料来决定采用哪些动作。

例如，如果孩子正在使用榔头锤击，你就转动榔头，然后把榔头还给孩子。你可以说"轮到我了"，接着拿起榔头，表演锤击的动作，同时发出"梆、梆、梆"的声音。接下来再把榔头还给孩子。如果孩子继续玩榔头，你就应该积极响应，并说"就是这样，梆、梆"，让孩子继续用榔头做敲打动作，但不要把榔头马上要回来。如果马上要回榔头，终止孩子继续玩耍，对于模仿学习非常不利。相反，如果孩子没有玩榔头，那么你可以迅速采用身体动作伴随相应的声音提醒，提示孩子拿着榔头，然后去强化这个动作。孩子是否模仿你并不重要，尽管他／她可能会继续以自己的方式玩耍，却体验了两个人做相同事情的同步性感受，这预示着模仿行为的开始。

你应该一直维持这种技能水平，直到在你首先模仿他／她之后，孩子能稳定地模仿你的不同动作为止。将模仿 8 ～ 10 个不同行为作为进行下一级模仿水平教学的标准，这是一个好的原则。

在孩子首先模仿你的行为之后，如果能始终模仿你示范的 8 ～ 10 个，甚至更多动作，就可以进行下一级别的训练。这个训练过程就是让孩子针对开始的动作，模仿自己已有技能体系中的动作（比如：在先前步骤中，孩子首先发起这个动作）。现在，当你首次拿出榔头，在孩子有机会接触榔头之前，你就示范榔头锤击的动作（孩子选择榔头的时候，你就知道他／她想要玩榔头）。然后，把榔头递给孩子，说"你来敲"或一些类似短语。如果孩子模仿榔头敲击的动作，他／她可能会拿着榔头玩一会儿。如果他／她不玩榔头，你应该把榔头拿回来，重新表演一次，并确定孩子模仿你的动作，然后让孩子继续玩榔头。模仿训练应该继续维持在该级水平，直到孩子能模仿符合年龄的 8 ～ 10 个动作为止。这就代表在 ESDM 第一阶段，模仿项目 1 已完全掌握（见附录一）（参见 Ingersoll & Schreibman，2006，应用于动作模仿的自然情境教学效果的描述和证据）。

物品模仿的下一阶段是模仿针对该物品的新行为。这涉及示范并非常见（但是简单）的物品使用动作：将一根小棍插入橡皮泥球，用棍子轻敲振动器，把球放在迷宫洞口的底部而非顶部，这是简单、不常见，但是比较有趣的动作。可采用与前述同样的方法教授这些动作。在模仿新动作的阶段，能够发挥良好作用的材料包括橡皮泥、手工或美术材料、轨道小火车和卡车之类，以及能够进行复杂排列的物品，如积木和小汽车、组装玩具和假装游戏道具。这也是你可以拿出新玩具的绝好时机，因为孩子还没有建立固定的玩具玩耍模式，你示范的任何动作都很新奇。如果孩子有固定的玩耍方式，那么用玩具去教授物品模仿能力的效果欠佳。一旦孩子能较好地模仿，那么你就可以将重复操作的玩具进行组合，引入更加多样、灵活的方式玩耍玩具。然而，当第一次进行模仿教学时，如果你选择孩子更容易灵活处理的动作和物品，则孩子更有可能灵活地学习。

一旦孩子能模仿一些简单动作，那么动作变化多样时，模仿行为将变得更加有趣。在模仿中添加新的元素具有很强的吸引力。这包含最初模仿孩子的行为，然后引入新的元素，以延长游戏的互动时间，并鼓励他们模仿。这也支持使用多种多样的模式进行模仿和玩耍各种物品。

例如，作为治疗师，孩子在模仿来回驾驶小汽车时，治疗师首先开着小汽车接近孩子，并加入一些声音（比如：汽车发动机和喇叭的声音）。成人也可以改变驾驶方式，驾驶小汽车时使用急停方式快速运动，或者撞击孩子的小汽车和其他障碍物。另一个例子是啦啦球游戏：成人先示范啦啦球动作，然后孩子模仿。重复几次后，成人把啦啦球放在孩子的头部，然后说出这个身体部位的名称（理解性语言目标），从而促进模仿。然后，治疗师把啦啦球放在孩子的腹部，说出这个身体部位的名称并提示，之后再把球放在孩子的足尖。孩子模仿一系列的动作。最后治疗师把球放在孩子面前，移开，并说"躲猫猫"，让孩子模仿，与孩子一起玩"躲猫猫"。孩子能模仿一系列动作，每一个动作都与过去的动作不同，这说明孩子能快速灵活地模仿成人，这一水平的表现代表 ESDM 课程评估表第二阶段的水平，即模仿项目 6 的水平。除此之外，主题和变化模仿游戏已成为极富强化作用的感觉社交常规活动。

总之，你需要为某个孩子制定个体发展任务分析（individual development

task analysis, IDTA），该分析决定着物品模仿的教学步骤。对于那些无法模仿操作物品的孩子，可能需要分解上述的每个既定步骤。然而，通常的教学步骤如下。

（1）示范某个动作之后，孩子能够继续模仿这个动作。成人参与到孩子的玩具玩耍游戏中，模仿孩子的动作，把玩具还给孩子，让孩子模仿同样的动作。目标：孩子能模仿 8 ~ 10 个不同的动作。

（2）首先模仿成人示范的熟悉动作。成人用玩具先示范一个孩子熟悉的动作（孩子以前没有使用过这个玩具），然后把玩具交给孩子玩。目标：孩子能模仿 8 ~ 10 个不同的动作。

（3）模仿简单的新动作。成人示范孩子能力范围内的简单动作，但是孩子并未在玩耍这个专门物品时执行过这个动作，然后把物品交给孩子。目标：孩子能模仿 8 ~ 10 个不同的新动作。

（4）模仿一系列不同但相关的动作。成人提供 3 ~ 4 个不同的单一步骤动作，每个动作之间稍作停顿，以便孩子模仿（使用两套玩具更有效）。目标：孩子能依次模仿每个动作，并能把这些动作组合在一起（注意：动作应该与物品的功能相匹配或方便使用这个物品）。

（5）模仿一些非常规的行为。这是我们教学龄前孩子学习的最成熟的物品模仿水平。这个过程中模仿的动作稀奇古怪，与物品的实际功能或传统的使用方法不同。学龄前儿童不喜欢做这些动作，他们可能在一些"刻板模式"动作方面表现得更好，比如：在使用碟子、勺子、杯子和玩具娃娃的假装吃饭的情景中，在某个时间点，把碗放在头上当帽子用。

肢体动作模仿

在一些有意义的活动中，我们教授肢体动作模仿或身体运动模仿能力。这两种模仿情况下，手势模仿通常在感觉社交常规活动（尤其是唱歌）和传统的沟通性肢体动作中进行教学（如点头、摇头和指向等）。随着孩子整体技能的不断发展，可以在操作物品的游戏中使用和理解描述性的肢体动作，告诉他人操作各种物品的方法。典型的描述性交流肢体动作有：放入、取出、放置、转向、等待、放这儿、高、矮、长、大、少。

在游戏中建立孩子喜欢的仪式化肢体动作，比如："躲猫猫""如此大""拍手掌""开启和关闭游戏"，以及一些简单的歌曲。一旦孩子熟悉和喜欢歌曲或日常活动，就提示孩子与你一起参与到游戏中，并使用歌曲本身作为模仿动作的"奖励"。通过在所有唱歌步骤中充分利用孩子的双手来小心帮助孩子完成肢体动作。这样做可以快速掌握积极的活动常规，但是如果孩子胆小或不喜欢被控制，则会导致逃避。尝试几个动作后，某时专注于一个动作，快速从全身活动转换至部分肢体活动。除了手部的提示，来自手腕、肘部或上臂的提示也有助于避免提示依赖性。

如果孩子们在唱歌过程的某个时间点向你伸手（而非试图做出正确的手势），而你通常总在这个时候手把手地提示，你知道发生了什么事？这是缺乏提示消退！一种提示消退的方法是将你的手沿着孩子的手臂向上移动，从他／她的手上移开。只要你已经移动过他／她的手几次，就快速地这样做。

切勿通过不断提示让孩子模仿得更准确。孩子独立但不准确的模仿与需要较长时间的准确模仿相比，前者优于后者。你通常可以随后塑造随意的模仿。让孩子尽可能快地独立模仿手势是教学初期最重要的部分。

当教孩子将肢体动作融入唱歌活动时，在示范肢体动作之后停止唱歌，然后在继续唱歌之前，等待孩子模仿（必要的时候给予提示），这样继续唱歌就成为模仿行为的强化物。注意选择孩子喜欢的歌曲。孩子往往会开始跟着哼唱和模仿一些歌词，发出一些声音。当他们开始说出某些词语时，我们可以提示他们模仿一个单词或在唱歌中暂停，让孩子继续，在继续之前等待他们说话，这可以作为在歌曲中教授语言及手势的模仿常规。

等待孩子反应时，可小心地拖延唱歌过程。放慢歌曲的节奏并等待，这样做可能比较枯燥，孩子可能失去兴趣。你可以在唱歌的时候，快速地提示，或者在唱歌中稍微提前一点提示，让孩子在正确的节律中模仿。这样，你就不必停下来等待。

口腔–面部模仿

口腔－面部模仿学习对绝大多数孤独症幼儿来说比较困难。然而，对于无法自发进行发声模仿的孩子而言，我们认为它们对于发声模仿来说至关重要。必须小心谨慎地锻炼孩子的口腔－面部模仿能力。

始于肢体动作模仿之后

我们发现，在孩子流畅、独立、连贯地模仿 8～10 个或更多的肢体动作之后，再强调面部模仿非常有效。开始时，我们提供一些面部模仿的刺激物：夸张地吹泡泡、唱歌、看书活动中做搞笑的表情或发出动物的声音，以及镜子游戏等。如果孩子模仿这些动作，它们就会始终得到强化。

利用身体部位的活动

初期教授口腔－面部运动模仿的简单框架是利用涉及身体部位的游戏和活动。教孩子摸鼻子、舌头、面颊、嘴、耳朵、头，触摸牙齿，或者把飞吻作为歌曲或身体部位游戏的一部分。它们可发展为一系列动作支持的共同活动，这些活动以身体部位为主题，比如：读书，给玩具或动物洗澡，唱歌（可以引入"如果你快乐，请摸你鼻子"）。一些治疗师发现镜子是教授口腔－面部运动模仿能力的有用工具，但其他的治疗师则发现用镜子教孩子面部－面部模仿比较困难，因为存在刺激因素——治疗师及孩子的面部表情均呈现在镜子里。如果模仿活动进展较慢，无论如何还是应该尝试使用镜子。同样，如果孩子已使用镜子进行面部模仿，你可以把镜子作为培养面部模仿能力的辅助性工具。

使用感觉社交玩具教授特定的口腔－面部模仿能力，首先应要求孩子去模仿。在吹气球、泡泡、纸风车或羽毛之前做鼓腮和吹气等示范动作。随着时间的推移，一般情况下大多数孩子会在要求做吹的动作时，开始模仿这些面部动作。大多数孤独症儿童喜欢你做一些傻瓜式的表演：舌头扭动，咂嘴（在吃饭的时候），做猪鼻子游戏时吸鼻子，这些动作可作为面部模仿优先考虑的动作。在日常生活中，分别的时候做飞吻和拥抱动作，这是模仿接吻和其他亲密行为的较好范例。

常见肢体动作的模仿

在掌握模仿面部、头部和身体的新姿势后，孩子就有条件通过模仿来学习常用肢体动作。教会他们使用交流性行为配合肢体动作表达实用性的需求（如果孩子无法应用自然的手势去表达基本的交流，如抗议、要求、兴趣和社会互动，则应该首先考虑培养这些能力，参见第八章）。设定一个场景，激发孩子使用交流性手势表达他们的需求（如推开不喜欢的食物）。一旦孩子产生了交流意愿，则可以取回强化物，示范孩子渴望的肢体动作（夸张地表现），并迅速提示孩子模仿你。立即强化这个过程。现在你结合孩子现有的肢体动作，利用传统的新肢体动作去强化随之而来的传统肢体动作。反复试验后，一旦孩子能轻松地模仿这个肢体动作，你应该减少示范(提示)，但是要确保在交流中频繁地使用手势。交流意图是肢体动作的实际前提。不要在任何场合都要求使用肢体动作，这样会非常不自然。

例如，当看见不喜欢的食物时，尼基已经学会说"不"。我们的目标是教会表达"不"的传统动作，即摇头。享受食物期间，凯拉给尼基一份胡萝卜（其实他不喜欢），问他："你喜欢胡萝卜吗？"尼基回答："不喜欢。"这时凯拉就可以用夸张的摇头方式示范不喜欢胡萝卜，同时继续给他一份胡萝卜。然后他再次说不喜欢并轻轻地摇头，这时凯拉立即收回胡萝卜，同时摇头说："尼基，不、不、不吃胡萝卜。"请注意：拿回胡萝卜是一种负强化模式。

如果尼基没有模仿摇头的动作，凯拉将再次迅速提醒一下。如果他再次说"不"，而没有摇头，凯拉应立即给予一个摇头的模仿教学动作。然后对着孩子说："尼基，这样做。"同时用力地摇头。只要他模仿摇头，就应该立即拿走胡萝卜，如果孩子学会用摇头表示不喜欢胡萝卜，凯拉就可以提供给孩子喜欢的食物。

声音模仿

声音模仿能力也许是我们需要教不会说话孩子掌握的最重要的单项技能，但对于那些不会模仿声音的孩子来说，这却是最难教的技巧之一。发声模仿是学会说话的必需条件。对于相当沉默无语的孩子来说，要通过一系列的步骤才能逐步进行发声模仿。

提高发声能力

具有高度唤醒作用的感觉社交活动通常是刺激任何类型发声的最好方法。手指爬行游戏和其他包含高悬念的游戏通常可刺激孩子发声。当孩子发声时，立即模仿孩子，并提供一个具有强化作用的动作。如果你在感觉社交常规活动中能刺激发声，则可以将孩子的声音模仿加入到游戏中。对于相对沉默的孩子而言，一定要强化任何发声，除了哭、大声尖叫和烦躁外，对发声行为的奖励应比其他儿童行为的奖励更强（发声的差别强化）。确保发声会得到最强、最快速的奖励，奖励可以是孩子喜欢的物品或游戏。即使孩子似乎无意识地发出声音，也要这样做。对于几乎不发声的孩子，教授发声模仿时，首先就要求你增加发声频率，并且发展有目的的发声。

模仿孩子的动作和发声

当孩子在玩耍物品和发声时，去模仿他。当我们模仿他们时，我们应吸引孩子的注意，并创造机会让孩子和成人在模仿游戏中相互模仿。他们似乎越来越意识到他人的存在，而且当他人模仿他们的时候，他们似乎更倾向于模仿他人（Dawson & Galpert，1990）。一旦熟悉了这个游戏，成人可以构架模仿游戏的基础，并让孩子参与其中。通过反复交流，孩子学会模仿越来越多的行为和发声。

增加发声模仿的轮次

随着孩子发声次数的增加，你持续模仿他们，你会意识到开始出现轮流发声，孩子发声时，你发声作为回应，之后孩子会再一次发声。这是非常好的训练方法，当然你可以利用孩子喜欢的物品或动作去强化这种行为。然而，你对孩子做出的发声回应，本身可能就是一种最好的强化。如果孩子看着你，期望你去模仿，你应该快速回应，并且你应知道对于孩子来说，你的回应本身就是一种奖励。请注意：该步骤与行为模仿教学的初始步骤平行，其中治疗师会模仿孩子刚刚做过的动作。一旦发声模仿持续存在，你应准备进入下一步骤的训练，即模仿孩子发声能力范围内的发声。

发出准确的声音

到现在为止，孩子已开始声音的模仿。下一步涉及治疗师的声音模仿，治疗师和孩子之间相互模仿发出某种声音，然后观察孩子最后是否会去模仿这种声音。为了主动发起轮流发声训练，请使用以前支持这些发声的身体游戏和肢体动作。为孩子在活动中的角色进行定位，吸引孩子的注意，发出声音，做出期盼的动作。如果孩子不去模仿，就再试一次，并在发声的同时伴随肢体动作。如果孩子仍没有反应，应该继续如前的轮流发声训练。最终，孩子将会回应并模仿你的发声。

增加发声的多样性

为了让孩子模仿说话，我们需要频繁和多样性的发音，需要元音和辅音，这些发音应该是日常生活中孩子所关注物体的发音（表5-1）。在每个会话中，聆听和记录你所听到的孩子发音中的元音、辅音。对于刚刚达到孩子能力范围内的新发音，使用能吸引孩子的物品或动作区别强化它们。除了模仿孩子的发声外，试着把孩子的新发音融入叙述中。在孩子喜欢的活动中，尝试着加入适合孩子的常用词汇发音。如果你正在玩卡车游戏，而孩子正在发出"砸、砸"的声音，迅速模仿他后，一边快速把小汽车移向孩子，一边把声音变成"嗡嗡声"。在游戏中，发声的部分应该与相应的动作行为匹配。如果孩子发了"吧、吧、吧"的声音，我们可以把它理解为发了类似于"ball（球）""balloon（气球）"或"bubble（泡泡）"的声音，模仿后立即给予孩子喜欢的玩具，并开始相应的游戏。如果你示范了很多类似的模仿行为，你的模仿示范已从"啊"音过渡到"是啊"音，你就应试着教孩子学会其他的模仿发音，然后强化。

不要期望孩子模仿新奇的发音。发音的模仿总是建立在孩子能力范围之内。从孩子能力范围内已经存在的发音中，挑选一个作为你训练发音模仿的目标，目标中允许孩子在特定的情境下发出相似的音。

当孩子不能发音时

如果孩子不能自发地发音（如同时包含类似元音和辅音音节的发音），你应该帮助他们建立音素。尽可能地利用他们自己的能力去模仿一些发音，并结合口腔－面部模仿帮助他们发出新的音素。在这些情况下，言语病理学家会为孩子选择最佳的发音（注意：如果孩子需要加大帮助发音的力度，他们会从某种言语治疗方法中受益，如促进重塑口音目标，即PROMPT）。把孩子推荐给某位擅长治疗发音特别困难孩子的言语病理学家，然后，你可以把言语病理学家的建议融入音素开发治疗中。

有意义的情景和声音的使用

建立声音模仿的目的是让孩子掌握与活动相关的有意义的语言。声音模仿应该结合其表达的意义融入互动活动中。声音模仿应突出与日常活动相关的字词或音效。如果培训的内容是利用物品进行互动，这个发音应与某个字词或它的音效类似，并与常规的发音保持一致。当然，用发声模仿的游戏来训练语言模仿能力对于大多数幼儿来说比较受欢迎，发声的本身就可能是一种感觉社交常规活动。培训者应牢记利用孩子喜欢的物品或动作行为去强化各种类型的发音。

不必过度强调发音的清晰度

刚开始学说话的幼儿在发音的准确性方面存在很大的跨度。不能一开始就希望孩子拥有成熟、清晰的发音，对发声模仿相似性高的孩子应予以大力奖励。应该了解正常发育儿童需要多久才能清晰地发音。儿童治疗小组中的语言病理学家应该知晓儿童从开始发音到清晰发音的正常时间范围。对于言语病理学家来说，他们主要关心的是孩子发音的清晰度，他们评估孩子的发音清晰度，指导发音清晰度治疗。通过不断的发音累积，发音的清晰度随着时间的推移而逐渐改善。对于初学说话的幼儿来说，通过不断学习，模仿并掌握更多的发音和字词，是提高发音清晰度的主要方式。

对于初学说话的幼儿，不应强调多字发音模仿

对于具有优秀语言模仿技巧的孩子，利用他们的模仿能力将多个字构成的句子组合在一起颇具吸引力。而对于开始模仿说话的孩子则不能这样做，你可以做的最重要的事情是主动地发出单个字词音。应遵循的规则是，治疗师的平均句子长度（mean length of utterance，MLU）应等于孩子的平均句子长度加1，即MLU+1。这参考了孩子自发、原生性的发音，而不是重复模仿短语。我们发现，对于模仿言语的幼儿来说，用模仿来构建句子的长度实际上是强化了重复，这样反而阻碍了孩子学习语言交流的能力。

重复但不要"机械训练"

运动行为要求重复模仿，这是为了建立和强化他们潜在的神经反射联系（Vidoni & Boyd，2008；Remy，Wenderoth，Lipkins，et al，2008）。肢体动作和发声模仿也要求几次快速的重复。然而，如果对于孩子来说任务比较难以完成，就不应让孩子马上重复模仿，应该换一个简单点的任务（记住：学习任务和维持任务应交替进行）。不要担心孩子需要提示才能完成比较困难的任务，一旦他们能够独立完成，同样给予高强度的奖励。使用有吸引力的玩具或动作去保持孩子的积极性。如果孩子的积极性下降，不要继续去模仿。你的焦点应转移到建立孩子的积极性上。尽量避免再次失败，增加提示或把标准放低一点，让孩子立即继续模仿。对于孩子来说，模仿是非常重要的技能，然而我们不应该把它变成枯燥或难度较大的活动。

游戏技能的教学

游戏技能的教学实际上是物品模仿的一个分支。我们使用模仿作为游戏技能教学的首选工具，与上文所述相同，采取儿童主动发起形式。感觉运动游戏是教授物品模仿能力不可缺少的部分，然而感觉运动游戏和物品模仿游戏在使用物品的互动活动中可以有机地结合在一起。

自发感觉运动游戏的教学

感觉运动游戏训练的具体步骤与上文所述的物品模仿教学方法相似。唯一的区别是感觉运动的目标是孩子对动作模式的模仿，而物品模仿的目的则仅仅针对模仿本身。专门的感觉运动游戏教学具体步骤如下。

（1）首先，利用上述的物品模仿模式去教孩子怎样把操作物品的动作作为目标动作进行模仿。

（2）一旦孩子能模仿目标动作行为，在没有示范的情况下，把物品摆放在孩子面前，这是为了让他们有机会自发模仿操作物品的动作。如果孩子能这样做，给予其他的物品，帮助并模仿孩子，然后提供一些社交性的注意，强化该行为，使游戏继续下去。

（3）如果孩子无法模仿目标行为，应该做简短的动作示范或打手势，或者只做初始的动作，这时你正在应用孩子完成这个动作所需的最少的提示信息：从低到高的提示等级。继续使用玩具进行游戏是对孩子表现目标行为的奖励。

功能性游戏活动的教学

功能性游戏活动涉及使用某个物品，并且从社会性上来说，是以传统的方式使用这个物品。这是游戏发展中至关重要的一步，因为它意味着孩子通过观察他人和（或）对他人行为的自我体验而掌握某些行为（比如：通过观察父母给孩子梳头）。因此，在功能性游戏中，孩子通过利用玩具或其他物品去完成这些社会性的动作行为，而非基于感觉的行为（比如：用手指触摸刷子毛）。现在这个物品对于孩子来说已具有文化的内涵，而非仅具有感官的意义。

以餐巾纸为例。对于孩子来说，餐巾纸最有趣的感觉特性在于，它很容易撕破，或者从餐巾盒里抽出一张，另外一张跟着拉出，然后也抽出来。因此，当正在学步的孩子抽出一张餐巾纸，并把它盖在自己的鼻子上而不是做某个感觉动作，我们看到孩子正在使用餐巾纸做出传统意义的社会行为。这个例子说明了功能性游戏的定义（Ungerer & Sigman, 1981）。

为了教会孩子如何执行功能性游戏动作，需要引入功能性游戏模式作为感觉运动游戏的分类或细化。给孩子一个容器，其中装有支持功能性游戏的物品，如小汽车、动物玩具、梳子、刷子、杯子、叉子、丝巾、帽子、珠子、镜子、太阳镜、牙刷、玩具和食品等。在容器里准备两套物品比较有效，以便于你使用同种物品做示范，这是"成套玩具"或平行游戏的方法。如果孩子对此有兴趣，让他／她选择物品并去探究，就和玩耍其他物品一样。如果孩子能够按照常规使用物品，成人应称赞他，并模仿他。如果孩子不能，接下来，成人应该示范物品的常用功能，与此同时说出与该动作有关的字，或者发出相应的声效（比如：梳头发的声音；快速滚动小汽车时的嗡嗡声；模拟用杯子喝饮料的声音，并说太好喝了），然后把物品递给孩子，给予提示，帮助他模仿，接下来就如同教孩子其他物品模仿能力一样，慢慢减少提示，直到孩子能轻松和独立地完成模仿为止。

　　一旦孩子通过模仿能轻松地完成游戏，就可以训练自发性功能动作，训练方法与我们刚刚提及的自发感觉运动游戏相似。把一个物品拿出来给孩子，然后等待或给予一个声效提示。如果孩子能做出功能性的动作，这时培训者应充满热情，并去模仿孩子，或者把它加入到两人的游戏中（使用双套玩具非常有帮助）。如果孩子未能做出自发性的功能动作，接下来，应该给予短暂的示范，然后把物品交给孩子。在孩子主动探索任务的过程中，给予示范，以促进孩子自发地执行功能性动作，此过程中给予的提示应遵循从低到高的等级原则。如果孩子能做出自发性功能的动作行为，利用声效或奖励去提高他们的热情，利用你自己的回应使游戏更加完善，或者在玩具娃娃或动物身上表演这个动作，并把它作为游戏设计的一种方法。

功能性游戏中的角色转换

　　你示范功能性游戏动作的同时，也是对你自己和孩子做示范的过程。当孩子拿着物品时，迅速提示他／她模仿你的动作，以及按照他／她自己的想法去做。在游戏中鼓励角色转换，比如：你给孩子戴帽子，然后孩子再给你戴帽子。帽子、珠子、刷子、杯子和勺子均适用于角色转换游戏。使用双套玩具做试验，观察是否有效。当你应用这些物品练习角色转换游戏时，根据孩子游戏领域的目标，赋予这些物品合适的名称或代称。孩子能成功模仿这些动作，并且自己或与你共同发起这些物品操作的功能性游戏后，可以将大的洋娃娃、泰迪熊或其他动物玩具加入到游戏中。在示范这些玩具功能的同时，使用一些简单的描述性语言，然后鼓励并提示孩子模仿这些动作，比如："给娃娃吃东西""给泰迪熊梳头""给娃娃和你自己戴帽子"等。现在你已掌握了象征性游戏和简单互动游戏的教学基础，你同样也拥有了代词使用和人物－行为－物品关系的良好框架。

平行游戏技能

　　平行游戏是一种同伴玩耍的游戏类型，这类游戏在幼儿中的玩耍频率比较高，需要两个孩子参与。游戏中，孩子们用相同的玩具做相同的动作（Parten, 1933）。这种游戏在课程中属于三级技能水平，在模仿教学中使用双套玩具方案时，你就是在教孩子玩平行游戏。你在教授熟悉动作、新动作和系列动作模仿的过程中，就已经教授孩子如何在平行游戏中与成人共同完成这些动作了。一旦孩子在此基础上获得进展，你就可以转移游戏或将这些技能泛化，把注意力集中在作为游戏搭档的另一个孩子身上。

使用双套玩具场景让孤独症儿童与伙伴在玩耍中集中注意力非常有效，这是正常儿童平行游戏的自然教育方式。让孤独症儿童坐在正常儿童对面，以便两个孩子相互看得见，并且能接触彼此的玩具。这样孤独症儿童在观察同伴时，视觉注意力转换的难度就会降低，对于孤独症儿童来说，可以更明显地观察同伴的动作。孩子选择玩具后，给予他们相同的玩具。培训者应减少他们的活动，以便摒除干扰彼此注意力的因素。稍微等一会儿，观察他们怎样玩。为正常孩子提供一些小道具或游戏主题，如果在游戏开始后，他们重复单调动作或表现不耐烦，那么在必要情况下，需要帮助孤独症儿童集中对同伴的注意力。如果正常儿童对玩具表现出高度兴趣，并用有趣的方法把玩具组合在一起，孤独症儿童可能会自发性地模仿，因为在一、二级教学中，孩子与成人已很好地掌握了该技能。如果孩子对此没有兴趣，随后可以使用与前面相同的教学方法，培训者提示孩子进行模仿，通过给予孩子自由使用玩具的权利奖赏孩子，并对孩子的自发性模仿行为进行区别奖赏。确保孤独症儿童拥有感兴趣的小道具，以便同伴模仿他／她。在平行游戏中，"领导者"和"追随者"之间可以顺畅地转换角色。

象征性游戏教学

象征性游戏涉及建立更多传统游戏的抽象代表性属性（McCune-Nicolich，1977），你将使用相同的方式进行象征性游戏教学，这种方式与我们刚刚在功能性游戏中提及的方式差不多。有三类象征性游戏：①使用娃娃或动物玩具作为人物；②用象征性符号代替物品，把它当作其他物品使用；③象征性组合，就是采用有意义的方式，把包含几种不同象征意义的动作按秩序组合在一起。教授象征性游戏时，需要有用并有趣的道具和大娃娃，以及毛绒动物玩具，以便用足够的物品创造有趣的场景。使用多种不同的物品促进泛化。你可以教孩子在小场景中穿插道具的能力，创建比孩子目前有能力创造的更为丰富的场景。如同其他自然的教学一样，你可以把教学活动融入你与孩子创造场景的互动游戏中。

使用玩具娃娃作为人物

教孩子玩耍玩具娃娃或毛绒动物玩具时，成人首先要示范功能性的动作，并且这个动作应属于孩子认知能力范围之内。对成人来说，这个动作首先包括功能性的行为，然后才是其他特定的行为，接下来成人可以对两者进行命名（比如："给凯迪喂东西""给娃娃喝饮料""给普梳头发"）。下一步，把玩具递给孩子，然后使用包括口头提示在内的由低到高的提示顺序："约书亚喂凯迪吃东西""约书亚给娃娃喝饮料"。如果孩子对口头要求无应答，随后给予提示，再慢慢撤消提示，直至孩子能独立完成这些动作为止。

当孩子能模仿熟练掌握的动作时，就可以从模仿过渡到自发性行为。给孩子提供玩具和其他实用性小道具，在没有示范的前提下，观察一会儿，看孩子是否有兴趣。提供一些口头脚本（比如："到吃饭时间了""娃娃已经饿了""娃娃想吃东西了"）。如果孩子产生自发性行为，对它进行评价，并加入一些相关的动作。如果孩子没有自发产生功能性的行为，给予提示，使用从低到高的口头提示顺序，然后做出简短的示范等。这种行为构成了象征游戏的开始。

一旦孩子在玩耍玩具娃娃或动物玩具时，可以轻松做出多种自发性的动作，那么就可以示范"他人"的游戏方法。现在，给娃娃或动物做喂食、梳理、玩耍、着色等动作，并做出恰当的描述。按照上述相同步骤教孩子，首先教孩子掌握模仿这些动作的能力，然后培养孩子的自发性行为，当涉及其他物品时，设想它们具有生命力。

替代物品教学

为了教授替代物品的使用，选择孩子能够完全理解的某种情境和道具。勺子、杯子、奶瓶是极普通的物品，但在开始教学时，这些东西都非常实用。通过首先使用合适的物品及人物确立游戏的主题（如娃娃、动物、自己、妈妈和孩子），设置游戏的场景，让孩子使用设定游戏主题的实物自发或通过模仿表现出目标行为。然后，使用微型但高度逼真的物品加以重复。

如果孩子能轻松地把微型物品作为现实的替代物使用，则立即使用中性物品或替代用品重复目标行为，但是，这个物品本身并不具备特定的功能，大致上与所代表的物品具有相同的尺寸及形状。圆柱形的木块属于中性的物品，圆柱形的杯子则不是，因为它有喝水的功能。当你使用中性物品重复目标行为时，同时也应描述这个行为。例如，如果目的是让孩子把小的圆柱形木块当成奶瓶，可以拿出木块、瓶子和玩具娃娃。首先，示范用真的瓶子喂娃娃，然后让孩子模仿，接下来使用微型的瓶子。如果孩子能模仿使用微型瓶子，接下来就可以使用替代用品，然后才用小木块当奶瓶喂玩具娃娃，打开瓶子，让孩子模仿。在假装游戏中混合使用上述三种道具，使象征性游戏教学变得更加容易。

孩子能轻松使用中性物品作为实际物品的代用品后，从使用中性物品到哑剧表演——中性物品的使用仅凭借肢体动作表示（想象一个 2 岁的孩子从盘子里拿不存在的甜点喂你，这就是哑剧表演），你可以按照相同的程序执行这些行为。操作时首先使用的是实际生活用品，让孩子模仿，然后手把手为孩子示范哑剧表演，最后让孩子用手势模仿这个情景。对于学龄前儿童来说，把某人的手作为榔头、牙刷、娃娃、梳子、刷子、勺子或钥匙来使用属于常见的初期哑剧表演。孩子在模仿教学课程中学会了肢体动作模仿，并且成人在课程教学中一直谨慎地应用这些概念，那么这就不属于很大程度的跳跃，在教授 ESDM 三级和四级课程中，孤独症儿童应按照这个顺序平稳地过渡。

为了从被模仿向自发性行为发展，应提供孩子一套玩具，其中大多数玩具是逼真的道具，但缺少最为关键的玩具，这些缺少的玩具可以使用相似物品替代（比如：在表演吃东西的情景中，可能没有勺子，但是会提供压舌板）。给孩子道具去构建相关的游戏场景。随着游戏的开展，应该观察孩子是否象征性地使用相似物品。如果没有，把相似物品递给孩子，要求孩子给娃娃喂东西、梳头等。一般情况下孩子偏向于使用逼真的道具而非相似物品，因此你可以设置一个小的舞台，鼓励孩子使用道具作为替代品。你可以装着不知道，比如："我们需要勺子给娃娃喂东西，这儿没有勺子，我们使用什么？"表现出期盼的表情及眼神，孩子可能会提供道具。如果没有反应，你可以拿着一个道具，然后问孩子："这个能当勺子用吗？"观察孩子是否使用它。

象征组合的教学

最后一类象征性游戏是象征组合或结合生活主题游戏的相关游戏序列。孩子掌握了模仿能力，能够自发性针对特定物品执行几种不同的简单象征性动作，这是组合的先决条件，之后就可进行象征组合教学。接下来，示范两个有关联的动作行为，你在场景中组合表演这两个动作（比如：把罐子里的水倒进杯子里，然后拿起杯子喝水），同时口头叙述"倒果汁，喝果汁，嗯，太好喝了"，然后给孩子一些道具，并暗示他"想喝果汁"，使用提示可确保成功。双套玩具对于提示孩子模仿比较有利。既然你在所有象征性行为中使用主题游戏作为互动活动，那么你就要在相当长的一段时间里，一直给孩子演示组合游戏。从单一的行为到序列行为对于孩子来说并非很大的跳跃，尤其在他们持续观察和参与复杂游戏一段时间以后。

通过这些活动，有意地丰富活动内容，让活动多样化，孩子会因此学会很多适当的假装游戏模式，这些模式在复杂的假装游戏中可以得到灵活的运用。通过增加更多的道具和布置更富特色的场景，将活动变得更加丰富多彩，比如：吃东西和喝饮料时，会涉及倒水、搅拌饮料和上菜等。你可以通过增加一些相关的场景使活动多种多样，比如：吃饭之前，摆放餐具；吃饭之后，清洗盘子（在塑料盆里放上水和肥皂，然后观察怎样做才能让孩子觉得有趣）。

选择象征性及功能性游戏主题

孩子必须经历过某种场景，并了解现实生活中的物品及动作行为，这样他们才能知晓物品和动作在游戏中的意义。选择适合现实生活主题的物品，将孩子多次经历过的生活事件作为主题，比如：吃饭、洗澡、做饭、睡觉、梳头、刷牙、唱歌、做手指游戏，以及用玩具做游戏都可以作为主题，孤独症儿童对这些主题比较熟悉。幼儿与兄弟姐妹在家玩耍的时候，玩具娃娃游戏对他们来说具有特定的含义。应了解孩子在现实生活中参加过哪些活动，帮助他们建立相应的技能。如果孩子去过动物园，在游戏中可以以动物园活动作为主题。孩子去医院做过常规体检，可安排就医的场景。过完生日，安排生日宴会的场景。孩子将知道他们喜爱的书籍中讲述的故事。在学前机构或治疗中，能够用于教学的常规活动包括教学过程、点心时间和各种各样的歌曲。

一旦孩子学会使用替代物，可以把各种情景结合在一起，利用玩具娃娃完成一些动作表演，我们为此提供给儿童更多象征性游戏活动的情景或脚本，以便他们能参加到其他幼儿的游戏中去。

角色扮演游戏教学

对于某些成人来说，创造象征性的游戏脚本非常容易，采用什么道具，说什么话，示范什么样的动作并没有什么难度。但对其他人来说却是比较艰巨的任务。然而，在治疗师看来，他们可以自己制定某些步骤。随着时间的推移和经历的增加，会越来越容易体验到多种不同的场景。以下提供一些建议作为象征性游戏准备活动的参考。

故事情节的发展

怎样构建故事情节或游戏脚本？从孩子的角度出发，脚本展示了生活事件。动作、物品、文字、人物，以及它们相互之间的关系为活动做了定义，让它区别于其他活动。注意通过孩子的视角去了解。准备去麦当劳的场景至少涉及 3 个人：孩子、父母和收银员。主要的活动包括：①进门；②站在其他人后面排队；③点餐，把订单给收银员；④把钱递给收银员；⑤从收银员那里拿食物；⑥拿着食物走到桌子前，然后坐下；⑦打开食物开始吃；⑧站起来扔掉垃圾；⑨离开。其中的每一步骤都涉及几句话、几个物品和另外的人。结合必要的道具和语言，标记每个行为，并亲自对每个步骤进行记录。如果孩子能够完成所有这些日常行为，说明他们已学会包括角色扮演在内的更多复杂的主题游戏。对于教学而言，可以采取下述步骤。

构建记事板

结合孩子绘制的记事板或软纸板故事（译者注：记事板是电影、电视节目或商业广告等的情节串连图板，软纸板是覆有绒毡的硬板），我们将上述麦当劳情景作为例子，这是让孩子进行体验的良好方式。以孩子、其他人或相关物品为主题，画 9 幅画或拍摄 9 张照片，每幅画或照片都用短语或句子描述其中的每个行为。描述的短语和句子难易程度应符合孩子当前的语言水平。现在，你为假装游戏情景制作了一个脚本。

为孩子准备简单的记事板，就为复杂的象征性游戏场景创造了良好的基础，同时你也为孩子准备了社交故事（Gray & Garand，1993）。在书中把图片组织起来，让孩子反复看，熟悉它们的顺序。一旦孩子了解了内容，就拿走图片，然后把它们混合起来。接下来，让孩子按顺序排列图片，使用"首先""其次""最后"等词语，"我们第一步应该做些什么呢？首先，我们走进麦当劳餐厅，然后去排队买东西"等。图画排序应着重强调时间顺序。

利用人物角色进行表演

在治疗中，你可以利用各种人物角色和道具表演故事。最初，为孩子表演这个故事，可使用一些代表人物的小玩偶，玩偶之家的家具，然后堆叠道具。在与孩子一起浏览记事板几次后（在孩子学习故事的过程中，允许孩子填写单词并记述），根据各种人物角色和道具，按照记事板的情节进行表演。尽可能快地吸引孩子的注意。

孩子可能会讲述脚本，与你一起推动故事情节的发展。使用你在书中用过的相同的仪式化短语。如果你第一次表演，那么需要严格按照书中的要求做。孩子观看几次后，可以开始改变一些脚本及道具。在孩子逐渐取代一些孩子的角色后，你就扮演收银员或父母的角色。孩子了解角色的基本常识后，再让孩子扮演收银员的角色，并讲述这两个脚本和动作行为。你可以在描述图片中使用"首先""其次"和"最后"等语言。

成人亲自表演

布置治疗房间，里面摆设一些必要的道具：一个收银机柜台、托盘、装有道具的袋子、桌子、椅子和垃圾桶。孩子通过这些道具进入场景，成人在父母和收银员之间进行角色转换，同时孩子需承担与自身相符的角色。为语言脚本和事件顺序进行提示。确保孩子最终学会扮演3个角色。孩子还要学会扮演父母的角色，这时使用玩具娃娃作为孩子。

迎接新的体验

一旦孩子理解象征性游戏，掌握一些语言，能独立完成一些表演，你就可以应用这种象征性游戏为孩子切入不熟悉的现实生活事件做准备。练习如何举办生日宴会，如何看牙医和其他医生，如何在玩偶之间打招呼，这样孩子可以学会一些社交礼仪，并把它应用到日常生活中。当玩具娃娃受伤时，培养"同情心"。假装游戏同样可以用于制造恐怖情节，从而对恐惧症进行脱敏：第一次坐飞机、去医院的途中、新节目的第一天、去教堂、家里来了陌生的孩子，或者更换了新的宠物。象征性游戏同样适用于帮助孩子练习集体游戏和活动。了解丢手绢、抢座位等游戏规则比较有趣，把它写在记事板上，在与玩具娃娃玩耍或与家人一起进行角色扮演时会很有帮助。孩子可通过模仿来学习语言及行为脚本（我们就是这样去学习社会知识的，但是大多数孩子对社会的理解来源于自然生活案例。与正常儿童相比，孤独症儿童在这方面需要更多的练习）。学龄前儿童喜欢玩具小屋和家具设备，对于正常发育儿童来说，可以使用这些物品来模拟日常生活中的各种事件。

象征性游戏一旦取得进展，将对正常儿童及孤独症儿童起着相同的作用，即透彻理解现实生活的情况。

小 结

　　我们详细地论述了操作物品、肢体语言、口部－面部模仿和声音模仿的主要教学方法，并探讨了如何应用这些模仿技能去构建感觉运动、功能性和象征性游戏。教学方法中使用了孩子喜欢的有意义的活动，结合适当的语言和谨慎应用前提－行为－结果（ABC）教学方法，强化训练结果（包括获得喜欢的物品）。我们始终没有强调需要保持热情和积极性，也没有强调需要将孩子的兴奋度和注意力维持于最佳学习水平，因为我们认为所有的读者都了解这属于 ESDM 治疗的组成部分。

第八章
非语言交流的发展

虽然大多数人认为沟通（communication）等同于口头语言（verbal language）交流，但是沟通所涉及的语言却并非仅有一种。在会说话之前，婴幼儿就学会利用各种各样的方法进行交流。他们利用眼神接触、面部表情、手势、身体姿势和发声去获得需要的信息，已对非语言交流系统运用得非常娴熟。言语（speech）是另一个交流系统，它建立在包括肢体语言在内的非语言功能性交流系统的基础之上。肢体动作是非语言交流行为，是孩子传递信息的一种手段。它包括手指、手、整个身体及面部的运动，能表达孩子与伙伴交流的意图（Crais, Douglas & Campbell, 2004）。幼儿同样需要学习理解他人的非语言交流信号，通过观察肢体语言，了解交往伙伴要表达的内心想法和意图。

有意交流是指在交流中，说话者的目的是传递他的心理、思想及情感信息。说话者交流的目的即交流的语用功能（pragmatic function），我们向孩子传达的常见语用功能包括：获得他们的注意，分享兴趣和情感，仅出于互动的乐趣而进行社交互动，给他们提供帮助，要求他们以某种方式改变行为。孤独症儿童的交流教学不仅是教授交流的形式，如声音、语言、姿势或三者的结合，而且要教他们掌握交流的信息或语用功能。幼儿的早期交流目标同样包括：分享兴趣、注意力和一些包含情感的事件（这些都有共同注意的语用功能），社会互动（社会互动的语用功能），特定行为的要求（行为调节的语用功能）（Bruner, 1981b）。

本章描述 ESDM 中促进孤独症谱系障碍（ASD）儿童非语言交流和协调注意技能发展的主要教学方法，并阐述上述三项主要语用功能的教学方法。第九章则主要论述口语交流。

协调注意是交流的基础

关于交流能力早期发展的大量研究表明，婴儿和照料者之间的协调注意（coordinating attention）是交流发展的基础。正常发育的婴儿最早在 3 ~ 6 个月就可以与照料者维持短暂的协调注意（Legerstee，Markova & Fisher，2007）。通过凝视、声音、面部和身体运动交换社会性信号，在协调和相互交流中向伙伴传递情感信息，这种能力即使在婴儿尚未发展有意交流能力时就已存在。婴儿同样获得伙伴传递给他们的情感信息。通过目光接触、情感分享进行交流的伙伴沟通行为可看作是孩子在社交中接触大众文化的开始。交流和文化传递的基本方式可以从一代传递给下一代（Vygotsky，1978）。这种二元的能力出现在与伙伴的互动中，但孤独症儿童没能较好发展这种典型的能力（Maestro，Muratin，Cavallaro，et al，2002）。这种能力是掌握主动交流和社交技巧的标志，它将作为 ESDM 课程的教学目标。

协调注意是共同注意的前提。后者可以描述成孩子和沟通伙伴分享共同关注兴趣的机会，包括常见的物品或事件。布鲁纳对此有最佳的阐述，"共同注意不仅是共同注意，而且是共同参与到大众文化中去"。

共同注意涉及有意的交流行为。孩子有某些想法，想和他人分享，于是有意图地用一些行为方式吸引他人的注意，并传递想要分享的信息。因此，共同注意涉及与他人共享的精神状态，并表达了幼儿合作伙伴的心理意识（Bruner，1995）。共同注意是向别人学习语言的主要载体，因为在相互交流分享中，非语言的意义融合在所使用的语言中。当孩子提示大人注意孩子感兴趣的事物时，成人通常会使用相关的语言作为回应，与此同时，孩子会把成人说的话转变成新的语言，并赋予一定的内涵，然后记在心里。反过来说，如果成人引导孩子的注意力，孩子去留意成人，理解成人分享事件的意义，这时，孩子需要把听到的东西转变为自己的语言。共同注意能力是孤独症孩子的弱项。孤独症孩子不仅无法与其他孩子正常交流，而且还被正常的社交所孤立（Mundy & Neal，2001）。一旦孩子学会如何协调和维持与成人的互相注意，就说明课程中的共同注意力教学得到了发展。

ESDM 发展共同注意和建立非语言交流技能分为两步。第一步，重点培养自然的肢体动作，孩子能使用 3 种交流功能：行为调节（表示"要"和"不要"）、社会互动（开始和维持日常的社会活动）、共同注意（与同伴分享物品或事件）。第二步，孩子将学习传统的肢体语言，所有这些肢体语言获得我们文化的认同，我们用摇头和点头分别表示"否"和"是"，而另外一些国家，则用指向和耸肩来表示相同的意思。

发展使用和理解自然肢体动作的能力

第一阶段通过有意识地开始涉及动作的活动，诱发孩子自然的肢体动作，一旦这个行为建立，就可以从孩子那里"获取"自然的肢体动作。比如：用某种方式给孩子物品，然后马上把手缩回来，直到孩子伸手抓住它为止。或者用手举起两件物品，举起的高度孩子刚好不能接触到，孩子必须伸展身体才能接近其中一个物品。或者提供孩子不喜欢的某种东西，孩子会把东西推开。我们期望培养系列的自然行为，让孩子的愿望和意图更明显。当然，所有这些行为都伴随简单的语言，对于语前孩子来说，就伴随一些单音节词。

举一个感觉社交活动的例子。让我们之前所述的 18 个月大的兰德勒做出几种自然的肢体动作，他是一个非常被动的小孩，迄今为止还不能以任何方式进行有目的的交流。

兰德勒穿着短裤、T 恤，躺在地板上玩他的小脚丫。治疗师靠近他，坐在他的脚边，面对他。治疗师用手抓住兰德勒的脚，并有节奏地拍打，同时唱着名为"拍脚丫（pattyfeet）"的儿歌。她唱着歌、面带微笑，看着他的脸，同时轻拍他的脚。他同样会面带微笑地看着她（眼神接触和微笑交流是孩子所渴望的交流方式，这两者是自然的交流方式），因此她用力地连续拍他的脚丫，脚底对脚底。歌曲结束时，在唱到歌词"把它扔在锅里"时，她把他的脚推向他的头部，然后再放到地上。在整个过程中，他都笑得很灿烂，并保持眼神接触。她拿起他的脚，再次重复上述动作，孩子对此仍报以微笑和持续的眼神接触。第三次，治疗师握住手，靠近孩子的脚丫（她的手势），但不动它们，反之，看着小孩，并说"拍脚丫，还要拍脚丫"，此时孩子抬起脚靠近她的手（自然的肢体动作）。然后治疗师再次开始上述动作。最后，等待和小孩一起拍手（自然的肢体动作）。她把脚丫的回应当作是一种模仿行为，"继续拍脚丫"，治疗师握住手，靠近孩子的脚（她的手势），小孩把脚靠近她的手（自然手势），然后她重复。此外，孩子拍手（手势），然后治疗师唱歌。

在这个小型感觉社交常规游戏中，治疗师根据孩子自己的重复动作迅速发展新的游戏，然后激发沟通性的肢体动作：微笑和眼神接触、手和脚的动作，以便游戏能继续进行。兰德勒做了几个回合，通过身体动作传达他对继续游戏的渴望。

整个游戏过程中，治疗师不时地表演每个肢体动作，兰德勒运用许多肢体动作要求继续游戏。

自然肢体动作的潜在干预技术

我们在很大程度上依靠几种教学技术教授孩子掌握自然的肢体动作。

成人少做，让孩子多做

缺乏与孩子的直接沟通，很容易导致成人猜测孩子的想法或需要，并在缺乏沟通线索的情况下，为孩子做某些事情。对于孩子来说，这样做消除了他们有意采取某种行为表示他们的愿望的动力。我们应把正在给孩子的东西收回来，或者停止正在对孩子做的事情。取而代之的是，我们在每次游戏常规和日常生活常规活动中，应期望并确保孩子主动表示他们的愿望。在我们等待时，孩子利用肢体语言进行交流，这样做有助于他们了解沟通的内涵。

我们通过自己少做事，帮助孩子发展肢体语言，从而给他们更多的行为机会。少做往往意味着让他们采取行动，如果我们不知道他们想要什么，我们宁愿提供多一个选择给他们，而不是提供孩子不愿意的事情。这也就意味着我们需要手势、眼神接触或声音提示。在治疗之初，这些孩子的行为可能非常微妙，并且可能没有目的性。成人可以将这些行为理解为他们的潜在交流行为，并且在交流中予以强化，这样就可以将这些动作行为发展成日常生活中用于交流的肢体动作。

将微妙的肢体动作融入明确的肢体动作中

最初，我们希望孤独症幼儿用眼神接触、手势或发声表达自己的意图。我们想方设法诱导儿童用行动表明他／她的目标或意图，然后采取强化和塑造技术，让这些肢体语言变得更强大、清晰和有意义。例如，我们希望孩子暗示帮他拿够不着的物品。为了实现这个目标，开始引导孩子去拿靠近的物品（我们手中），然后在把物品给孩子之前，等待孩子自己伸手去够这个物品。当孩子能够做出伸手想"要"的动作之后，我们就多次让孩子在两个或更多物品之间做选择，这些物品仍然靠近孩子。当孩子能通过沟通做出选择时，我们就为孩子提供他们拿不到的物品，这样孩子就做出要拿到物品的肢体动作，这时我们暂停一下，然后把东西拿给孩子。接下来，我们提供物品让孩子选择，但孩子够不着这些物品，孩子把手伸向喜欢的物品，却触摸不到，在孩子伸手之后，我们把该物品拿给孩子。最后，我们选择一个比较有吸引力的物品，并把它放在孩子前面桌子和小架子的显眼位置，且孩子够不着，在孩子把手伸向该物品之后，我们把物品拿给孩子。现在，我们就在塑造孩子怎样表达对放在远处物品的"需要"。

选择目标肢体动作

正常发育的婴幼儿，肢体动作通常按照一定的顺序出现，可以将之作为选择目标肢体动作的指南。表 8-1 基于克莱斯等人的研究（2004），显示了非语言肢体动作正常发育（年龄从 6 ～ 18 个月的婴儿，早期沟通 3 项主要功能）的大致顺序。

表 8-1　正常发育儿童出现有意和交流性肢体动作的平均年龄

年　龄	行为调节	社会互动	主动共同注意
5 ～ 6 个月	观看和发声		
6 个月	推开和伸手拿取	显示兴趣	
7 ～ 8 个月	伸手	预期行为	注视成人并发出声音
8 个月	双手推开东西	相应情境下挥手	
9 个月	伸手，张开手掌或握拳	参与行为和拍手	给出物品
10 个月	抚摸成人	摆手寻求帮助，开始社交游戏，伴随音乐跳舞	展示物品
11 个月	用手指	演示物体的功能	指向评论
12 个月	给出物品，眼神不停在物体－人－物体之间转移		
13 个月	摇头表示"不"	拥抱对象，兴奋地鼓掌	用手指向，表示要求
14 个月	需要的时候拉成人的手	用手指来请求信息	
15 个月		咂嘴，飞吻	
16 个月		点头表示"是"	
17 个月		耸肩	

注：资料来源于 Crais，Douglas & Campbell（2004）。

练习凝视和肢体动作的协调

在 2 岁以前，肢体动作比较常见，但不总伴随目光交流。肢体动作不同于评论和请求，正常 12 ～ 24 个月的幼儿肢体动作伴随目光接触的时间不足 50%（Blake，McConnell，Horton，et al，1992）。我们开始教孩子自然肢体动作时并不需要目光接触，当他们学会分别采取每种行为后，我们就希望他们通过肢体动作结合眼神交流表达需求。我们如何把眼神接触融合至肢体动作中去？请看下面的例子。

卢克已学会将物品交给成人来寻求帮助。治疗师南希坐在卢克的面前，然后递给他一个拧紧盖子的小罐子。罐子里装有 5 个火柴盒小汽车（孩子喜欢的东西）。他拿着罐子，试图打开，没有成功，然后伸手寻求帮助。通常情况下，南希会拿着罐子，并对卢克说："帮忙，你需要帮忙吗？"此时，她并不会去打开罐子，而是等待卢克的反应。卢克盯着她，看她到底是怎么回事，过一会儿后，他仍然看着她，南希此时就会说："当然，我会帮你的。"接着就把罐子打开，拿出一辆小汽车。当她打开罐子时，卢克伸手去拿小汽车，此时，南希紧紧抓着小汽车不放。卢克再次看着南希，想知道到底发生了什么，此时，南希立即放开小汽车，并说："小汽车在这儿。"然后把罐子递给卢克。重复上述动作几次，直到罐子里的小汽车全部被拿出为止。最后一次卢克拿罐子让南希打开，他在递罐子的同时会注视南希，这是首次肢体动作与眼神相结合。

在这段活动过程中，我们看到，成人在等待孩子的眼神接触和肢体动作之前，会帮助孩子或为孩子提供物品。她使用提示技巧，知道这样会诱发孩子的眼神接触，等待，阻挡孩子，在孩子习惯她的反应时，不做出任何反应。如有必要，在等待期间，南希可以呼唤孩子的名字，以获得眼神接触。这种情况下，南希需要确保眼神接触后，提供强化，而非单纯的交流性肢体动作。一旦卢克的目光始终跟随她的提示移动，南希就应减少提示，使用部分提示、口头提示或等待，获得协调出现的眼神接触和手势。在接下来的过程中，她使用提示、消退和链锁技术，这条"链锁"就是眼神和手势的结合，这两个行为出现后去强化。肢体动作与目光接触协调是值得注意的问题，基于正常儿童的研究，传统肢体语言的目标不应要求手眼协调时间超过 50%（Blake，McConnell，Horton，et al，1992；评论和请求除外）。

帮助孩子理解他人的肢体动作

孤独症幼儿常常不了解他人非语言交流的含义。孩子不明白双手张开表示"给我"的意思，不明白用手"指向"表示你想要他把东西放在正确的位置或你看到了感兴趣的东西，这样的情况相当常见。孩子可能不理解别人生气的表情。我们应教会孤独症儿童理解身体动作所代表的意义。具体方法如下。

（1）在使用物品的共同活动中，突出和夸大目标肢体动作。肢体动作通常伴随着简单的语言，但是要着重强调肢体动作，并要求孩子通过肢体动作实现他们的请求。提示孩子做手势，然后大力强化，既给孩子社会性的奖励，又让孩子立即接近喜欢的物品或活动。在教如何使用手势（伸出手）表示"给我"的时候，应确保快速地把物品还给孩子，这样孩子才不失去对物品的兴趣，如果成人占有物品较长时间，就在不经意间惩罚了孩子。要高频率地使用肢体动作，使用各种方法将其融入孩子的活动中，比如：指着孩子将要拾起的物品，说"就是这个"；当孩子在堆积木时，指着积木堆积的小塔顶说"这儿""把它放这儿"；当孩子将要插入一块拼图时，指着空白的地方说"就放在这里"。在常规活动中重点突出肢体动作，要求孩子给予或拾起积木，开始或结束某个活动，或者参与下一轮的活动。

（2）在使用物品的共同活动常规中，按一定的步骤和顺序加入生动活泼的肢体动作、面部表情和声音表达。比如：搭一座塔，然后使用某种肢体动作作为将它击倒的信号。让游戏的每个部分——社交剧本贯穿于整个活动中。随着孩子模仿技巧的发展，教孩子模仿肢体动作，并使用语言描述。这是使用物品进行社交常规活动的重要方法，也是提高趣味性的有效方法。

（3）在感觉社交常规中，突出面部表情和肢体动作，以此为游戏提供线索。夸张的情感和手势或身体姿势是感觉社交常规活动的标志，当你提供游戏时，这些游戏就变成了给孩子提供的"标签"。使用相当仪式化的方式进行这些游戏，有助于孩子们学习与游戏相关的肢体动作和表情，并越来越多地注意成人的面部表情、手势和肢体动作。

（4）提供对于孩子来说难以独立完成的、有趣的视觉辨别玩具游戏和任务（如拼图和图形配对），然后用手指着某个位置，暗示应在这里放一块拼图，同时用语言提示"这里"或"将马放在这里"。如果孩子立即把拼图放在正确位置，接下来应予以强化，确保拼图快速准确。需要的话，帮助把拼图放好，如果孩子在完成过程中没有遇到困难，那么你就失去了提示的强化作用。随着时间的推移，这个游戏将教孩子如何了解象征性肢体动作的意义。

教孩子使用传统的肢体语言

如表 8-1 所示，对于正常发育儿童来说，传统的肢体语言在自然的肢体动作之后发展。对于孤独症幼儿来说，也遵循这个顺序。一旦孩子掌握各种各样的自然手势后，我们开始教孩子传统的肢体语言，孩子使用这些自然的肢体动作调节行为，开始和继续日常社交活动，调整注意力，与伙伴共同注意同一物品和事件。当选择传统肢体语言教授孩子时，应确保孩子使用的肢体语言具有交流的功能。所以，你要教会孩子理解肢体语言的含义。卓有成效的教授方法是在你自己的行为中突出强调肢体语言，并伴随着语言解释。把它融入你或孩子已经能够进行的日常事件中。肢体语言可能是社交剧本的一部分，该剧本是按照孩子喜欢的物品进行的共同活动（比如：在一个游戏中，呼叫动物的名字，手指弯曲表示来的意思，然后说："狮子，来这儿，来这儿。"然后狮子就走向你）。也可能是正常家庭活动的一部分，如吃点心，当你吃美味食品时，做出非常愉悦的表情，点头，微笑；当你吃难吃的食品时，表现出痛苦的表情，并把它推开，摇头说："不，不吃泡菜，不吃泡菜！"你可以将肢体语言添加至喜爱的歌曲中，如你在唱"再见"歌曲，唱"再见，再见，南森，你走了我很伤心"时，可以加一些夸张的悲伤表情。通过日常生活场景让孩子了解这些手势的意义。表 8-1 为教学提供了基本肢体语言的范例。在互动活动中观察正常儿童的肢体语言，将会为教学提供更多的范例，以应用于孤独症幼儿的示范和教学活动中。

我们依据第七章论述过的肢体动作模仿能力来进行传统的肢体语言教学。一般情况下，我们为孩子提供自然情境下使用传统肢体语言的机会，通过示范传统的肢体动作来提示孩子，让孩子模仿，当孩子能应用这个肢体动作之后，使用物品或活动对其予以强化。成人应提供更多机会演练这种教学方法，采用适宜的提示消退方法将其发展成为独立的自发性肢体语言。通常情况下，我们将在特定的情景下教授肢体语言，在治疗期间，当孩子表达相同的交流性功能时，成人应适应这种情况的出现。然后，成人应在多种场景下引发肢体语言。随着时间的推移，让孩子学会了解肢体语言的一般意义。

将肢体语言和口头语言相匹配，教孩子使用肢体语言的时候，应伴随适当的口头语言。应该注意的是，不要过度使用这种教学方法，也不要在任何时候都要求肢体语言伴随口头语言。我们不希望孩子把肢体语言当作剧本使用。

传统的手部和身体肢体动作教学

我们在教授孤独症儿童足够长的时间后，通常会忘记在正常交流中使用肢体动作的频率，这些肢体动作包括："给我"，耸肩，用点头和摇头表示"是"和"否"，用肢体动作去拒绝某人。寻找机会，观察与你正在治疗的孤独症儿童口头语言水平相当的正常发育儿童。观察他们怎样交流，留意孩子在杂货店、餐馆、公园说话时伴随的肢体动作和手势。这些均是教学和示范的宝贵资源。

教授这些内容，我们应使用目前所讨论的教学方法。设立包含所选择的喜欢和厌恶的物体或活动场景，你可以在其中诱导孩子理解肢体语言的潜在意义（更多、不、我想、我不关心等）。对于表达要求的肢体语言，给予孩子喜欢的物品；对于表达拒绝或抗议的肢体语言，给予孩子选择喜欢和不喜欢物品的机会；对于"我不关心"的肢体语言，给予孩子很少感兴趣的两件物品。提供物品后，你可看到孩子用行为表示相应的意愿，这时通过模仿和肢体语言提示孩子做出相应的目标姿势。一旦孩子能大致做出相应的姿势，接下来通过奖励机制给予强化。对于表达要求的动作行为，给予孩子喜欢的物品。对于表达抗议或拒绝和不感兴趣的肢体语言，我们马上拿走孩子不感兴趣的物品，换上孩子喜欢的物品（参见 Ingersoll & Schreibman，2006，非常类似教学流程的有效性介绍）。

面部表情表达的教学

在第七章的面部表情模仿部分，我们开始教孩子如何传达面部表情。如同模仿游戏一样，教孩子模仿"有趣的表情"同样包括在面部表情模仿学习中，这些表情应包括大笑、噘嘴、皱眉、做怪脸。由于你无法提示面部表情，就得依靠塑造面部表情来慢慢取得进步。镜像游戏可作为面部模仿教学的有趣方式。镜像具有即刻的反馈效果，允许你给予提示和强化，使孩子的模仿动作正确。

当孩子能很好地模仿面部表情以后，可以在"游戏"中加入面部表情。当你在游戏中加入这些面部表情时，说出表情的名称：高兴、大笑、难过等。一旦你开始在面部模仿游戏中加入面部表情，就可以在治疗过程的很多方面突出情感表达和情感经验。教学可以使用含有大量情感表达的书籍，如《野兽家园》（Sendak，1963），治疗师可以模仿书中图片的表情动作。

突出治疗过程中的情感体验，在治疗期间使用与夸张的情感相衬的表情，该表情伴随孩子治疗过程中的有效情感体验。治疗期间发生的事情让你和孩子感到快乐、难过、疯狂和害怕。应用这些自然发生的事件把富有情感的话语和表情结合起来，然后为孩子示范这些情感体验。你可以在简单的表情中加入夸张的情感元素，作为你重新叙述某种体验的方法，比如：把第七章象征性游戏中提及的事件制作成一幅小的画面，然后加以叙述。接下来，当你在叙述这件事时，可加入声音效果及面部表情。鼓励孩子模仿，然后向你叙述，叙述中加入面部表情。应用玩具娃娃、动物和木偶表演情感激烈的情景游戏，这样在游戏中就有了合适的"剧本"，就可以在表演中表达情感。在你的祝福歌曲中融入情感表达，比如：高兴地表示"哦！很高兴见到你"，悲伤地表示"再见，我会想念你"。

发展共同注意行为

正如前面章节所述，共同注意行为属于一项特别的交流技能，它一般在孩子6～12个月时出现，在出生后的第二年，正常发育儿童会增加它们的使用频率和范围（Legerstee, Markova & Fisher, 2007）。共同注意涉及两个人对某件事情或某个物体的分享。共同注意形成之前，孩子在互动游戏中能集中注意一个人或一件物品，但是看起来他们无法同时注意人和物品。共同注意意味着孩子可通过在人与物品间转换视线，同时注意人和物品。这是一种三角形的交流方式：孩子、伙伴、玩具。孩子利用玩具与伙伴交流。

绝大部分交流的内容都可以通过眼神和情感实现分享。孩子可能表现出兴趣、目的、快乐、愿望和担忧。共同注意行为的结果和目标是与合作伙伴分享有关物品或事件的精神状态。

共同注意通常涉及几种特定的行为。将目光从有趣的物品或事件转移到伙伴身上，然后再返回物品，这是首次，且是最早的共同注意表现。在目光转移期间，孩子可能会对伙伴表现出特别的面部情绪，传达孩子对目标和兴趣的感受。当应用共同注意去分享情感时，孩子先看一眼物品，然后面带微笑或皱着眉头看着成人，就此分享他们对该物品的情感。

共同注意包含表达自己的想法或感受，即共同分享某人的精神状态，也同样包含读取伙伴的提示，理解伙伴对物品的愿望或情感。换言之，了解伙伴的内心想法。孩子通过分析伙伴的手势、面部表情和眼神来对伙伴的共同注意交流做出回应。因此，孩子不仅可以主动发起共同注意行为，当伙伴表现出共同注意行为的时候，也可以了解其中的意义。

怎样教孩子掌握共同注意能力？我们已经探讨过需要增加与孩子的眼神接触，站在孩子面前，协助完成眼睛交流。我们还从总体上讨论了如何突出表现肢体动作和诱发早期肢体动作。一旦增加了眼神接触，我们需要将几种肢体动作作为教学目标：给予、展示和指向，它们是极具标志性的共同注意行为。

通过给予寻求帮助

我们教孩子理解伸出手的含义，即给予某个物品。我们前面讨论的角色转换为此打下了良好的基础。在交流中，通过"给予"可以传达两个语用功能。一种是通过给予寻求帮助，这种方法会影响他人去帮助你实现目标（用布鲁纳的话说，就是"行为调整"，1977）。教会这个肢体语言比较容易，因为强化物已经存在。我们设计各种需要我们提供帮助的活动，让孩子通过"给予"寻求帮助：需要打开的泡泡瓶、果汁盒和盛放玩具的容器，可以吹的小笛（kazoons，一种木制或金属制的玩具笛子），记号笔或孩子无法开启的紧盖罐子。我们给孩子所需的物品，当孩子努力拿到时，我们张开双手表示通过"给予"寻求帮助的手势。

我们的目标是让孩子通过主动"给予"寻求帮助，张开的双手是个提示，这种提示需要迅速消退。每次重复这个动作，伸手之前都需要等待一段时间（一个延时程序），然后尽量降低手势的幅度。扩大孩子和你的手部之间的距离。每次都减少动作的次数，然后稍微增加等待的时间。你的目标是，即使你完全没有做出任何行动，孩子也会拿东西给你。随后，我们讨论目光注视。现在，仅仅讨论通过"给予"寻求帮助。当孩子把物品放在你手上时，你立即说"哦，你需要帮助""帮助我"或"打开""打开盒子"，或者"我要打开喽"。然后打开，把它递给孩子并说"饼干在这儿"或"记号笔已经打开了"。

通过给予表示分享或物品展示

教授孩子通过"给予"表示分享（物品展示），这意味着给予孩子某件玩具后，孩子立即回以极感兴趣的表情，一旦孩子表现出有兴趣，就马上把玩具递给他，并把玩具作为一种奖励。

（1）张开一只手表示"给予"，拿起目标物品，并向孩子展示，展露具有强化作用的回应，如给予灿烂的微笑和眼神接触，并说："好酷的小汽车。"在孩子的肚子上滑行小汽车，然后立即把小汽车拿回来，对着孩子说："看，小汽车在这儿！"

（2）当你重复这些行为时，观察孩子如何拿起玩具，并期待地看着你的反应。通过"给予"的肢体动作做出回应，并提供完整的物品展示。

（3）重复进行时，在做出肢体动作和相应反应之前，等待孩子的给予。现在你通过给予来分享，确保物品展示之后，总是把物品归还给孩子。

（4）最后一步是物品从"给予"到"展示"的过程。如果孩子给你一个玩具，先不要去拿，而是让孩子完全给出"给予"的手势（如果有必要，让孩子的手保持稳定，直到物品展示结束为止，但不要拿玩具）。现在，你已提示和强化了"物品展示"这个动作。

（5）除了教孩子怎样"展示物品"外，我们还需要教孩子对口头提示做出反应，"表现自己"。为此需要配上语言，"给我看看"，并伴随指向物品的"给我"的手势，让孩子举起或面对这件物品。伸出手提醒孩子拿东西给你。但是，一旦孩子给你某件东西，先不要去拿，只是非常感兴趣地看着它，然后提供你在自发展示中使用过的相同的强化物。

当涉及肢体动作和目光对视协调时，不要改变你的期望值。这样做会违反将维持任务和学习任务相结合的原则，而且你会承担消退"给予"这个手势的风险。取而代之的是，开始要求间歇性凝视，可能每4次就要求1次。一旦孩子在调整"给予"手势的同时频繁凝视，接着就开始引发2～3次的"给予"的手势。如果孩子能持续维持这个水平，那么就期望他表现多次。如果"给予"的动作不伴随目光对视，就不给予强化。在教学期间要留意孩子"给予"手势的出现频率，不要疏忽孩子"给予"的手势，否则你就是在冒消除这个手势的风险。要确保努力强化该动作。

注意正常儿童如何使用眼神和"给予"手势来实现共享和寻求帮助，这就是我们的范例！

这个程序的最后步骤是练习持久性。有时，不要对孩子的首次完整要求做出反应，即便这种要求伴随着凝视。假装看其他地方，等孩子重复这个请求，对第二次请求进行强化而不是第一次。教孩子将玩具放在你的正前方，继续强化，直至构建了稳定持久的请求为止。

经常用自己的共同注意行为指导孩子。随着孩子对这些日常规则的了解，把物品交给孩子，让他们来辅助你，和大家共同分享，你可以示范这些行为，帮助孩子学会如何应对，以及如何实施这些行为。应用我们前面探讨过的典型教学方法，提出要求（前提），提示孩子对此做出反应（行为），然后给孩子喜欢的东西进行强化。这样可以发展孩子对共同注意行为的理解和表达，促进社交伙伴之间的角色转换和协调。

用手"指向"

我们必须教孩子理解用手"指向"表示的含义，并能做出相应的动作。教他们理解用手"指向"的含义，我们用自己的手指去"指向"某件东西，从而吸引孩子的注意力：这是拼图的地方，在塔上继续堆叠积木，按动玩具上的按钮，注意书上的照片，我们希望他们拿起旁边的金鱼饼干等。我们希望看到孩子学会用自己的眼睛跟随我们的"指向"，通过动作表示他们理解"指向"的含义。如果他们能注意到我们在任何情况下所指的任何事物，我们就知道孩子已经理解了用手"指向"的含义。

以"指向"提出要求

教孩子学会用手指向，我们首先需要孩子能够稳定把手伸向远处想要的物品，表明他们的选择和愿望。如果孩子还无法使用这种方式发出选择的信号，那么应该首先练习这项技能，这在本章开始部分已进行了说明。

教孩子用手指向时，我们实际上是引导孩子接近他喜欢的东西，然后快速用手指指向该物品。我们让孩子用手指触摸他们喜欢的物体，然后把它拿给孩子。使用引导词"用手指"，在孩子用手指的物体上画一个小圆圈或贴一个小条，可以帮助他们学习。一旦孩子能按要求自发和连续地指向带圆圈的物体，那么必要的话，抹掉圆圈，用肢体或语音提示让孩子继续用手指指向该物品，孩子将学会指向这些物品。通过控制多种材料如拼图块、形状分类盒的形状块、钉板的木钉，让孩子使用"指向"表示想要的意愿，这样我们可以让孩子获得多种锻炼机会。

用手指向的最有效的教学方法是在进食时间使用杯子，杯子上有圆点标记或标签，杯子里有少量食物。孩子会观察你怎样处理杯子。使用透明的杯子，让孩子看到其中的食物。把杯子递给孩子，让标有圆点的那面朝向孩子，当孩子接触杯子时，快速让他／她的手指触碰圆点。立即把杯子给孩子，让孩子触碰杯子，看他们怎样处理。一旦孩子能自发地用手指触碰圆点，那么就在其他物体上标记圆点，同样要求孩子做类似动作。

一旦孩子能按要求持续和自发地用手指指向近处的物体，接着可以让孩子指向够不着的物体，这样使孩子用手指向物体，但不能接触到物体。有步骤地增加与物体的距离，直到孩子能够在几米远处指向物品，连续而自发地做出选择，作为"你想要哪一个？"的回答为止，或者只提供两个看得见的物品选择，而没有任何语言提示。

"指向"中增加目光对视

与"给予"和"物品展示"的手势一样，我们开始教用手"指向"这个手势时，同样不要求目光对视。一旦孩子能掌握并自发做出这个手势，这时我们开始关注目光对视，在孩子把物品递过来的时候，等待，这和孩子的期望不一样，如果有必要，可以通过呼唤名字获得目光对视。然后我们开始期待用手指向的同时出现目光接触，开始时断时续，接下来出现的频率会越来越高。因此，当孩子能按照指令指向物品时，我们开始教如何实现手眼协调。

用"指向"发表评论

孩子使用"指向"这个动作表示几种不同的含义（语用功能）。可能的含义："我想要这个物品（要求）""这样做（指导）""看这个（显示或评论）"。评论功能对于语言和词汇的发展尤为重要，因为父母通常会关注孩子感兴趣的物品或事件。我们已经讨论过教授"指向"和"给予"的手势来表示要求的方法。我们如何评论孤独症儿童的非语言水平？

做出常规评论的最佳方法之一是使用几幅清晰的书页、画册和拼图图片。在这些常规活动中，成人（面对孩子）依次用手指"指向"每一幅图片，孩子看图片时，成人马上说出图片的名字。此时成人可以发出一些声音效果增加趣味性。成人要确保孩子注意有标记的图片。如果孩子兴趣减弱，这个活动到此结束。每次建立孩子的学习程序时，使用同种类的书籍及同样的方法，然后让孩子的兴趣和注意得到扩展。

一旦证实孩子喜欢这种活动，成人可以如往常一样进行活动，通过用手"指向"来吸引孩子对某个物体的注意力，接着等待，对物体进行命名。孩子可能会抬头观察为何成人没有命名这个物品，当孩子看这个物品时，成人应马上对它进行命名。随着这种过程，我们已经加强了孩子通过眼神接触获得对某物的命名，也就是评论的能力。如果孩子不看或没有任何反馈信号，而是开始翻新的一页，我们要阻止他的动作，并继续等待，看孩子接下来的动作，如有必要，可通过呼唤名字或打手势提醒孩子。然后，继续这个游戏。

现在，需要教授孩子如何利用手指"指向"获得评论。为此，可以在日常事件中增加活动的多样性。让孩子用手指着每幅图片，同时成人进行口头语言讲解，而不是也用手指向图片。当它作为一种常规后，成人提供给孩子的帮助应愈来愈少，直到孩子通过指向继续进行游戏为止，然后成人用语言对手指"指向"做出回应。成人坐在孩子对面（当然的做法）时，就可以最后完善这个步骤，即当孩子用手指"指向"的时候，成人等待目光对视，然后引发某种期待。现在，孩子可以把手指"指向"和眼神接触结合起来，要求成人说出物品的名称，如同正常活动常规那样。

小　结

如上所述，我们为怎样教孩子使用和理解肢体语言交流的三种语用功能提供了指导。以"给予"的方式寻求帮助涉及行为调节。通过维持和继续某项游戏来对感觉社交常规做出反应，这个过程涉及二元的社交互动。教孩子指向、展示物品和表达兴趣涉及共同注意。你现在已掌握了发展大量非语言交流肢体动作的策略，这些肢体语言是婴儿沟通发展正常的标志。

上面提到的教学方法，与第七章中所描述的手势模仿教学方法结合在一起，可用于所有交流性肢体语言的教学。教学程序几乎一致。识别将要教授的肢体动作，以符合情境要求的方式加以示范，首选孩子喜欢的活动或社交常规，活动开始前要求孩子模仿，如果需要，给予孩子相应的提示。你教的这些肢体语言可以在治疗期间广泛使用，并要求在做肢体动作的同时伴随口头语言。当孩子能自发地做出这些肢体动作时，治疗师应有所区别地加以强化。然后，继续强化其他的肢体动作，而非仅仅其中的某几个。我们不希望孩子在交流中异常和刻板地使用肢体语言。

在发展上述的非语言沟通能力及通过 ESDM 课程评估表（附录一）进行教学的过程中，通过教孩子将眼神接触、肢体语言和声音相结合，你也在教授如何提高孩子的有意沟通发声能力。这是孩子向口头语言阶段过渡的准备，这个话题将在下一章讨论。然而，当你逐渐进入口头语言教学时，一定要继续非语言交流的教学。在正常发育的儿童中，非语言交流总是伴随着语言交流，缺乏适当的非语言沟通是众所周知的孤独症症状之一，即使是语言高度发展的孤独症患者也是如此。可以通过打手势（如"比划手脚"的游戏）继续肢体语言教学，其他许多游戏活动也将贯穿在整个治疗过程中。

第九章
口语沟通能力的发展

口语沟通（verbal communication）包括语言的理解和表达。理解语言是口语沟通的有机组成部分，因此我们希望同时发展语言理解和表达能力。本章重点是促进语言表达基础发展，主要关注如何促进自发和逐渐生成的言语沟通技巧，使之达到2词句水平。

人们在沟通的过程中，如果想要说出的话语具有说服力，能够向人们传递有用的信息，则必须具备以下几种基础技能：理解口语沟通的语用功能或社会效果；具有良好的成熟度，可以有意控制言语生成系统；为了获得更多的语言模式，有能力模仿他人的言语；了解词语所表达的意思。口语并非独立的交流系统，相反，口语会和非语言沟通行为结合起来，比如目光注视、肢体动作及语调类型等，非语言行为丰富了口语所要表达的含义。建立口语沟通和非口语沟通"程序包"是本章重点关注的话题。

与非口语沟通一样，口语沟通的主要目标是教会孩子通过说话来传递范围广泛的一系列语用功能：评论、共同注意、确认、抗议和否定、问候、获得别人的注意，以及行为调节（Bruner，1981a）。在ESDM（早期介入丹佛模式）中，口头语言教学和其他各种活动联合开展，这些活动的目标是针对本书前面所描述的非口语语用沟通。借助这些活动，我们首先将对儿童语言沟通能力的培养放在了有意发声上面，然后是辅音－元音的组合（比如模仿单词发音的音节），紧接着让儿童说出一个单词，最后进入多词语组合阶段。所有这些步骤都融合在各种各样的活动当中，因为这些活动能够为儿童之间的交际和沟通提供谈话的内容和功效。

由于我们已发展了非口语沟通"程序包"，因此现在将重点放在提高儿童有意发声上面。儿童在非口语沟通时，会同时建立言语的内容。以下将描述怎样建立有意发声，刺激儿童口语沟通能力的发展，以及如何帮助儿童控制发音。我们需要借助共同活动常规以便顺利完成这一任务，在这些活动中我们会将儿童感觉社交常规（sensory social routine）作为起点突出显示出来。当儿童能够非常容易地发音，并且模仿一些发音时，成人可以采取激励措施，将这些发音加入到儿童表达过的非口语沟通内容中。成人可以采取同样的程序让儿童将声音转变成字母、单词直至多个词语。当然这一任务仍需结合各种活动来完成，在活动中建立儿童使用过的语用功能，帮助儿童和成人在交流过程中形成新的语用功能。儿童早期词语的发展通过肢体动作来完成社会功能（Owens，1996）。

因此，通过持续体验、成人示范和自然教学技术，儿童语用学交流不断发展成为口语沟通的基础。在共同活动过程中，成人按照儿童的兴趣，通过采取相关措施帮助儿童进行口语沟通，激发儿童的口语沟通意愿。对于发育正常和患有孤独症的儿童来说，遵循孩子的引导，同时重点关注儿童注意力的语言教学方法比直接强化儿童语言发展的方法更为有效（Hart & Risley，1975；Siller & Sigman，2002）。ESDM 方法的一个非常明显的优势在于：为在语用学交流中开展交流教学奠定了坚实的基础。

促进言语生成的发展

言语的形成来自于孩子的有意发音。孩子言语发展的重要基石是不断生成一系列的音素（言语发音），以及模仿他人说出的话语。

言语的正常发展

通过不断地接触母语，玩语声游戏，以及言语机制神经系统不断成熟，婴幼儿最初无意地发出新的语音。在正常成长过程中，婴幼儿的言语生成遵循鲜明的顺序，刚开始的时候是生成基本的中元音和后元音，然后是咿呀学语 [元音和辅音发声串（CV），或者辅音和元音发声串（VC），通常会对其他人的发声做出反应]。

随着婴幼儿逐渐发育成熟，他们的语调和元音的生成会出现某些变化，同时还伴随着新的辅音生成。随着婴幼儿继续成长，他们会不断地发出元音 - 辅音或辅音 - 元音音节，或者不断重复咿呀学语（如 ba-ba、di-di），然后模仿身边的人，包括模仿成人语言生成时的语调类型。接下来是各种各样的咿呀学语，其中的 C V - C V

或 VC-VC 序列并不等同（比如：出现 ba-da 或 da-di），同时这些序列中还可能包含 CVC 或 VCV（如 pop、aba）。婴幼儿在语言生成的最后阶段开始发出极其类似成人发音模式的长字符串的声音，即众所周知的咿呀学语。

在儿童正常的成长过程中，鼻音（m，n）、爆破音（p，b，t，d）和半元音（w，y）构成了婴幼儿辅音发声的绝大部分（Leonard，Newhoff & Mesalam，1980）。不过这个阶段的婴幼儿不仅无法完全发声，而且发声也不是非常准确。因此，我们在制定儿童的干预目标时，需要考虑儿童特定年龄所能掌握的发音。

正常情况下，掌握所有语言的发音需要花费多年的时间，对于学龄前儿童来说，他们在大多数成熟的声音（比如：th、r、j）方面仍然会出现某些由于没有发育到相应年龄而出现的错误。通常而言，婴幼儿在最早阶段可以掌握的音素包括 p、b、m、n、b、w。婴幼儿在掌握这些音素之后，会继续掌握 k、g、f、d、y、t（Sander，1972）。在这种情况下，当我们和孤独症儿童（该儿童刚开始形成口头语言）相处的时候，我们在选择干预活动和材料，挑选与儿童语言生成水平相适合的优先词语发音时，必须要留意到这些言语发展模式。孤独症幼儿似乎也在不断地发出相同的音素或语音，这同正常发育的儿童相同（McCleery，Tully，Slevc，et al，2006）。

儿童全部发音的发展

一些孤独症儿童仅仅能发出很少的语音，尤其是辅音。临床上，我们观察到这些孤独症儿童的发音数量非常少，不同声效或不同音素的数量也是如此，他们的语调模式也很奇特。在语音游戏当中，婴幼儿典型的音调和旋律常常会消失。他们的声音会出奇小或大，音调会出奇低或高，同时他们的语调模式也比正常儿童平稳和单调，此外他们的重音模式也与正常的言语不同（McCann & Peppe，2003）。

对于声音频率和种类降低的儿童来说，我们的初始目标就是提高这些儿童生成声音的频率和种类。我们通过设计一些促进儿童发声的活动来实现上述目标，同时在他们想发声的时候，采取措施帮助其发声。在运动性活动中增加一些感觉社交活动，往往能够刺激儿童的无意发声。

模仿儿童的发声常常具有强化作用（这也可能导致儿童停止发声，因此你必须清醒认识到你的模仿会对儿童的发声带来怎样的影响）。对于无法生成大量语音的儿童来说，采取不同的发声强化非常重要，同时这也有助于提高儿童发声的频率，也就是说，无论你试图在互动过程中引导什么样的目标行为，如果儿童开始发声，那么他／她的发声就应立即得到强化。对儿童发声进行一次自然、偶尔为之的强化可以促使儿童对其交流伙伴做出积极的反应。成人应立即停止手上正在做的事情，然后对儿童的发声进行反应，或者开始模仿儿童（成人需要注意自身的模仿会对儿童带来怎样的反应），接下来，成人可以通过发声来实现儿童通过发声所传达的语用目标。

在探讨模仿的那一章，我们提到了几种可以刺激儿童增加发声频率和发声多样性的方法。成人可以通过一些小型的声音游戏，使用玩具和书籍来将仪式化的声音效果添加到我们的游戏活动中，也可以通过感觉社交活动来帮助儿童形成所有的语音。在这些活动中，模仿儿童的发声及发展一些可以不断进行模仿的语音游戏，可以有效地帮助儿童进行发声，提高这些活动的效果。你可以参照第七章的内容，通过模仿游戏来帮助儿童建立全部的有意发声。这些方法都是发展儿童语言的必备技能，其目标是帮助儿童进行自发性发声。通过模仿儿童的发声来使其变成有意发声，通过成人的模仿使得声音完全能够被儿童所掌控。一旦儿童能够通过发声对成人的声音做出反应，那么成人便可以将这些声音转化成词语。

将声音转化成词语

成人可以使用两个过程将儿童的声音转化成词语。首先，在相关活动中，成人将儿童的发声和相关的词语匹配起来。下面举例说明。

莫莉发出了一个音节"ba"，当治疗师吉尔开始模仿她的时候，莫莉便会不断地模仿吉尔的发声。现在吉尔开始选择与发出"ba"这个音节有关的词语——bubble（肥皂泡）、balloon（气球）、bottle（瓶子）、baby（孩子）和bath（洗澡）。在莫莉喜欢的跳跃游戏中，吉尔给了莫莉一个大球（ball）。"想要球么？"莫莉对吉尔的话会做出反应，然后伸手去抓球。然后吉尔会开始重复说："ball（球）？ba？"此时莫莉便会开始模仿"ba"。"是的，球（ball）"，吉尔说。然后吉尔会抓起莫莉，立即开始跳跃游戏。莫莉会简单地跳跃一下，便停下来，不过还是用手紧紧抓住球。莫莉会摇摆她的身体继续跳跃。"球吗？"吉尔问道，莫莉回复"ba"。然后吉尔会点头，笑着说："是的，跳吧！"然后又开始抱着莫莉跳起来。上述环节，吉尔一共需要做6次。在模仿"ba"之前，吉尔会等待莫莉发出"ba"这个音节，如果吉尔不能立即听到"ba"这个音节，就会小声地发出这个音节，然后莫莉会做出回应，发出"ba，ba"的音节。莫莉跳跃了很长一段时间后，吉尔会说："那是球（ball）。"

这个活动片段中，成人已经建立了相应的活动，因此，在成人示范下，儿童会对词语进行模仿，在儿童说出相关的词语后，成人立即对其进行强化。本例中，"ba"这个音节和特定的事件联系在一起，然后成人会将这个音节逐渐转换成一个词语。

第二种方法是将儿童全部的发声塑造成更像词语的声音。一旦儿童在活动中发出了可以很好掌握的音节，那么成人便可以开始对这个音节进行转换，将其塑造成更接近真实词语的音节，不过仍需将该音节保持在儿童的全部发声范围内。让我们回到吉尔和莫莉的例子中，"ba"这个音节同样用在肥皂泡游戏和气球游戏中。在开展肥皂泡游戏期间，当莫莉发出"ba"这个音节后，吉尔便不再强化"ba"这个单音节，而是在肥皂泡游戏中示范"baba"这个双音节，然后吉尔会对莫莉发出的双音节给予不同程度的强化，从而将"ba"这个音节完全融入"肥皂泡"这个词语中。这种方法也可以称作逐渐逼近法，即儿童的发音逐渐接近成人的词语发音。

类似的是，在气球游戏中，莫莉同样也能够模仿"ooo"。因此，在儿童已稳定地形成"ba"这个音节，并表示要气球之后，那么吉尔便可以示范"ballon"这个词语，当莫莉通过"ba"做出反应的时候，吉尔便可以对"oo"加以示范，并将"oo"说出来。莫莉也会跟着将"ba"和"oo"说出来。当莫莉不断地说出"ba"和"oo"这两个音节的时候，吉尔便开始期待莫莉能够说出"ball-oon"这个词语。莫莉会有区别地对"ba"和"oo"的组合进行强化，然后随着时间的流逝，莫莉便能够通过说"ba, oo"来持续地模仿"balloon"。这里使用提示、塑造和消退过程将音节转化成词语。

赋予自发性发音特定的意义

一旦儿童学会了将肢体动作和有意发音结合起来进行沟通，成人就需要尝试着将这些发音转变成词语，在回应孩子时，开始示范简单的词语。该技能涉及在互动过程中，使用符合情境的真正词语，对孩子自发的发音做出反应，并且与孩子发音的音素模式相匹配。

比如，杰森说话的时候发出了多音节，该多音节包含辅音和元音，以及类似讲话的语调。在语音游戏中，当杰森含混不清地发出了"zaza"这个多音节时，杰森的治疗师劳里立刻将这个发音融入"zoom zoom"当中，通过生动有趣的汽车运动来对杰森发出的多音节进行强化。然后劳里会停在汽车旁边，有所期待地望着杰森。劳里问杰森："是zoom, zoom？"等待着杰森发出"zaza"这个多音节，接下来继续开动小汽车。如果杰森无法发出"zaza"的音，那么劳里会进行示范，对杰森发出"zaza"音，等待杰森再次发出"zaza"音。采取该步骤以后，无论杰森是否发出"zaza"音，劳里会继续将活动进行下去。通过这种方式，劳里将"zaza"和"zoom，zoom"匹配起来，并将杰森的自发性发声赋予了与"zoom，zoom"和汽车游戏相关的意义。

赋予模仿性发音特定的意义

在利用儿童模仿性发音时，将会出现同样的流程。在 ESDM 中，发声模仿是共同活动中极具意义的部分。为了增加模仿的语义功能，成人需要选择与活动关键词相符的示范来让孩子模仿。该方法与上面所举的吉尔和莫莉例子类似，但是该方法的目标是增加儿童发声的意义，而不是塑造儿童的发声。下面举个例子。

治疗师黛安已经教会了凯瑞通过模仿"ba"这个发音来表示想要得到气球和肥皂泡。室内活动中，黛安给凯瑞一个肥皂泡瓶，然后发出"bubbles（泡泡）、bubbles"的声音，不过声音的重点在"bubbles"的第一个音节上，然后满怀期待地看着凯瑞，并举起肥皂泡瓶。凯瑞没有发出"ba"这个音节，因此黛安把"bubbles"变成了"ba"。凯瑞发出了"ba"这个音节，黛安在将装有肥皂泡的瓶子交给凯瑞的时候，立即将"ba"这个音节转换成"ba-bubbles"。然后凯瑞将肥皂泡瓶还给黛安，要求黛安打开肥皂泡瓶，接着黛安发出了"help（帮帮）"这个词语，期待着凯瑞能够模仿这个词语。凯瑞刚开始发出一个"ha"，黛安便做出反应，对凯瑞说："帮帮，当然，我会帮你的。"接着黛安打开肥皂泡瓶，将吹肥皂泡的棒棒放到肥皂泡液中，然后拿出来准备吹肥皂泡。"想要吹肥皂泡吗，凯瑞？"黛安问凯瑞，此时凯瑞发出"ba"，黛安听到"ba"后，接着说："blow（吹）。"然后吹出一长串的肥皂泡。凯瑞立刻跑向飞舞的肥皂泡当中，黛安便开始和凯瑞在肥皂泡中玩游戏，用手指去戳破肥皂泡。当黛安用手指戳破肥皂泡的时候，黛安会对凯瑞说："pop，pop。"凯瑞会发出"ba"，然后用手指戳破肥皂泡，此时黛安会对凯瑞说："bubble，pop，bubbles。"

在这个例子当中，我们看到，儿童的模仿通常受制于其目标，同时我们也看到，成人对目标词语的不断重复能够与儿童发音的音素模式相匹配。成人通过动作和对儿童的发音进行反应，让儿童模仿的声音融入了特定的意义。

在早期介入丹佛模式（ESDM）中，成人和儿童在共同活动中进行交流，因此对于儿童而言，交流总存在某种功能和意义。当孩子面对目标物品或活动出现自发性发音的时候，当孩子在目标物品或活动未出现而提出要求的时候，以及当我们口头叙述物品或活动而孩子能够按照自己清楚理解的方式即刻反应的时候，我们确信儿童的发音和说出来的近似词语具有语用意义。因此，当儿童表示他／她理解成人词语的意思时，我们就从模仿阶段过渡到了自发说话和理解性语言学习阶段。这是我们将论述的下一个主题。

从模仿词语阶段过渡到自发性生成词语阶段

为了促进儿童自发性地说出词语，我们需要建立某种示范词语的常规活动，然后在一系列的教学过程中逐渐撤除示范。为了实现这一目标，词语必须保持不变，且重复地出现在某个"词语链"中。请看下面的例子。

治疗师格雷格正在和李（Lee）堆叠积木，他们造好了一座塔，然后用一辆玩具汽车撞向这座塔。李非常喜欢这个游戏。格雷格搭着积木，通过示范，发出接近"ba"的音，表示想要一块积木，当他给李这块积木时，他便会向李说出"积木（block）"这个词语。格雷格和李面对面地坐在地板上，格雷格将装有积木的盒子放在自己的大腿上。他拿出两块积木给李，然后在这两块积木之间又放了两块积木。李继续在这个基础之上搭积木。然后，格雷格又放了一块积木，再拿起另一块积木，对李说："想要积木（block）吗？"李回应："ba。"格雷格将积木拿给李，然后又重复说："积木（block）。"李接到积木之后，将积木搭在已经搭好的积木上面。格雷格将这个过程重复 2 ~ 3 遍（完全提示），然后格雷格将积木递给李时，不会再说"积木（block）"这个单词。如果李说"ba"，格雷格才会将积木递给李，然后说"积木（block）"。如果李没有说出"ba"这个音节，但是想要从格雷格手上拿积木，格雷格会轻声地对李说"积木（block）"，得到李回应"ba"后，再将积木递给李。格雷格采取的这种方法是部分提示，而不是完全提示方法。如果李每次想要积木，都会自动地说出"ba"时（此时不需要成人通过语言来提示他），格雷格便会停止对李提供任何成人语言提示。

这是我们将儿童的发声模仿转换为自发生成词语的通常步骤和做法。使用只重复说一个单词的多种方法来建立成人和儿童之间的沟通模式，然后尝试着逐渐撤除示范。在这个过程当中，需要涉及大量的重复动作，虽然在本书的其他章节中，我们探讨了如何精心计划共同活动，包括转换角色、改变语言、充分扩展活动等，以防止出现太多的重复，但是在这一特殊的情形下，我们需要通过不断的重复来创建"行为惯性"，引导儿童进入自发性词语表达阶段。因此，在同一过程中，我们需要使用 4 ~ 5 次同样的词语，"ba, blow"，在我们吹肥皂泡之前，每次都尝试着让儿童发出"ba"这个音节。然后在第 6 次尝试中，我们要尽量避免自己说出"ba"这个音节，而是满怀期待地看着儿童，让儿童发出"ba"这个音节，当然我们也可以让嘴巴形成发"b"音的形状，在我们吹肥皂泡之前，等着儿童说出"ba"这个音节。我们通过这个不断重复的方法帮助儿童形成自发性的发声模仿行为。当儿童可以自发性地说出几个词语之后，我们就可以对共同活动进行精心计划，或者让共同活动变得多样化。当然，如果儿童的注意力和积极性开始消退，那么我们也需要对共同活动进行精心计划，或者让共同活动变得丰富多彩。

不要因过度泛化而丧失信心。通常情况下，儿童会过度泛化地使用首个词语，用于描述多个物品或表达多种请求（Rescorla，1980）。他们看起来似乎已经掌握了该词语，但是却不明白首个词语在含义上的局限。当儿童使用错误的词语表达自己需要的东西时，成人需要简单地给儿童提供正确的词语，以确保儿童见到自己想要的东西时能够正确地模仿。在儿童说出正确的词语时，才将儿童想要的东西给他。随着儿童表达和理解语言的技能不断提高和完善，需要逐步地放弃使用这个方法。我们需要注意，在起始阶段加强儿童的语言表达能力至关重要。

然而，你需要尽可能地减少这个过程中使用的词语数量，然后选定并经常使用某些词语。将这些词语和对儿童有吸引力的物品匹配起来，然后不断重复，这样会让整个过程进展更为顺利，取得更好的成效。让父母列出儿童在家里自发性说出的词语，这会有助于你对儿童可能说出来的词语进行跟踪，使你知道哪些词语与你使用的目标物品相符。此外，你还需要注意，随着儿童词汇量的增加，他们的发音并不会像成人那样精确，他们在词汇量和语言技能增长上获得的进步和发音精确性的提高并不同步。对于特定的目标物品、人物或行为，持续使用相同的近似语音，表明儿童已能够用这个单词来表示目标物品、人物或行为，即使儿童在发声上和成人之间还存在区别，也无关紧要。儿童的这些发音会包含在"词语库"中，存储在他们的脑海中。最后，第一批使用的词语必须是名词和动词，要避免使用诸如"更多"或"是"这样的词语。

使用自发的言语做出选择

一旦儿童能够明确地将词语与物品关联起来（具体表现为使用自发而接近的词语表示想要某些物品），那么我们就需要为他们提供辨别的机会。对于李而言，在使用积木搭建塔楼的过程中，他已学会了自发性地说出"ba"这个音节，表示自己想要积木，此时成人需要给儿童能够辨认的两个物品之一，向儿童说："积木（block），还是汤匙（spoon）？"如果李说的是"汤匙（spoon）"，那么成人便将汤匙给他，而不是将他想要用来建塔的积木给他。李得到汤匙后，可能会有一会儿的情绪低落。此时成人需要再提供一次机会给他，再次说："汤匙（spoon），还是积木（block）？"李便会说"积木（block）"（儿童倾向于说出他们听到的最后一个词语，治疗的时候需要利用儿童的这种倾向）。

你需要不断调换选择的对象，这样就可以通过利用模仿说话的自然结果［比如：如果儿童说"汤匙（spoon）"，你便将汤匙给他］来帮助儿童主动辨认物品，而不是依照模仿说话的方式来辨认物品。开展这个活动时，李开始可能会犯几次错误。当李说"汤匙（spoon）"时，将汤匙给他，如果他看起来不高兴，那么在他用手拿汤匙的时候，你可以将汤匙拿回来，然后说："积木（block），你想要的是积木（block）？"当李说"积木（block）"时，将积木给他。在这个过程中，需要特别注意的是不要让儿童多次犯错，不然儿童会失去积极性。这种选择过程对于帮助我们将儿童的语音和词语模仿转化成自发性的口语非常重要。儿童的非语言交流有助于理解语言交流的意义。如果儿童通过肢体语言表明他们想要什么物品，却说出了其他物品的名字，那么成人需要给他们想要的东西，同时小声地说出这个东西的名称。我们需要鼓励，而不是忽略他们的非语言交流。

选择自发词语作为教学目标

在决定将哪些词语应用于自发性词语叙述时，我们可以遵循以下几个规则。

（1）与儿童比较喜欢的物品相关。

（2）儿童已能够近似地发音。

（3）与儿童发育水平相适应（比如：词语中不包含多个辅音）。

（4）常见于多种情境中。

（5）孩子基本能够通过非口语提出要求。

（6）不要忘记配合动作的词语。

为儿童建立简单的词语库，用来罗列对于儿童而言重要的物品，然后经常性地使用这些词语，直到儿童掌握为止。对于正常发育的儿童来说，其说出的第一个词语通常与动物、食物和玩具有关（Nelson，1973）。为儿童非常感兴趣的东西命名，如社交游戏、食物、玩具、人和动物等。在这个过程中，成人需要突出强调动作，同时将这个动作与儿童脑海中的词语联系起来，然后指出这个名称所代表的物品（Nelson，1973）。儿童熟悉这类词语后，成人再继续使用表示颜色、数字、形状和其他概念的词语。在儿童的早期语言学习阶段，成人不需要突出强调这些名词。刚开始时，可使用简单却有特别概念的词语来表示目标名称和目标行动，如杯子、球、跳、吃。

最后，不要使用可以指代多个对象，却只具有一般性概念的词语来表示目标名称和目标行动。比如：要尽量避免使用"更多"这个词语，如果你在特定的情况下需要使用这个词语，也要尽量避免经常性使用。否则这样的词语可能会取代许多可以用来教学的词语。你需要使用可以近似地表达自身特定含义或行动的词语，如果汁、饼干、书、肥皂泡。对于正常发育的儿童来说，其早期拥有的词汇量增长非常缓慢，但是一旦词汇量超过了 50 个，那么他们可以掌握的词汇量会快速、大幅度增加，我们通常称这种现象为"语言爆发"。在这个阶段，正常发育的儿童每天会毫不费力地掌握新的词语。

学习动作性词语

当儿童的词汇量增至 100 个时，动词会占到其中的绝大部分（尽管仍然很少）(Bates, Marchman, Fenson, et al, 1994)。同培养儿童使用名词表达一样，我们需要采取类似的方法培养儿童的动词表达能力：在和儿童共同开展感兴趣的活动中，通过模仿、选择行动、辨别动作和消退提示等来实现这一目标。不过我们现在需要关注的是在共同活动中对行动，而非名词（物品），进行选择。可以很好地帮助我们实现这一目标的活动有：

- 让儿童出现"跳跃""推""摆动""跑"和"躲避"等动作的游戏。
- 涉及"刺""滚""夹""切"和"摆动"等动作的游戏。
- 涉及"停"和"走"的活动。
- 涉及"扔""踢""跳跃""旋转"或"翻滚"等动作的球类活动。
- 涉及"轻拍""紧握"或"挠痒"等动作的身体接触。
- 供儿童游戏的工具或操作台（这些工具或操作台必须含有儿童做出各种动作需要的物品）。

选择儿童可以说出或近似说出的目标动词。然后，围绕着这个目标动词和孩子共同进行有趣的活动。使用有关这个活动的词语来示范活动中出现的相关动作。让儿童自己对活动做出选择，然后模仿与该动作有关的词语，紧接着不断强化儿童说出的与动作有关的词语。这样，你就使用了与早期名词学习流程相同的动词学习流程。

你还可以使用上述的自发说出名词的流程，帮助儿童自发性地说出与所选活动有关的动词。

帮助儿童学会多词语表达

儿童能自发稳定地讲出一个词语之后，预期他们何时能自发性地讲出两个词语呢？沟通科学（communication science）并未为我们提供普遍认可的指导原则（Tomasello，2006）。然而，毫无疑问，可供儿童表达的词汇量和句子长度之间存在明显的正相关关系。在以英语和其他语言为母语的国家中，当儿童的词汇量接近100个时，他们就开始增加词语组合表达的次数，并使用其他的句法表达方式（Caselli，Casadio & Bates，1999）。在 ESDM 中，当儿童自发性说出 60～80 个词语，且能够较为频繁地使用这些词语（比如：儿童在社交互动的时候，每一分钟会多次说到这个词语）时，我们便帮助儿童使用两个词语进行表达。如果孤独症儿童已达到上述表现，那么成人可以帮助儿童进入自发性模仿两个词语的阶段。然后，在 ESDM 提供的丰富多彩的语言环境中，逐步帮助儿童进入自发性模仿多个词语的阶段。不过，如果孤独症儿童的词汇量达到了 60～80 个，尽管在开始口语交流的过程中频繁地使用单个词语，但是却还没有在共同活动常规中模仿两个词语的表达方式，那么我们就需要采取额外的策略。

成人需要应用儿童已经形成的言语模仿技能，运用模仿行为引导儿童进行两个词语的表达。但是，切勿让儿童轮流模仿每个单词，应教儿童说出更长的句子，比如："我，我""想要，想要""果汁，果汁"等。经验告诉我们，这样的方法能够培养儿童的语言模仿能力，却妨碍儿童自发性语言和句法的发展。而相反，应该使用儿童在参与共同活动中已经形成的模仿技能。

我们可以采用几种方法来实现这一目标。首先要改变期望。到目前为止，儿童已能够表达单个词语，同时在遵循"加 1 原则（one-up rule）"的基础上，你已示范了两个词语的表达方式。许多孤独症儿童在这一步的治疗中将会模仿你所设计的两个词语表达方式。这种情况下，你可以采取不同的方法强化儿童的两个词语表达能力。如果儿童无法自发性说出两个词语，那么你可以利用儿童现阶段所掌握的模仿技能，要求儿童按照你所设计好的方法来模仿两个词语的表达，从而帮助儿童实现表达目标。如果你问儿童："要吹肥皂泡吗？"儿童的反应是说出"肥皂泡（bubbles）"，那么你需要接着说："吹？"如果儿童开始模仿你说出"吹（blow）"，那么你紧接着需要问："吹肥皂泡？"然后观察儿童是否在试着模仿你所说出来的两个词语。通过改变你的预期和对两个词语进行强调，儿童可能开始模仿表达两个词语。如果没有出现这种情况，那么请不要改变表达方式，比如：变成"吹？吹"或"是肥皂泡？是"。你需要做的是继续维持原来的表达方式，只是需要多开展几次。

另外一个方法是建立选择。这种情况下，两个词语对于孩子表达他／她的意思至关重要。请看下面的例子。

在积木搭建活动中，你正在建造一座塔，你有两套积木可以选择，一套和其他用来建塔的积木尺寸一致，但是另一套却不一致——太小了。然后，当孩子请求得到"积木（block）"的时候，你可以将这两种不同尺寸的积木拿给孩子，然后问："大积木，还是小积木？"当孩子说："积木（block）。"并且将手伸向尺寸更大的积木时，你要将积木拿回来，然后说："大积木。"通过这样的方式，你可以帮助孩子建立两个词语的表达方式。当孩子开始使用两个词语表达想要的东西时，你便可以将正确尺寸的积木递给孩子。

在这个例子中，两个词语有助于捕捉孩子需要表达的意思。以这种方式设计活动，强调使用两词句表达自己的想法。你可以设想大量通过两个词语来区分和对比物体的例子："大饼干，还是小饼干？""喝果汁，还是搅拌果汁？""喂娃娃，还是喂小熊维尼？""开小汽车，还是撞击小汽车？""拨开橡皮泥，还是捏橡皮泥？""红色的马克笔，还是蓝色的马克笔？"

多词句表达

多于两个词语的表达涉及句法的学习。我们需要言语－语言治疗师（S-LP）对逐步过渡到三个词语表达阶段的儿童进行语言干预。你在开展 ESDM 干预的时候，为了强调语义和句法目标，以及为了满足儿童更为广泛的社交需求，需要咨询所在团队的言语－语言治疗师。同时在治疗过程中继续使用共同活动框架。

成人的语言影响儿童的学习

当儿童处于婴幼儿和学前期时，成人和儿童的交谈方式会对儿童的语言学习产生足够大的影响（Huttenlocher, Vasilyeva, Cymerman, et al, 2002；Hart & Risley, 1995）。虽然我们举了很多例子来表明这一点，但是没有深入探讨和分析成人应如何运用语言和儿童进行沟通。根据儿童语言学习的临床研究，我们会在开展相关治疗时执行以下流程。首先，按照我们上文所述的建议，为了引导儿童使用表达性语言，成人需要在示范中选择合适的目标词语。我们曾经提及成人应选择包含初始发音的目标词语，这些初始发音也属于儿童全部自发性发音和模仿发音技能体系。我们同样也提到，成人需要使用儿童早期阶段发出的音素作为教学的目标音素。通过这些方法，我们能够利用儿童自己在成长过程当中所形成的语音系统，同时遵从发育科学中所提出的儿童语音发展原则。

其次，遵照本文前面提到过的 ESDM 中的"加 1 原则"，即在儿童自发说出的词语基础上增加一个词语。比如：对一个词语都说不出来的儿童 [MLU（平均句子长度）为 0 的儿童]，成人在和他们交流的时候，需要重点突出和示范一个词语；对能够持续自发地说出一个词语的儿童（MLU 为 1 的儿童），成人需要强化儿童使用两个词语进行表达的能力。成人使用这种原则来对儿童的词语表达进行示范，扩展和评论儿童的词语表达能力。通常情况下，针对目前所处的层次，熟练掌握口语的儿童会自发性地模仿成人扩展后的语言。在模仿的最初阶段，儿童会偶尔说出自己模仿的那个词语，然后随着时间的推移，儿童会更经常地说出自己模仿的那个词语，直到能够自发性地使用这个词语为止。

"加 1 原则"的唯一例外就是无法在语言表达能力出现严重障碍的儿童和孤独症儿童中使用。这些儿童虽然具有非常好的语言理解能力，但是却在有效的言语生成方面存在严重的缺陷。很明显，一些孤独症儿童也会发生特定的语言障碍（Kjelgaard & Tager-Flusber，2001）。对于这样的儿童，你需要咨询团队中的言语－语言治疗师（S-LP）。这些孩子需要非常专业的治疗，这里不对相关方法进行探讨和分析。

第三，当成人对儿童的错误发音进行纠正的时候，会对儿童的发音进行"重塑（recast）"或重述。正常生长发育的儿童更多通过模仿成人的正确发音来重塑自己的发音，而非采用成人对他错误发音的其他反应方式（Farrar，1992）。成人对儿童发音的重塑可以帮助儿童形成准确的语音，即单词的发音、准确的语义；明确单词的意思和句法；理解多个单词结构的语法。重塑并不等同于纠正，因为在实现交流目标前，不需要儿童改变自身的表达方式，也不需要儿童模仿成人的话语。重塑是成人向儿童传递某种目标的时候重述的话语，也就是说，重塑是成人在给儿童传递目标时所说的话，而不是对儿童说话的反应，如"讲得好""说得好""问得好"。我们通过帮助儿童塑造正确的发音、语法和语义（如果儿童使用了错误的词语）来重述儿童的发音。重塑再次强调了词语或词语组合及其含义之间的关系，使儿童明白他／她的交流是成功的，而且具有很强的影响力，同时也知道我们始终理解他们所要表达的意思。

举一个语音学例子。两岁的塞尔维在见到妈妈南希手上拿着装满肥皂泡的瓶子时，对妈妈说："bu, bu。"此时南希说："bubbles（肥皂泡），这是肥皂泡。"对塞尔维的不成熟发音进行重塑。接着南希吹出了好几个肥皂泡。3 岁大的马克斯需要马克笔来学习一种新的绘画技能，当他向治疗师保罗提出"想要马克笔"的时候，伸手去拿红色的马克笔。此时马克斯的治疗师保罗说："红色的马克笔，你想要红色的马克笔？"然后将红色的马克笔递给马克斯。保罗通过这种方式来对马克斯的语音进行了重塑。下面还有一些例子。2 岁大的萨莎正在玩毛绒玩具小猫的游戏，她将玩具小猫的脸贴在一起，然后说："ky kiss（接吻）。"她的姐姐贝卡使用句法和语法重述来进行回应："是的，两只小猫在亲吻。"然后做出了轻吻的动作，并发出轻吻的声音。在这些例子中，成人都遵循了加 1 原则，当成人对孩子的交流目标进行回应时，通过比孩子稍微成熟的发音来对孩子的语言进行重述。这些重述不是对孩子的语音进行纠正。成人在将红色马克笔递给孩子之前，并没有说"我想要红色的马克笔"。

容易重复成人语言的儿童比自发性讲成人语言的儿童更具有优势，他们能够很容易对成人的言语进行模仿。这些儿童还可以利用他们的这种能力来进行有意交流，传递语用功能，如请求、社交互动或保护（Prizant & Duchan, 1981；Rydell & Mirenda,1994）。不过他们似乎还未明白，言语是将代表一个人意图的词语组合起来，以供其他人理解的媒介。他们似乎认为言语只用来模仿。我们有 4 种方法可以帮助儿童自发性地形成自己的言语，而不是对成人的言语进行模仿。

（1）减少成人语言的复杂性。在儿童对成人言语进行重复的时候，不要使用加 1 原则。只将该原则应用于儿童自发性语音形成阶段。这就是说，如果儿童从来没有自发性地讲话（MLU 为 0 的儿童），那么你只能对这个儿童说单个词语，即使这个儿童能够仿效成人说出的 3 个或 4 个词语。

（2）在孩子成长发育的过程中，努力让其他成人也运用这个水平的 MLU。

（3）不要让儿童通过模仿来向成人发出请求信息。儿童能够自发性地进行模仿，此时不要对儿童期待过多，当然也不能降低儿童模仿的积极性。你需要在共同活动中使用单个词传递需要表达的意思，同时对儿童发出的单个词进行反应，就好比他们的表达具有自发性，且充满意义。

（4）运用上述的教学策略帮助儿童从词语模仿阶段过渡到自发性说出词语阶段。在儿童能够自发性地说出词语之前，每次都逐渐消退单个词语的示范。

总而言之，当对主要依赖模仿成人进行发音的儿童进行治疗时，你需要根据前面所提到的原则来开展治疗工作，将这类儿童当作根本不能发音的儿童，差别强化自发性发音，在儿童喜欢的活动中使用数量有限的词语，然后逐渐建立自发且富含意义的名词和动词的简单、稳固基础。当然，你还需要耐心等待，等待儿童形成自己的发音，然后，或者仅仅模仿，或者模仿并扩展自己的发音和词语。对于儿童充满意义的自发性发音，成人应遵循"加1原则"。在这些条件下，儿童的自发性语言具有自我纠正的功能。

言语发展能力未取得进步的儿童

我们在开展治疗的过程中，时不时地会碰到这样一种儿童：他们的学习速度非常快，同时模仿能力也比较强，对成人的一些简单指令反应很快，但是他们就是无法发出语音。虽然，根据我们自身的经验，这种儿童非常少见，但是他们在临床治疗实践中确实存在。如何治疗无法生成语音儿童已经超出了本书的范围，当然也超出了未经过言语－语言病理学专业培训的治疗师的能力范围。这种儿童的语言发展项目必须要由专业的言语－语言病理学家提供指导。在言语病理学家的帮助下，你可以遵照图9-1中的决策树来改变教学方法。采取了相应方法后，如果儿童仍然发音困难，那么你就需要结束这种方法，然后采取其他方法来对这种儿童进行治疗。这个时候，你需要转换到一种非语言方式，通过使用手语、图片或书面词语等来培养儿童的词语组合能力。儿童自身所具有的倾向性可以帮助你和语言病理学家找出其中的最佳方法。图9-1是决策树图，可以帮你决定采用哪种替代或辅助系统。

一旦你选定了替代性的语言学习途径，就可以采用这种替代语言系统，但仍然需要严格地遵循ESDM课程和目标中的所有步骤开展治疗工作，成人在开展所有治疗活动时，基本上需要将完整的沟通、符合情境的言语和替代系统结合起来。根据我们的经验，通过将带有词语的卡片组合在一起拼成句子，并在卡片后面粘背胶搭扣（魔术贴），这类儿童和那些可以发音的儿童一样，能够在所有的学习步骤中取得进步，其中包括表达性和理解性的多词语表达能力的学习。我们已经在华盛顿大学开展的项目中对图9-1中的决策树进行了检验。在这个项目中，对年龄在18～30个月之间的儿童开始为期2年的高强度ESDM治疗（每星期25个小时）。在治疗期间，

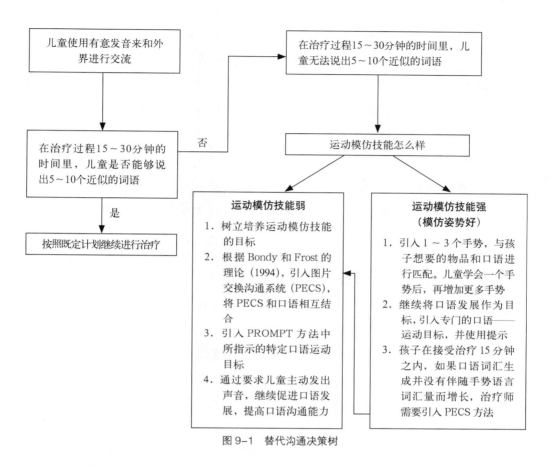

图 9-1　替代沟通决策树

24 名儿童中有 22 名儿童（92%）能够自发性地发音，并和其他人交流。通过检验证明这个方法非常有效（参见 Rogers & Williams，2006；Vismara，Colombi & Rogers，2009；同时其他短期研究结果也表明，该方法在培养孩子的语言能力方面也非常成功）。

理解语言

　　绝大多数的孤独症幼儿在语言理解方面的学习过程中会遇到很大的困难，而且他们的语言理解能力通常和语言表达能力一样发展迟缓（Lord，Risi & Pickles，2005；Stone，Lee，Ashford，et al，1999；Rogers & DiLalla，1991）。他们语言理解能力的缺乏主要表现在以下几个方面。

　　（1）他们可能对非语言线索做出反应。表面看来，他们似乎很理解别人所说的语言，因为他们学会了观察整个环境，并且可以根据他们以往的经验，对未来将要发生的事情做出良好的猜测。然而，实际上他们并不能很好地理解别人的语言。这个过程对于所有发育正常的儿童来说也是很常见的阶段，这个时候正常儿童会运用他们理解语言的能力，比如：从环境中寻找线索，或者遵从日常生活的常规，以确定在收到口语指令时应该做什么。但是对于孤独症儿童来说，在这个阶段的发育早已结束后，他们还持续性地使用这些能力，因为在没有相关外界线索的引导下，他们很难理解成人口语指令的含义。举个例子：一位母亲对自己的孩子说："该上车了。"此时她的孩子可能会走向车库，母亲以为孩子理解自己所说的话。然而，实际上是因为这位母亲已经拿好了车钥匙、钱包和外套，她的孩子正是利用这些线索来对母亲所说的话做出判断的。

（2）他们会忽略口语。有时候，孤独症儿童看上去会忽略那些指向他们的语言。成人正在对孩子讲一个非常精彩的故事（使用"加1原则"，语言叙述得非常好），但是成人的话根本无法引起孩子的注意。我们在日常生活经常会看到，成人对孩子提出要求的时候，孩子完全忽略成人的请求。

我们必须让孩子明白口语的重要性，必须让他们对成人的口语指令做出合理的反应，同时必须要认真地去听成人所说的话，时刻注意说话的内容。在很大程度上，我们在上文所探讨的用来培养孩子口语表达能力的技巧都可以用来帮助孩子理解口语交流的含义。使用自然情景教学法来帮助孩子进行口语交流，同样能够培养孩子理解语言的能力。但是，在 ESDM 中，我们采取了几种特殊的措施来着重培养孩子的语言理解能力。

期待和要求儿童做出反应

在给孩子指令时，句子的长度要适宜，然后治疗师只需要等待孩子做出反应。如果孩子没有做出任何反应，那么治疗师应快速地给孩子一些身体的提示，帮助孩子做出正确的反应。这可以教会孩子理解指令所要表达的真正意思，并让孩子了解需要对成人所说出来的相关语言做出反应。

在开展治疗的时候，如果将目标物品拿回来，并向孩子做出某些指令，我们可能会面临着孩子失去注意力和兴趣的风险。因此，我们的动作要快，并用一些孩子非常感兴趣的物品来提示孩子，吸引孩子的注意力。然后我们需要确信，一旦孩子对我们的指令做出了反应，即使是我们提示孩子这样做，我们也需要在第一时间将孩子需要的物品还给孩子。

我们在前文所探讨的"轮替"游戏就是可以充分解释上述概念的例子。成人需要拿一样物品的时候，可以张开自己的双手，然后对孩子说"把东西给我"或"这次该轮到我了"，然后等着孩子将东西拿给自己，同时提示孩子将东西放在自己手上。然后，成人需要很快转变角色，将手上的东西还给孩子，这样孩子便能够获得自己刚开始想要的东西。根据活动的具体情况，频繁地发出较为轻松的请求或指令，并且要求孩子做出相应的反应，这是一项重要的教学技术，可以用来培养孩子的词语理解能力、注意力，以及对成人语言做出反应的能力。

听从口头指令

在培养孩子的语言理解能力方面，教学方法主要涉及以下口头指令（目前为止我们还没有探讨）。我们必须考虑以下几点。

（1）必须要确保指令简明扼要（切勿忘记"加1原则"），同时使用以儿童为导向的典型语言。使用那些在其他情形下其他人通常会使用的口头指令。

（2）必须要确保口头指令在肢体语言、提示或目标物品之前出现。要让孩子理解词语的含义，儿童需要听清楚成人所说出来的词语，然后理解相关词语的意思，再做出反应。

考虑下面这个情形。你想要教孩子理解"坐下"表示什么意思。如果你提示他／她坐下，然后对孩子说"坐下"，那么此时对孩子而言，这个词语根本不起任何实质意义。孩子会坐下，是因为受到他人的身体提示。你说出的词语几乎没有意义，不会对孩子起到任何的提示性作用。

现在重新考虑相反的情形。孩子在听到你对他／她说"坐下"后，你接着伸手引领孩子坐在椅子上，然后给予他喜爱的物品，或者带他／她玩喜爱的游戏。孩子每次坐下都遵循同样的流程。那么，此时"坐下"这个词语就成为引导孩子坐下的前提，而肢体行为则对孩子起到提示作用。然后你可以逐步消退身体的提示，这样通过强化结果，这个前提就能够和孩子的相关行为联系起来。

（3）彻底地执行指令。如果你对孩子发出了口语指令，那么你就需要彻底执行这个指令。我们感到奇怪的是，很多人在对孤独症孩子发出口语指令后，并不期待或要求孩子对自己的口语指令做出反应。孩子必须理解口头指令表达一定的意思，因此他们有必要去关注身边那些成人所说的话。这并不是说我们要让孩子完全服从我们的口语指令，或者通过肢体动作将自发过渡到另一个有益活动的孩子带回到已经结束的活动中，做清理工作。我们需要给我们的教学工作提供最大的机会，提高教学的合理性和有效性。因此，这意味着成人需要调整好他们发出口语指令的时机，使得他们能够在"教学时间内"——当孩子对他们的指令还非常注意并且感兴趣的时候，合理地对孩子的反应进行提示，并将教学过程进行到底。

（4）强化这个过程。在对孩子发出口头指令"坐下"之后，我们可以给孩子一个玩具或其他类似的东西。让孩子坐下来，给孩子脱鞋子，或者跟孩子说"再见"，这在通常情况下起不到足够大的奖励作用，从而无法对孩子的这一行为进行强化。因此，成人需要随时准备着第一时间为孩子提供具有足够奖励作用的强化物。

小　结

在本章中，我们重点强调了如何在有意义的情境中使用成人语言培养孩子的语言能力。当然这些成人语言必须在语法上比较简单，词汇量比较有限，在使用的时候伴随相应的肢体动作。每次活动中，都会涉及口语，同时在所有的活动中，孩子都能够听到成人说出的适合每个活动的语言。我们用来帮助孩子提高非口语交流能力和顺利地使用语言进行表达的程序同样能够促进理解性语言的学习。

同样，孩子口语交流和理解语言的能力也融合在每次活动中。需要让孩子做出选择的活动都涉及孩子语言理解能力的培养。每次口头指令、评论、示范和扩展都是培养孩子理解和运用能力的好机会。谨慎地将活动环境和体验与涉及的语言匹配起来，可以很好地培养孩子理解和表达语言的能力，这是非常好的机会。对于大多数孤独症儿童来说，他们理解和表达语言的能力能够平行发展。

年幼孤独症儿童在口语表达、交流和理解，以及非语言性交流中会遇到极大的困难。当然，通过相关的治疗，孤独症儿童能够在这些领域受益匪浅。关键性的教学技巧包括成人每天可以创造许多机会来培养儿童自发、主动交流的能力。在一系列共同活动中，通过发声练习、模仿、示范和塑造等多种方法培养儿童的语言表达能力，从发声到表达多个词语，使用非口语和口语交流来简化和引导儿童的语言，从而帮助儿童培养理解语言的能力。因为我们在有意义的沟通互动中，通过丰富多彩的口语表达来帮助孩子提高口语和非口语交流的能力，所以这些孩子在自身想法和感觉的基础上能够学习功能性语言技能。这是绝大多数孩子学习使用和理解口头语言的途径（Tager-Flusberg，1993；McCune，1995；Tomasello，1995；Priant & Wetherby，1998；Yoder & Warren，2001；Csibra & Gergely，2005）。

我们在本章开头提到，孤独症的本质是一种人际交往障碍。在涉及模仿、游戏、非口语交流和口语交流的章节中，我们似乎并没有强调社会目标。但是，如果你检查等级 1 和等级 2 社交领域下的 ESDM 课程评估表中的课程项目（附录一），你会发现我们已经探讨和分析了如何教授评估表中的每个单一行为。社交行为不会孤立存在。它发生在孩子做游戏、提出要求、分享情绪和注意力、问候和再见，以及分享物品的互动过程中。关键的社交行为都融合在这些活动中，同时植根于我们深入探讨的四个领域的工作中。

我们还没有详细探讨的两个领域包括同伴关系和自理技能。我们会在下一章，也就是最后一章探讨这两个领域，即在课堂中以小组为单位对 ESDM 进行设计和实施。

第十章
小组中应用早期介入丹佛模式

目前为止，本书对 ESDM 的描述强调的都是成人与儿童一对一互动的重要性。但是，如第一章所述，ESDM 包含了可应用于多种场景的课程和一整套教学流程，其中包括学前小组教育课程（group preschool classroom program），这也正是本章所要重点讲述的内容。在专门的学前机构中，该模式最初以小组形式出现，且最初 4 篇关于丹佛模式应用效果方面的文章数据都来自于小组环境中的儿童（Rogers，1977；Roger，1986，1987；Rogers & Lewis，1989；Rogers & DiLalla，1991）。在各种公共环境中，儿童早期课程的教学人员也曾使用过丹佛模式，既用来满足年幼孤独症儿童的特殊学习需求，也用来改善所有儿童的学习环境。

开始，我们并不觉得丹佛模式教学的小组环境与其他设计布局合理的幼儿园或学前课堂存在多大的差异。我们发现，孤独症儿童所需要的专业化治疗可以融入正常的环境中。另外，按照传统方式布置教室可以帮助学生融入正常学习环境中。

我们为个体学生设定的小组学习目标涉及广泛的发展目标。孩子们的学习内容包括：

• 独立完成日常活动和协商过渡。

• 独立参加大型和小型的小组活动。

• 在小组环境中与同伴和成人进行有意交流。

• 参加有目的性的游戏，并合理使用物品。

• 培养物品整理、日常生活和人身安全方面（比如：整理衣物和背包，餐后清理杯盘，整理玩具，穿衣，洗手，如厕，吃饭等）的独立性。

• 自发地与同伴和成人进行自然互动。

- 拓展所有领域的技能。
- 掌握参与下一个学习环境的必要技能。

所有课堂活动安排都旨在实现评估流程中明确的整体发展目标及儿童的个体学习目标。儿童的个体目标落实到每一天的生活中，主要贯穿于活动及教学中，其中既包括活动中简短的一对一交流或小组交流教学，也包括为了满足学习进度而制定的每天 1～2 次的个别化教学。

本书已探讨了多方面的教学内容，如交流、游戏及模仿等。小组环境中的教学步骤和内容都与前文所述的完全一样。丹佛模式中，有专人负责与孩子们互动，他们需要在现有课堂活动基础上开发有趣的小组活动，使用其他孩子及成人采用的相同材料和活动主题。成人先吸引孩子的注意力，然后创造学习机会。先前所述的互动模式发生在小组环境中，属于教学课程表列出的小组活动组成部分。如果活动属于小组活动（如看书），而非更加个别化的活动（如各个活动中心的活动），那么成人需要与 3～4 名儿童组成的小组协同活动。活动过程中，他需要尽快依次与每个孩子进行沟通互动，以保证较高的参与度，为每个孩子提供尽量多的学习机会。通常一名或多名辅助人员会坐在孩子的背后，需要时为孩子提供干预或帮助（悄悄地）。协助者应避免出现在孩子们面前，以免把孩子们的注意力从引导者的身上吸引过来，如此才能让孩子清晰地知道应该观察和聆听的对象。

本章主要讲述在教室小组环境中如何为年幼孤独症儿童设计和实施以 ESDM 为基础的教学方法，既包括基于教学中心的环境，也包括融合教育的环境。前面的章节已经描述了制定计划和实施教学的技巧。

课堂组织中考虑孤独症的特性

为患孤独症的孩子提供成功的课堂学习环境需要考虑这些孩子的学习特性。应着重注意三种学习方法：通过减少竞争性的感觉刺激来帮助儿童集中注意力、通过口头和视听提示来协助儿童进行沟通，以及按照时间顺序来安排孩子们的活动。

集中注意力

学前教学环境通常包含需要使用多种感觉器官并含有大量信息的环境，但是对于一些孤独症孩子来说，在这样的环境中很难筛选出无关和不重要的信息。而在课堂上将孩子的注意力吸引到重要信息上来，以及培养孩子们顺利转换注意力的能力是我们的任务重心（Courchesne，1993；Frith & Baron-Cohen，1987）。教室的实体环境本身就需要强调当前重要的学习任务，并弱化其他刺激来源。干净整洁的教室有利于孩子们集中注意力，在这样的环境中，所有的物品都应整理妥当，并远离孩子们的视线。

多种形式沟通

早期孤独症儿童视觉感知学习能力强，而听觉学习及语言加工能力弱，这些特征有可能让这些孩子难以融入当前的环境和活动中。这就需要在当前及未来的活动中，除了使用口头交流外，还要有计划且坚持使用视觉和听觉方式进行补充。

了解事件发生次序，并组织行为顺序

每天的学前课堂教育经常会出现各种活动的变化。这些变化可以通过四个不同等级进行检验：

- 整个小组的日程表。
- 重要的"大群体"过渡技巧。
- 儿童个别化过渡技巧。
- 在单个有计划的活动期间，简单地从一个活动过渡到另一个活动。

工作人员需要考虑儿童当天的活动顺序，考虑如何将这些信息传达给孩子，以及在过渡后如何帮助孩子维持注意力。关注课堂的需求是计划流程的组成部分，能确保孩子真正参与到计划的活动中，也就是他们经历了每个过渡阶段，并能在每个学习活动中集中注意力。

实体环境组织

ESDM 课堂环境取材于广为接受的儿童早教最佳实务和标准，其中包含很多优质资源，这些资源阐述了该领域的基础和易于理解的基本原则（Cook，Tessier & Klein，1999；Briker，Pretti-Frontzczak & Mccomas，1998）。实体环境布局有助于选择关注对象、集中注意力和组织感觉刺激活动。下面这些元素贯穿于 ESDM 的各种教室活动中：

- 实体环境布局突出每个儿童的注意力焦点。

· 在考虑教室安排和材料选择的时候，要能够清楚地识别该领域和（或）活动的主要目标。

· 活动区域的视觉和功能要与其中的一个主要目标相一致。

每个教室划分为不同的活动区域，每个区域都有着特定的发展目标。典型的教室应包含桌面玩具、表演游戏、积木、书籍、艺术活动及感官体验区域，安静和喧闹活动区域之间应加以隔离。

清晰界定的有限空间和物品

采用有限的开放空间，为各种活动设立具体的边界，并在各区域之间设置清晰的走道，这样做有助于合理安排教室的空间。家具或可移动物品可为单个活动区域划定实体边界。甚至"停止标志"之类的物品也可以作为边界。划定边界并清楚指明其间的走道有助于儿童独立地穿梭于各个区域（Schopler, Mesibov & Hearsey, 1995）。

活动无关物品要远离视线

在不同的时间，同样的实体空间可以安排不同的活动，放置不同的物品。因此，在设计教室时，应重点考虑如何安排隐蔽或难以接近的物品，只有这样才能保证在特定的时间内只有一套物品可用。尽管密封容器或用帘子遮蔽的敞开架子也可行，但最好还是使用成人用的储藏柜。这种方法可以让孩子关注物品的常规使用方法。其他的材料可以放在储藏间，或者在孩子准备做更复杂活动时才拿出来。

例如，习惯上都要给表演区域配备各种各样的物品，以更好地开展精心设计的象征性游戏，包括日常活动及社区活动。然而，如果某区域存放了很多物品，对于要进行非象征性或低象征性表演的儿童来说，那里就会变成无关物品组成的杂物堆。在丹佛模式教室里，当明确选定了儿童的表演活动主题后，教室就只摆放与该主题有关的基本道具和物品。其他相关材料应存放在工作人员可以轻易拿取的地方，以备不时之需。

为了集中孩子们的注意力，并促进初级水平的象征性表演，应限制物品的数量和复杂度。这并非意味着该区域对那些更成熟的孩子来说显得平淡无味。我们提供了相关物品后，还需要把这些物品按计划安排。物品的组织要照顾到所有的儿童，而不仅仅是孤独症儿童。

其他视觉线索

在很多学前教室的活动区都贴有印刷好的文字、图片或独特的符号，将活动区的功能明确地标示出来。对日常的"坐下"小组活动（如圆圈教学时间或午餐）来说，儿童椅子都放在固定的地方，并贴上他们的名字和照片，进行明确的标记。而对于玩水前的更衣活动，会在适宜的时间，将贴有孩子姓名的椅子和有清晰标记的衣物盒或衣物篮放在水池附近的桌子旁，以促进活动顺利进行。特定活动所需的材料应在该活动开始前就准备好，这样就可以明确提示儿童应在的区域及应参与的活动。

过渡规划

ESDM 的一个重要目标就是培养孩子行为的有意性和目的性，这样他们才能在活动常规范围内独立行动。在教室里独立地走到不同区域明确说明了他们知道朝哪里去，以及将要发生什么事情。为了让年幼的儿童独立完成过渡，他们需要明白下一步应去哪里，那里将要发生什么事情，以及可以到达那里的清晰便捷的路线。

举例来说，餐桌应该紧挨着洗手池，这样他们就可以自己从洗手池走到座位旁。同时，点心后的活动区应该紧挨着餐桌，这样他们就可以自己走到那里，而不用工作人员带他们过去。其他吃完饭的孩子们也会观察到他们的行为，并予以监督。

有助于规划的几个问题

正如我们前面所讨论的，工作人员模式、实体空间及特殊小组的需求和动态决定了教室的布局和结构。我们应用下列问题帮助制定初始课堂计划，并随时评估课堂计划的合理性：

- 教室实体空间的安排能否适合大群体、小组及一对一活动？
- 需要注意哪些安全因素？是否管理得当？
- 教室里每天固定的员工数量是多少，是否能够满足计划活动所需？
- 整个小组一共有多少名儿童？是否每个儿童都参加日常计划？
- 多少儿童不需要成人的特殊照顾就能参与游戏？
- 多少儿童需要成人的特殊照顾才能参与适宜的游戏和社交互动？谁为有需要的孩子提供帮助，以及在各个活动中需要什么帮助？
- 针对小组的整体能力水平及独特的小组动态情况，考虑哪些活动需要较少的监督？没有工作人员的时候会发生什么？哪些活动需要较多监督和帮助？哪些活动需要所有工作人员都在场？

•在没有成人帮助的情况下，小组中的儿童们是否会发生危险、无组织和（或）出现好斗行为？为这些儿童准备的帮助计划是否能确保他们的安全，并且让他们参与到所有小组活动中？

•在教室里，哪些成人会偶尔提供帮助？他们的能力如何，扮演什么角色？在他们的帮助下，如何最大程度地提高课堂教学水平？

这些问题对我们的引导老师来说特别有用，既有助于设置新的课堂环境，也可以解决现有课堂问题。当作为课堂评估框架时，这些问题有助于分析可能存在的环境困难，而这些困难会导致特定儿童、工作人员和活动出现问题。

为了确保儿童独立且有意识地在不同活动间顺利过渡，要把教室的空间布置和活动的日程表结合起来制定计划。这样的计划就是我们将要讨论的下一主题。

规划每天的日程表和活动常规

课堂日程表的制定应符合教学人员及课堂中的小组和个人目标。为了同时有益于工作人员和儿童，该日程表应具有一致性和可预测性，这样就可以从一天的安排预测下一天的计划。最后，它还应包含三个需求和计划体系：①把组内的儿童当作一个整体，为他们制定计划；②为课堂里的工作人员制定计划；③为每个个别的儿童制定计划。

小组常规活动

小组每天的日常计划安排越清晰，越一致，越具有可预测性，就越会为那些难以感知生活中诸多事件和状况的孩子带来较强的秩序感和条理性。这样的小组计划可以帮助孩子形成目标导向行为，并对未来的事件进行预测和计划。日常计划包括一致的场地和活动顺序。在日常计划中，应在所有发展领域的活动中取得平衡，并能在偏重结构化和成年导向的活动和偏重以儿童为中心的活动之间，以及在动态和静态的活动之间转换。

员工角色

员工在每天各个活动期间的角色和工作安排缜密，保持一致性，能够增强儿童行为的可预测性，这样对我们的工作将产生最大的帮助。例如，同一个工作人员每天都负责在餐前洗手环节。这样，地点、物品和固定的员工互动都为儿童洗手提供了线索。假定每名员工都拥有相同的行事风格，这样的一致性还有利于提高每天教学的一致性，并确保掌握每名儿童的学习进度资料。因此，应为每名员工的每项活动及每个过渡建立特定计划，将其作为日程表的一部分。当然，员工有时候会生病或休假，因此，每位员工需要了解其在每个活动中的"角色"。在本章后面部分会专门讲到提供这些"角色"的相关问题。

个体常规活动

同样，需要独立制定每名儿童的日常活动常规，以适应一对一教学、职业治疗(OT)、言语－语言治疗，以及其他小组、大群体和个体活动。一旦小组结构为年幼孤独症儿童提供了每日活动的基本框架，为了有助于学习，小组计划中应包含多个（上百个）个体教学环节。制定个体活动计划有很多选择，因为每天会有很多时间段。员工能够提供的个体指导是需要考虑的一个变量，儿童的个人经历是需要考虑的另一个变量。在制定计划时还需考虑每名儿童的个人日程安排。活动顺序和地点对单个儿童来说是否合适？是否定期安排时间让儿童可以不遵循指导自由玩耍？儿童是否可以在同一天和多个不同的人发生互动？我们希望每名儿童的日常体验顺序有助于提高儿童的注意力和参与度。

举个例子，凯文目前的目标是掌握穿衣和脱衣能力，这样他就能在玩水活动中自己换衣服。他需要一对一教学，这个活动需要大量的成人帮助，这在玩水活动前后都必不可少。他喜欢玩水活动，这项活动很适合物品模仿的练习。但是，为了让凯文的穿衣计划和员工时间安排一致，他得最后参与玩水活动，最早结束玩水活动，因而他玩水的时间少于 10 分钟，不够他练习模仿能力，也不足以达到与同龄人互动的目标，更缺少自由活动的时间，另外他还不喜欢每天早起，换衣服带来的干扰也让他心情烦躁。接下来是他的言语治疗课程活动，由于言语－语言治疗师安排了日程，所以无法更改课程的时间。然而，前面安排的是点心活动，而他并不酷爱食物。在他完成个人独立吃饭的目标后，他并不想吃更多的东西。指导教师决定让凯文第一个洗手，然后去餐桌，而不是最后一个，因为他需要帮助，这种情况以前也经常发生。同时，他也是第一个离开餐桌，转到穿衣椅或玩水活动的孩子。现在，他已能穿好衣服，第一个到玩水桌子旁。因而，他有了两倍的玩水时间。这次安排变动之后，他可以毫不费力地在活动之间过渡。

就儿童个体来说，凯文原来的日程安排部分不符合他的需求和偏好。因为在这三个活动中他都需要得到一对一的帮助，所以改变他的个人计划就需要改变员工计划。然而，这样的变动可使凯文全身心地参与到玩水活动和言语治疗中去。通过从个体儿童的角度有意识地评估日常计划，我们可以找出与孩子参与活动及课程学习冲突的环节，并寻找改善的方法。

儿童的个体目标与小组活动相匹配

每个小组计划都应体现每个儿童日常数据表中列出的目标，且该计划应在活动时间内完成。将每个孩子的活动目标贴在活动区墙上，有利于提醒所有员工了解该活动期间的教学目标。一般来说，儿童的发展领域能够与特定活动完美融合。精细动作技能很适合艺术、橡皮泥、操作中心、用餐时间及水上活动。粗大动作技能适合游戏和小组地板活动。语言和社交技能适合各种互动。认知能力适合活动中心和小组活动。功能性和象征性表演能力适合表演游戏中心。小组循环活动如打招呼、音乐和读书活动提供了如下的机会：使用理解性和表达性语言、进行感觉社交常规活动、模仿肢体动作和声音、练习认知技能和实践社交能力。

小组内部的个体教学

对于那些仍处于早期语言习得阶段的年幼孤独症儿童而言，接受日常个人指导有助于提高学习目标技能的练习频率。在中心式和融合课堂上，我们每天都会给每名孤独症儿童提供15～20分钟的独立教学环节。这些活动由教室里的工作人员开展，如同言语－语言治疗（S–LP）或职业治疗（OT）一样，都是额外的个别化治疗课程，既可以在教室内，也可以在教室外进行。

跟课堂教学一样，一对一教学的重点是目标学习的必要步骤，因为这些目标学习并不能在小组活动中快速掌握。一旦在一对一教学中学会了某种技能，就应将其融入其他活动中去，使其泛化。这样，儿童可以在新环境下，通过熟悉的人和物品形成概念。教学重点还包括了在面对新人和新地点时，在其他个别化治疗中形成的泛化能力。

一对一教学方式和时间因为儿童个体的不同而有所差异，但是应该为每名儿童及相应的工作人员制定一致的计划，将其作为日程安排的组成部分。小组活动中很难对某名特定儿童进行单独教育。缩短玩耍时间可以腾出一对一教学时间。儿童可以早到或较晚离开课堂，这样就能配合一对一教学。对于更年长、能力更强的孩子来说，没有必要进行一对一教学，可以在小组活动中完成个别化教育。但是，对那些刚刚开始学习及还不会说话的孩子，或者在大部分事情上都需要别人帮助的孩子来说，为了让他们健康成长，每天给予一次或更多次的个体教育非常重要。

日常记录

为每名儿童准备的日常记录表包含了每次教学活动后填写的日常数据表，它可以提醒工作人员每个孩子每天的目标是什么。相关行为、强化物及其他情况都可作为额外信息填写在日常记录表中。为了下周工作的开展，需要在每个周末更新日常数据表，这样就能在上周的基础上确定下周的学习及维持步骤。还需要整理出没有完成的目标，这样就要如前所述更改教学计划。每个员工都需负责 1 ~ 2 个孩子的日常记录、记录更新和数据表格，并在下周计划小组会议上制定员工计划。

休息时间

最后一个与儿童计划有关的问题是休息时间。虽然我们的目标是让孩子每天都按照计划参加各种活动，但留出一些休息时间也是必需的，它的作用与我们的咖啡时间相似。然而，在面对松散的组织时，很多学生会表现出孤立无援、无所事事和杂乱无章的状态，这样就需要花些时间来让他们重新回到有意图和有组织的活动中来。通过仔细观察每个孩子，我们可以识别中途可以休息的活动，但也需要将合适的玩耍活动和课堂行为结合起来，帮助孩子重新进入状态。

举个例子。琳赛非常喜欢户外活动，她会挖沙坑，把沙子装在容器中，让沙子从指间流过。她很喜欢玩沙子，如果要她离开沙子，她会很难过，因此在玩耍后很难让她返回课堂小组活动中。但是玩耍时间可以让员工休息，没有足够的人员来帮助她参与其他活动，阻止她玩沙子。琳赛还喜欢职业治疗（OT）课程，那时她有自己非常偏爱的活动。她在 OT 课程中有着很强的组织性，会在课程结束后，做好下一活动的准备。因此，我们计划在玩沙子后安排 OT 课程。她带着治疗球玩沙，当玩到 OT 课程快开始时，她就很想参与 OT 课程了，并把治疗球带到 OT 课程中。她参与小组活动的主要目标就是参加她全身心投入学习的 OT 活动。

ESDM 整体计划的一个重要作用就是识别每个孩子自己选择和看似喜欢的活动，这些活动也可以编排进合适的"休息活动"中。

课堂计划

将小组的需要和活动、个体儿童的需要及小组成员角色结合起来制定计划需要高水平的团队沟通技能。为了制定复杂的计划，我们认为有效的措施就是编制三种类型的计划，并让大家都能看到。第一个就是小组基本日常计划，它包含了当天主要活动的时间和顺序，如表 10-1。第二个就是在日常小组计划上增加儿童个人计划，如表 10-2。第三个就是在日常小组计划上增加员工个人计划，如表 10-3。

通常来说，早期教育工作者根据来自治疗团队其他成员的资料制定日常小组计划。该计划围绕一系列活动阶段进行组织，每个活动阶段都包含使用基本物品进行的典型学前教学活动。每个活动都提供了共同活动常规（用以教学）所需的要素和独立游戏。后者还留出练习时间，提供模仿其他孩子及进行独立和社交自发性游戏的机会。

员工计划及交流

要保证课堂管理计划和执行的精确性就需要员工进行大量的沟通。员工需在每天放学后开会，共同填写进度记录，完成数据录入，讨论当天遇到的问题，审核下一天的计划。每周都抽出一个下午举行更深入的会议，拟定下周的活动计划，准备材料和布置环境，并不断评估和完善员工角色、教学技能和互动能力。

表 10-1　小组日程样表

时间	活动
8：45 ~ 9：00	到达活动地点
9：00 ~ 9：15	开放式小组活动
9：15 ~ 9：45	洗手→点心
9：45 ~ 10：15	穿衣流程→感官体验
10：15 ~ 11：00	集体活动→个体学习
11：00 ~ 11：15	小组音乐和活动
11：15 ~ 11：45	操场：粗大运动
11：45 ~ 12：30	洗手→午餐
12：30 ~ 12：45	读书／安静时间
12：45 ~ 13：15	第二次中心活动
13：15 ~ 13：30	小组音乐和活动→结束

另外，整个小组——员工（教室里的小组成员）和实施个别化教学的人员，每周都在孩子到达前 1 小时召开 15 分钟会议，回顾每个孩子上周的进度。这些回顾会议可以温习数据，更新儿童计划。由儿童的小组负责人组织讨论，并在出现变化时根据需要确定新的学习步骤，以提高功能性行为计划或多种目标下的学习效率。本书第九章中决策树部分对此进行了详细的说明。

表 10-2　每天第一时间的员工日程安排样表

时间	活动	玛丽	简	乔
8：45～9：00	到达活动地点	欢迎父母	穿衣和上洗手间	检查教室
9：00～9：15	开放小组	引导	支持	支持
9：15～9：45	洗手→点心	"解散"成组的儿童。引导最后的小组来到水槽边，确保餐具和物品摆放正确，然后坐到餐桌旁	帮助第一组的孩子洗手，然后坐到餐桌旁。在餐桌旁开始"筛选"（观察孩子的行为是否恰当）活动。当所有的孩子都就坐时，引导教师播放用餐歌曲，准备分发食物	支持小组活动，直到第一批孩子洗完手为止。然后依次帮助第二组和第三组的孩子洗手，最后坐到餐桌旁。和苏西进行个别用餐课程

表 10-3　每天最初 3 小时的个体儿童日程安排样表

时间	活动	约翰尼	苏西	马克
8：45～9：00	到达活动地点	穿衣，上洗手间——简	穿衣，活动——乔	穿衣，活动——乔
9：00～9：15	开放小组	小组	小组	小组
9：15～9：45	洗手→用餐	在简的引导下洗手，坐到桌旁	在简的引导下洗手，在乔的带领下用餐	在玛丽的引导下洗手，在简的带领下坐到桌旁
9：45～10：15	穿衣→感官体验	在玛丽的帮助下穿衣，在简的帮助下进行感官体验：T、TH、F　　　言语治疗：M、W	同乔进行的一对一课程：M—F	在玛丽的帮助下穿衣，在简的帮助下进行感官体验：T、TH、F　　　言语治疗：M、W

（续表）

时间	活动	约翰尼	苏西	马克
10：15～11：00	中心活动 独立学习	参与中心活动，直至10:45为止。10:45与玛丽一起进行一对一教学	中心活动：T、TH、F 言语治疗：M、W	中心活动

最后，需要了解这种工作的情感需求。教室文化应有利于鼓舞员工士气和工作关系方面的持续讨论。遇到冲突应立刻解决，并获得帮助。在工作进行过程中，个人的不适感或挫败感不可避免。员工将会一次次面临诸如"只有我做对了，孩子才会做好些"之类的感受。应将挫折、愤怒、失败和失望等感觉发泄出来，并通过小组的开放式讨论与团队成员分享，以解决问题。

小组和大群体工作指南

小组体验为今后的学校工作取得成功做了重要的准备。因此，小组活动的主要目标就是促进孩子能力的发展，这些能力如下所述：

- 能够紧挨着其他孩子坐在小组活动教室中。
- 能够将注意力集中保持到成人"领导者"身上。
- 能够在小组和大群体中展示自己已掌握的技能。
- 能够对其他孩子的行为做出适当反应。

如何才能让年幼孤独症孩子参与到小组活动中来？有几个方法有助于达到这个目标。从小组活动中挑选出对孤独症儿童和普通儿童都有意义的活动：熟悉的唱歌和运动游戏、节奏感强的乐队活动，其中会涉及展示并说明活动中使用的物品。对于不理解语言的孩子来说，语言课程需要结合道具进行，如照片、标志、绒布板或其他对孩子们来说有意义的道具。

在独立学习中能每30秒与孩子进行一次互动是成功参与小组活动的关键。保持活跃的活动节拍可以让所有的孩子在大部分的时间里都表现积极。孩子注意力不集中或精力放在不恰当的行为上，通常说明他／她并没有足够的机会去积极参与，没有为他们提供具有激励性的物品和活动，或者这些物品和活动的转换频率不够高，或者活动的设计和执行不利于孩子们参与。

期望孩子们能在小组环境下经常展现所掌握的技能。让孩子直接站在小组领导者面前，保持很近的距离。确保该活动富有意义，并通过让孩子亲近喜欢的物品或参加喜欢的活动来加强孩子的参与感。尤其是在早期阶段，小组活动看起来并不过多地涉及学习技能，而是着重社交、认知、运动和语言能力的维持和泛化，孩子在其他情境下已经掌握了这些技能。小组活动应建立在儿童明白如何支持和参与活动的认知水平之上。

因此，成功的小组体验取决于：

- 小组活动时间必须要短，不超过 10 分钟为宜。
- 经常（至少每 30 秒左右）给每个孩子提供积极而成功参与活动的机会。
- 小组活动应有趣，令人愉快，并能给每个孩子带来运动或操作物品的机会。
- 在孩子的能力范围内，要求并支持孩子参与活动，对于幼小孩子来说，消极地坐在那里观察并非恰当的干预目标。

选择小组活动

根据小组的整体能力和兴趣，以及不同孩子的活动适应性来选择小组活动。在每个小组活动中，应教孩子们掌握一种或多种所需技能，并根据每个孩子各自的目标制定小组活动计划。小组活动要能适合每个孩子，使用同样的素材，或简单或复杂，每个孩子所参与的活动应有差异，但是所有活动都应和活动的主题相关联。

小组活动不能每天更改，相反，每种活动要持续一周，其中可以为需要变换活动内容的孩子精心设计活动，调整方案。因此，年幼孤独症儿童有着足够的重复活动时间，以保证他们在一周时间内实现活动目标。

比如，设计一个这样的活动：剪出三个圆圈做成一个雪人。一些孩子可能已准备好剪出这些形状，并把它们粘到一页纸上。而另一些孩子可能只会简单地把剪好的圆圈按照轮廓拼出来。第三种孩子或许还需要在他人帮助下才能把剪好的圆圈粘在纸上，目的是为了练习如何挤压胶水瓶，并在恰当的时候停止挤压。即使这是采用相同的素材为整个小组准备的活动，但对不同的孩子来说，活动的目的非常具有针对性，且独一无二。

分配员工的教学角色

每个活动计划都需要明确哪些员工负责帮助哪些学生实现哪些目标。那么如何确定呢？我们首先把目光放到集体活动、用餐或玩耍这类活动上来，在这些活动中，孩子们的独立性最高。假设孤独症儿童与工作人员的比例是 1 ∶ 2，一个工作人员面对一个孩子，花 5 分钟左右参与共同活动常规，观察孩子为实现所有维持和学习目标而做出的首个试验反应，并填写日常数据表，确保刚刚参与活动的孩子适应活动内容后，就与另一个孩子继续这样的互动。相同工作人员每天做同样的事情，这样孩子们就能掌握这个步骤，工作人员就能继续下一个教学步骤。

在教师引导的小组活动中，比如圆圈活动，小组引导教师会将所有的物品发给每个孩子。其他的员工就站在孩子身后，时刻准备提示那些收到指令或需要回答问题的孩子。但是，助理人员应该保持安静，不要出现在孩子面前。"领导者"发出指示、引导互动，并予以强化，然后孩子们做出回应。在一个中心式的活动中，每个员工都会领导一个活动中心，为每名来到该中心的孩子提供与中心有关的教学。

活动的预先计划

年幼孤独症儿童参与的活动需要预先计划。作为领导者的成人需要思考在活动中应询问孤独症儿童什么样的问题，并准备好执行这个计划所需的物品，还要理清思路。其中关键是通过使用与核心小组活动相同的物品，为孤独症儿童提供所期望的特定行为或反应，使其与整体目标相符。成人领导者还需要事前认真思考整个活动，记录活动所需道具、目标及观点。记住，这个活动要重复 1 周，所以一旦做好计划，就要准备 1 周的计划。表 10-4 就是一份法兰绒板活动计划样表，为 3 ~ 4 名孩子组成的小组而制定，其中特别标示了颜色、形状和数量。理解性及表达性语言、社交技巧、认知能力方面所使用的材料也包含在计划之中。

表 10-4　法兰绒板活动计划

核心活动和物品
计数：法兰绒板形状，包括与形状相匹配的 4 种颜色

技巧与可能的目标
• 在唱歌的时候，或者在整个活动中，可以提示从简单到复杂的模仿活动
• 可以给个别的孩子发出一步式指令（比如：站起来，坐下，过来，给我）
• 可以要求孩子把一块东西给另外的孩子，并且提示孩子使用社交词语（比如:该你了，这里）
• 在数数时，某些孩子可能只是简单机械背诵，而其他孩子可能受到鼓励，尝试性学习——回应
• 某些孩子也许能够在法兰绒板上配对形状与颜色
• 某些孩子可以辨别形状或颜色

员工道具

经证明，使用"备忘单"（译者注：英文为 cheat sheet，出自考试作弊，但又不完全是作弊——有些考试时可以带一张备忘单，通常老师会规定大小或单双面等）是一个对员工、治疗者或志愿者非常有效的策略。把它们贴在活动区域，高于孩子们的视线位置，在近距离处可以看清楚，里面包含了与每个孩子活动目标相关的内容。比如，精细运动技能区域的"备忘单"可以是：

• 约翰尼：剪一条 3 厘米长的带子，模仿用笔画画，玩 3 ~ 5 个智力游戏、小珠子游戏。

• 玛丽：沿着标线裁剪，画有代表意义的图画（representational drawing；译者注：某个人画了某些东西、动物或人，虽然与真实的东西、动物或人不相同，但其他人还是能够看出画的是什么），玩珠子排序游戏。

• 戴维：在纸上做标记，玩单个智力游戏，配对形状。

社交和沟通目标通常张贴在教室周围几个合适的地方，靠近各个区域。这些"备忘单"并未完全说明所需达到的目标，只是作为一种提醒。每个孩子所需完成的目标都贴在教室的中央，与数据表一样，很容易就能看到。

员工身体位置

每个孩子的活动目标应围绕着孩子的注意力和互动能力展开，这决定了成人和孩子的身体位置。为了将孩子的注意力集中到核心元素上，成人应位于孩子身后、身边或身前的某个合适位置。在某些自理、独立性及精细运动中，需要在背后提示孩子。这样，孩子们的注意力就会集中到活动和物品（如勺子、碗、纸、记号笔、水槽和肥皂）上。而在促进社会交往和沟通的活动中，则需要直接地站在孩子面前。

课堂行为管理

行为管理要达到三个重要的目标：最大程度保证所有人的安全，最大程度保证课堂的学习氛围，最大程度保证每位学生掌握适当和可接受的行为。

在第六章我们讨论了行为管理的流程。行为分析学家或具有类似经验的团队其他成员记录问题行为，收集基线数据，实施功能评估或分析，并制定一份积极的行为支持计划。所有为这些儿童工作的小组成员共享该计划。针对潜在危险的计划要立即实施。若孩子们的问题行为存在潜在的危险，那么要在孩子刚开始上课时就执行计划。但是，若孩子尽管有某种问题行为，却并没对任何人产生危险，那么他仍可以进入教室，并在课程的第一天为他分配一名工作人员，不过要保留该学生的行为记录。如果记录显示问题行为减少，那么我们还将继续记录并管理那些行为，正如我们在基线阶段所做的那样。另一方面，如果记录显示在最初 2 周内，问题行为并未出现变化，甚至增加，那么就需要启动积极行为计划。

我们还认识到，孤独症孩子难以调整自己的感觉唤醒（sensory arousal）水平，他们会变得好斗或情绪激动（Baranek, David, Poe, et al, 2006）。如果这逐渐成为孩子问题的源头，那么就要求团队中的职业治疗顾问协助其他成员组织感觉社交活动，帮助这些孩子，让他们的行为更有规律。这时要主动提供一些安静或刺激的活动。需要注意的是，我们发现，如果在问题行为发生后，我们提供安静或抚慰性的活动，那么这些活动也会导致出现问题行为。这并非说我们不应尝试去安抚那些由于感觉负担过重而失控的孩子，只是强调应采用积极措施，通过更好地选择感觉社交活动，主动调整孩子的唤醒度。（Anzalone & Williamson, 2000）

过渡和个别化日程表系统

在任何教室中，活动间的过渡都可能带来特有的挑战。成功的过渡是：将小组整体从一个活动顺畅地转换到下一个活动，其中，所有孩子们都无需等待，能够独立地完成转换，他们注意力集中，并没有表现出不高兴，能够目的明确地参与到下一个活动中。顺畅的过渡可以最大程度地提高教学机会，而不顺畅的过渡则会干扰孩子们正在进行的活动。

例如，三岁的梅勒妮正在高兴地玩沙盘，这是她最喜欢的活动之一。因为她对这个活动喜欢极了，所以当这个活动临近结束的时候，可以允许她尽情地玩下去，而工作人员也知道如果让她停止，她会发脾气。临近结束时，引导老师杰基会走到她身边，对她说："沙盘游戏结束了，梅勒妮，都结束了。"她叹息道："都结束了。"然后盖上盖子，牵着梅勒妮的手，要把她带走。但是，梅勒妮坚持不走，杰基就强行把她抱开。杰基带她去玩循环游戏，把她放在椅子上，当蹲在她面前安抚她的时候，梅勒妮开始大哭并挣扎。其他的孩子都在玩循环游戏，或者听音乐，等老师来开展活动。而此时，梅勒妮继续哭喊着，挣扎着，冲撞两边的孩子，这些孩子不得不生气地躲开。其他的孩子也停止了听音乐，并把注意力放在挣扎着的梅勒妮身上，这时候杰基决定，为了继续活动，要让梅勒妮离开。杰基把梅勒妮放在懒人沙发上，并尽量安抚她。同时，播放音乐的助理拉塞尔想再次激发孩子们的兴趣，于是离开乐器，去尽力吸引其他孩子的注意力。但是，整个小组现在缺少了一名助理，因此，几名孩子在后面打闹，并将椅子搬开，远离一名引导者，这名引导者受到了拉塞尔的责备。一些孩子摇晃着乐器，其他孩子则继续观看表演。在这次活动中，大家都没有学到什么东西，梅勒妮也一直都未曾安静下来参加这项活动。老师的活动计划也完全被打乱了，整个小组都进入了 15 分钟的休整期，以让孩子们安静下来，并重新吸引梅勒妮的注意力，这时又轮到另一段 10 分钟的过渡期，然后进入用餐时间。

从这个例子中，我们可看到比较差的过渡计划执行效果。这种情况下，不仅那个孩子出现了问题，整个班级都出现了问题。教室里所有人，无论儿童和成人都受到过渡中出现问题的负面影响，对梅勒妮和其他孩子来说，整整半个小时的课程都受到了影响。

在 ESDM 模式中，需要像其他活动一样，认真详实地制定过渡计划。独立转换活动对于难以进行行为排序和遵从心理规划的孩子来说是极其复杂的任务。日复一日保持活动的一致和连贯性有助于帮助孩子预测"下一步将发生什么"。如下面所述，ESDM 教室中应用的许多其他策略都能确保孩子实现平稳的过渡，其中包括多条线索、成人的使用情况、个体规划，以及各种类型的支持。

在小组过渡中使用声音和视觉信号

所有的过渡都开始于具体而特定的信号，这些信号也表示一个活动的结束，它们既有声音信号，也有视觉信号，比如：用闪烁的灯光或铃声作为口头提示的补充。口头直接指令通常比较简短、精确，并且每天都能保持一致。具有一致性的"开始"和"结束"歌曲对孩子，尤其是那些不理解或没掌握口头表达的孩子来说有着特别的效果。

分配员工在每次过渡中的角色

清晰指定员工在小组过渡中的角色对工作过渡起着至关重要的作用。主要有三个需要分配的角色：发起人、搭桥人、结束人。

发起人

按照指定的时间，一名工作人员组织发起下一个活动，他第一个走到新的位置，把灯打开，把物品拿出来，摆放家具。发起人的目标就是布置新的活动环境，因此他起着类似磁铁的作用，把做好准备的孩子吸引到新的活动区域。假如下一个活动是中心活动，他就布置一个中心区域，然后当有孩子走进来时他就开始活动。假如下一个活动是小组活动，而且需要所有人出席，那么发起人就播放歌曲，玩手指游戏、气球或采用其他短小的"插曲"来吸引第一个孩子，同时，其他的员工完成上一个活动，并准备过渡到下一个活动中去。这样，"新的"活动就能吸引孩子进行活动地点和用具的独立过渡。

搭桥人

第二名工作人员负责协助孩子结束上一个活动，带他们从原来的活动区过渡到新的活动区。这名工作人员仍然呆在上一个活动区内，只是协助孩子们结束活动并转移到新活动区，引导他们"走过桥梁"，参加新的活动。搭桥人还应帮忙整理材料和协助孩子们结束活动，并过渡到新的活动中。在大部分孩子实现了过渡后，他才跟着来到新的活动区，并担任他在新活动中承担的角色，还要帮助发起人组织孩子参与新的活动，这样孩子们才不会出现等待和闲逛的情况。

结束人

结束人是过渡工作的最后一人。他整理好剩余的物品，关灯，再关闭设备，然后跟随最后离开的孩子来到新的活动区，关闭原来的活动区。现在，原来的活动已经结束，物品也整理好了，所有的工作人员和孩子都准备好参加进行中的新活动。

个体过渡计划

如同成人一样，我们经常使用清单、手持设备及计时器之类的计划系统度过每天的生活，并安排每小时需要完成的事情。视觉或物品计划表和过渡策略都服务于一个共同的目的，那就是帮助缺乏内部组织、无法预先计划，以及可能不具备语言能力且难以理解口头指令或说明的儿童。虽然每天一致的日程安排对一些孩子来说已经足以掌握日常活动，并能在不同活动之间独立过渡，然而其他的孩子还需要更多的辅助措施。视觉计划表系统和过渡物品的使用比口头解释或说明更加实在和具体。在需要的情况下可以提供这些媒介。

在我们的小组环境中，孩子参加小组教室活动后的最初几周，都在相应的员工带领下完成过渡。这时不为他们提供独立的道具或帮助。我们的目标是让这个孩子体验活动过渡流程，了解每个新的活动，熟悉活动地点，比如：站或坐在哪里，将发生什么，和谁在一起。每个孩子都会和某位工作人员一起参加活动，他们的比例是 1：1。

如果是人数较少的小组活动，那么小组引导老师指导孩子参与小组活动，孩子身后的工作人员可以给予帮助。当新来的孩子无法在活动中更多地参与时，他就离开小组，与其他孩子身边的工作人员一起玩耍。当出现过渡提示后，新来的孩子走向新的活动区。一些孩子通过这种方式了解每天的计划，并能在随后几周内，仅通过小组过渡提示就能预测下一个活动。对这些孩子来说，他们无需成人的个别帮助，只需要一般的过渡支持。这些孩子现在开始就能独立地完成过渡。

对那些培训阶段过后仍然无法预测下一个活动的孩子，我们为他们提供个体视觉和实体环境支持，以促进其独立完成过渡。孩子应拥有独立过渡的书面目标，工作人员应按照本手册先前所述制定相应的教学计划。独立转换的教学步骤包括了行为链教学，在这个过程中我们要使用提示、消退、模仿和链锁的方法来让孩子们独立完成该行为链的四个步骤：获得辅助支持物，将物品带到新地方，放到应该放的位置，在新地方找到自己的角色。

刚开始的时候，我们使用手把手提示，以及环境和（或）口头提示的方法来教他们使用这些过渡工具。应将具有一致性的关键语句作为提示（比如："检查你的日程表""到了该做……的时候了""去……"）。当孩子们能够"按照正确的方向前进"时，就应消退提示。但是，一旦孩子们在过渡中无法集中注意力，那么还需要再次立即给予帮助。通过循环往复的练习，孩子们会逐渐在头脑里把这些物品、图片或符号和该活动或活动区域相互联系起来，然后就可以独立地完成过渡流程。这是一项我们需要在背后教授孩子掌握的技能，在活动过渡中要始终跟随孩子，并在背后给予提示，这样孩子们才能了解如何独立引导自己或参与活动。

我们知道，如果比较熟悉的工作人员能够为他们提供前后一致的提示和帮助，孩子们就会快速掌握如何使用过渡支持物。如前所述，在小组过渡中，不经由跳跃式过渡，则无法达到针对每个孩子的相应注意力水平。某些情况下，对某些特定的孩子来说，每天仅在一两次过渡中使用过渡支持物比较合适。需要考虑到单个儿童的目的、需求和能力，以及小组动态变化情况和可用工作人员等因素，才能决定诸如"参与人和活动时间"之类的问题。

给予每个孩子最恰当的支持

对于每个特定的孩子来说，为其制定最合适的日程表和（或）过渡系统时，要考虑每个孩子的认知和语言能力。使用物品、图片、标志和更复杂的日程安排板，代表活动的不同层次。一些孩子只需要根据标记所有过渡的基本语言、听觉和视觉提示就能较好地完成过渡任务，而其他孩子则需要一个或多个策略的结合才能完成相关过渡。儿童行为决定了他们是否需要额外的帮助。我们的目标是无需别人带领就能让孩子完成不同活动之间的过渡，这是我们使用这些支持工具希望达到的效果，也是评估教学成败的标准。

过渡物品

在收尾的活动中，我们让孩子拿着与新活动区域有功能性联系的物品。比如：孩子们拿着勺子或杯子走向餐桌，拿着牙刷走向水槽，拿着皮球走向运动场，拿着最喜欢的书籍走向阅读区。孩子到达新区域后，我们需要教孩子把这些物品摆放在相应的"容器"中，这些容器也使用相同的物品标签进行清楚标示，或贴有该物品的图片。经过重复练习后，孩子们就能掌握这个简单而具体的技能，并且能独立地完成过渡。

物品计划表

物品计划应在孩子们能够熟练使用过渡物品后实施。在这个系统中，每个过渡物品都根据其种类放在不同的盒子里。物品按照规定从左到右、从上到下的顺序排列。在过渡时，孩子们从物品盒中领取"下一个"物品，然后带往新的活动区。孩子们将这些物品放在"容器"中，这些容器也采用相同的物品标签进行清楚标示，或贴有该物品的图片。在这里，物品的位置相当重要。物品盒的位置应位于教室的中央，这样孩子们才能在每个活动中独自到达那里。如果物品盒的位置不在主要活动路线上，那么孩子必须在成人帮助下才能拿到，这就无助于实现我们的独立过渡目标。

图片、标示和印刷文字计划表

在小块硬纸板或文件夹上贴上描述各个活动的照片、图画或印刷文字，然后按照常规从左到右、从上到下的顺序排列。最后，把它们摆放于中心位置。在过渡时，孩子们拿到"下一个"物品，将其带到下一个活动场地，然后将其放在贴有相同图片、标志或印刷文字的地方。

如果孩子们通过使用视觉支持系统证明了他们拥有独立过渡的能力，而不需要工作人员的帮助（比如：有的孩子根据小组过渡线索，可以独立地走向下一个活动区域，但是需要提示才能返回并检查计划表），那我们就撤销使用计划系统这个环节。我们的目标不是使用计划系统，而是让孩子们掌握独立过渡的能力（参见Dettmer, Simpson, Myle, et al, 2000 ; Hodgdon, 1995 ; Cohen & Sloan, 2007，获得关于视觉支持发展的信息）。

同伴关系和自理技能课程

到目前为止，我们还没有探讨的内容包括同伴关系和自理技能，这两部分内容在所有的学龄前儿童教学中都是必须教授的内容。下面将探讨这两部分内容。

同伴之间的互动

将教学环境设置在教室内的优势是，同龄儿童之间能够进行面对面的交流。对于那些不愿意和同龄儿童交流的孩子来说，在刚开始对其进行治疗的时候，通过成人的帮助，这些孩子能够形成简单的互惠式社会关系（和成人之间），同时这些孩子还能掌握相应的模仿技能。这种情况下，这些孩子可习得和同龄儿童相互交流所需的基本技能，并做出相应的行为表现。在课堂活动中，我们会将这些技能个别化地教给孩子，并且每天都会和这些孩子开展短时间的一对一教学活动。我们通过采取小组活动的形式将这些技能融入同龄儿童之间的相互交流中。

孩子互动技能的培养开始于孩子之间的相互模仿和共同分享感兴趣的玩具。孩子之间分享共同感兴趣的玩具构成了平行游戏的主题，可以让他们进一步意识到其他孩子的想法，以及这个孩子会拿玩具做什么。我们通过有计划的活动安排让孩子聚集在同一个空间中，培养孩子的同伴意识，以及同伴之间相互交流的能力。当然，在这些活动当中，我们特别强调使用两个物品，并将两个孩子面对面安排在一起，帮助他们彼此注意对方，以进行同伴之间的模仿，开展平行游戏。让孩子们围绕着一个小桌子坐下来，然后用玩具娃娃将每两个孩子隔开。玩水活动、小组行动游戏（如玫瑰光环），或者在小组中让孩子们面对面吹肥皂泡也属于此类活动的一部分。虽然对孩子们的激励最初来自于这些活动和各种物品，结果却促成了平行游戏的开展。

在平行游戏环境中，促进孩子产生同伴意识和进行同伴交流的策略包括：提供大量的模仿材料，认真安排孩子们的位置，让孩子们能够面对面坐在一起，提示孩子们应用所有的社交和交流技能。如果这些活动由"德高望重"的成人来开展，那么最好加入一些社交及物质奖励。让有能力提供很强社交奖励的同伴发起这些活动。孩子们需要学会的目标技能包括：

- 观察另一个孩子在做什么。
- 模仿另一个孩子的行为。
- 向另一个孩子展示一些物品。
- 将一些物品拿给另一个孩子。
- 让另一个孩子把东西还给自己。
- 要求另一个孩子给自己一些物品。

孩子们在和同伴之间玩这些互动游戏时，必须采用语言脚本，成人在开展共同活动的过程中，可以将需要的语言脚本教给孩子。这包括：

- 轮替阶段（比如："轮到我了""轮到你了""给我一个 X""我想要一个 X"）。
- 教孩子"等一分钟"及"让我来完成它"。
- 提供简单的语言脚本，帮助孩子进行同伴交流及解决冲突（比如："那是我的""把它还给我吧"）。
- 帮助同龄孩子在开展互动游戏的过程中彼此模仿，维持彼此之间的关系（比如："做这个""再做一次""更多"）。
- 教会孩子玩编排合理的循环游戏或棋类游戏："变戏法（hokey pokey）""玫瑰光环"（译者注：英文为 ring around the rosy，一种儿童游戏，参加游戏的儿童围成一个圆圈跳舞，在某个信号出现后，都蹲下）及"洛托牌（lotto）""糖果乐园（candyland）"。

有些孩子已经学会和成人共同开展一系列共同活动，他们能够和成人一起轮流寻找线索，也学会了共同注意，对于这些孩子来说，我们需要在教室里创建"玩耍约会"——两个小孩，彼此感兴趣，同时都能够对游戏有所贡献，那么这两个小孩都有机会和成人一起玩游戏，帮助他们彼此之间进行交流。成人可以在活动中心帮助两个小孩进行交流，或者给孩子们一些自由活动的时间。当言语病理学家、职业治疗师（OT）或其他工作人员不在场的时候，成人可能需要这样做。如果需要机动时间来建立这些活动流程，那么应确保在教室开展泛化和维持活动的同时进行相应的练习。

注意：我们发现，成人会打断孩子们的交流，或者占据孩子们的注意力，使孩子没办法进行同伴之间的交流，轻易且无意识地就破坏了孩子之间开展的同伴交流活动。当活动的目标是为了让孩子之间进行同伴交流时，成人必须站在孩子后面，或者远离孩子，同时成人还不能打断孩子之间正在开展的同伴交流活动。如果的确需要成人进行某些提示，那么应很快地对孩子进行提示，然后安静地站在孩子后面。当孩子需要开展彼此之间的相互交流时，成人在活动中应该让自己"隐身"。成人必须尽力让另外的孩子而不是成人发出目标社会行为的前提和强化物！

日常生活技能和自理技能

以小组为背景开展活动的另外一个极大的优势在于，能够在日常活动中培养孩子的日常生活技能和自理能力。许多能够带来良好效果的机会能够很自然地出现在教室活动中，或者能够很容易地融入教室活动中。

穿衣技能

通常情况下，水台活动都具有良好的激励效果，工作人员会对水台活动进行计划和安排，从而适应社交目标或游戏目标。但是，水台活动也需要孩子脱去一些衣物，以保持身体干燥。在常规课堂活动中我们会提供不同种类的水台活动，帮助孩子们练习穿衣和脱衣。穿衣这一步骤通常在开展玩水活动前后进行，尤其是水台的媒介（即里面放的东西）碰巧是某些感官材料的时候（如干豆和大米）。保证每个孩子都能在固定的位置更换衣服，这是水台活动的重要组成部分，其中还包括在每把椅子及孩子放衣服的篮子上贴上孩子的姓名和照片。

我们常常发现，在孩子吃点心或进餐之后安排水台活动会比较有效。这种安排方便工作人员在某个孩子进餐结束之前（此时其他孩子仍坐在位子上），很快地建立更衣区。此外，如果孩子们在不同的时间吃点心或进餐（我们鼓励他们这样做），那么他们的穿衣时间便能够交错，使得每个孩子都能获得更多的关注。

对于已掌握穿衣技能的孩子来说，一名成人可以同时协助好几个孩子。但是，有些孩子需要一对一的直接指导，同时需要成人采取一些激励措施督促孩子完成穿衣活动。在所有的活动中，根据每个孩子的实际情况来进行穿衣和后续的课程安排。一些孩子可能只在某些穿衣环节需要成人指导，而有些孩子可能在整个穿衣过程中都需要成人指导。每个孩子的数据表和学习任务分析都以帮助我们分别完善应用于日常及数据记录流程的学习和维持教学步骤为目标。

卫生

在每天的常规课堂中，总有那么一些自然形成的时刻，让孩子练习如何洗手、洗脸和刷牙。饭前、饭后和吃点心前后洗手都是日常惯例。当然，孩子们在吃饭之后必须刷牙。我们还需要考虑在常规课堂中安排时间和工作人员帮助孩子们洗脸、洗手和刷牙。我们发现，成人在帮助孩子洗手和刷牙的时候，最容易进入"隐形"状态，因为此时成人站在孩子的后面指导他们洗手和刷牙，使用的是身体提示而非语言提示。这种情况下，孩子能够非常顺利地完成整个流程的每一动作。针对每个孩子自身的技能进行学习任务分析，有助于成人为每个孩子采取针对性的适宜教学计划。

集体进餐时间

我们发现，合理安排进餐时间和吃点心时间，从而创造小组集体进餐的体验具有巨大的教学优势，这样有助于模仿全家一起坐下来吃饭的情境。每个孩子的个体目标构成了整个教学内容。每张桌子最后面都需要安排一名成人，这名成人要担当类似孩子"父母"的角色，为孩子提供食物，充当孩子的交流伙伴，和孩子聊天，并鼓励孩子们相互之间进行互动。将食物放在孩子够不着，但是成人够得着的滑轮推车上，成人能够对所有食物进行控制，当然也包括对盘子、杯子、纸巾及其他类似的物品进行控制。第三名成人在小组中不充当任何角色，他的任务就是在孩子进餐时站在后面，当孩子需要身体提示学习如何使用汤匙时，这名成人便立刻站在孩子后面提供身体提示。提供的食物具有家庭特色，每个孩子都分配一个盘子和杯子，他们在提出请求之后，只能获得极少量的食物，因而孩子可能需要请求多次。

孩子就餐位置的安排会影响社交和沟通目标的实施。那些有着同伴交流意愿的孩子应和其他孩子坐在一起，同时成人应协助孩子进行交流和沟通。对于那些希望得到食物的孩子，成人应将他们安置在餐桌的斜对角，他们喜欢的食物应放在餐桌看得见却够不着的地方，在他们没有请求成人给他们分配食物之前，他们得不到任何食物。而对于那些目标和技能多样化的孩子，他们是所有孩子的社交伙伴和榜样。餐桌旁的成人也可以进餐，同时他们在整个进餐环节都应用本书前述的 ESDM 教学流程。孩子在餐桌上应帮助成人递送，或自己去拿餐巾、纸巾、碗、银器及杯子，应协助成人传递装食品的容器和饮料罐。用餐结束后清洁自己位置上的垃圾，将餐具放进水槽，丢掉纸巾，擦干净洒落到桌子上的食物，擦手和嘴巴。我们对孩子的期望取决于孩子的学习目标，其中包含餐桌活动、自理活动和家务活动。

合适的用餐时间目标可能会涉及沟通目标，包括：简单的肢体动作或语言请求，等待，同伴之间的交流，社交语言，提高餐具使用技能，增加可食用的菜肴种类，掌握餐具、餐巾和汤匙的使用方法，对其他孩子的请求做出回应，倒饮料和传递食物，礼貌用语，以及餐具摆放和餐桌清理。其他的一些技能也能够轻松地融入用餐过程中，这些技能包括：语言表达和理解技能，计数技能（薄饼干的数量），形成相应的色彩、形状概念（孩子们在请求成人给自己薄饼干或水果时，必须说出薄饼干的形状或水果的颜色）和社交目标，以及良好的运动技能（紧握餐具切割食物或使用其他餐具）。

针对每名工作人员和每个孩子制定的课堂教学计划决定了孩子用餐过程中的教学要求和学习目标。正如我们之前所述，某些活动中，我们在墙上粘贴标有每个孩子学习目标 [学习技能和（或）维持技能] 的小卡片，以帮助所有成人记住其所指导的孩子需要达到的具体目标。每个孩子都可以在小组餐桌旁接受 5 分钟左右的单独辅导，然后在社交场合继续自由用餐和交流，而此时工作人员会将注意力放在下一个小孩身上。

教授餐具使用技能

我们发现，在孩子背后教授餐具使用是一种比较有效的教学方法。工作人员通过身体提示，指导孩子如何使用餐具，必要情况下提示孩子平稳地端碗或盘子，恰当地将餐具放下，以及怎样使用餐巾。这使得工作人员可以将注意力放在如何将孩子使用餐具的一连串动作连接起来，避免工作人员使用口语和社交提示指导孩子如何使用餐具，有助于防止孩子产生提示依赖。引导餐桌活动的工作人员是孩子的社交伙伴，而站在后面的工作人员会在孩子需要时默不做声地提示孩子怎样使用餐具。工作人员应确保所做的提示遵循孩子的初始进餐动作，因为我们想要对孩子自发形成的就餐习惯提供支持。如果孩子将手伸向食物，那么工作人员应引导孩子将手伸向汤匙。提示跟随在前提之后，提示并不属于前提。对于自发性行为表现而言，孩子获得食物的愿望是他／她做出相应行为的前提，而你随后可以对这个前提进行塑造。尽管如此，你仍需快速地撤销提示！你应使用"从少到多"的策略，花费最少的时间对孩子的动作进行指导。尝试着通过触摸和轻推等方式来指导孩子怎样使用手腕、肩膀或手肘等，而不是通过完全的身体提示（手把手）来指导孩子完成相应的动作。设法阻止孩子在餐桌上出现不恰当的动作和行为，比如：将手伸到盘子里，用嘴咬盘子，用另一只手抓汤匙里的食物，或者将食物塞到嘴巴里等。如果孩子坚持要做出上述动作和行为，那么工作人员可以随时将盘子拿开。

总而言之，午餐时间为工作人员提供了极其丰富的教学机会，用于培养孩子的社交技能和交流技能。然而，为了使孩子在午餐时间学到最多的东西，工作人员需要根据学习目标，非常清晰地对每个孩子的进餐目标加以确认和识别，调整员工的角色，安排座位，合理放置食物。任何进餐行为目标都可以合理化并富有价值。为了实现这些目标，需要严谨的规划、团队沟通和准备，这些工作对于每项活动都极为必要。

幼儿园过渡

本章最后一部分需要探讨的是孩子如何顺利地从早教教室进入幼儿园阶段。这个过程无法避免，所以我们需要做好相应的准备。我们最担心的是当孩子处于新的环境中时，其先前培养好的技能可能会不知不觉地削弱，甚至消失，因为在新的环境中没有人为他们的先前技能提供帮助和支持。幼儿园的接收人员必须全面了解孩子之前掌握了哪些技能，这些技能是怎样培养起来的，如何最合理地促进新的学习过程。为了维持孩子在幼儿园之前所学到的各种技能，以及进一步促进孩子新技能和新知识的学习，我们需要在孩子确定新班级之后，立刻启动一系列的信息流。

对于参与孩子下阶段学习的接收工作人员来说，他／她无法从其现在所处的环境出发来观察孩子在新环境中应该培养怎样的技能，而是要从孩子早教阶段的工作人员那里了解孩子的教育计划，并将这部分教育计划和幼儿园教育计划衔接起来，从而对孩子进行培养。幼儿园的工作人员必须要这样做，因为这样可以使孩子能够在新环境中学习新课程时利用自己之前已经学到的各种技能。需要分享孩子课程设计中有哪些需要，设法让孩子能够在新的课程中建立一系列新的期望和目标。如果条件允许和合适，工作人员可以将孩子使用的任何特定材料（如图片安排系统），在孩子进入幼儿园之前，经过改编，应用在新的课程中。在这种情况下，通过使用孩子学前阶段使用过的材料，能够让孩子不自觉地融入新环境中，帮助孩子从早教阶段顺利过渡到幼儿园阶段。工作人员需要识别哪些技能有助于孩子在幼儿园阶段获得成功，之后就应重点培养孩子的这些技能。另一方面，让早期教育工作人员了解幼儿园阶段的新课程，这样他们就可以获得许多灵感，以更好地采取措施，让孩子顺畅地从学前阶段过渡到幼儿园阶段。同时他们还能够大致知道孩子在新的环境下需要哪些新的技能，以及怎样将孩子已经掌握的技能融入新环境中，帮助孩子学习新的技能。

虽然 ESDM 中的所有项目都根据孩子的发展需要而制定，但是在幼儿园阶段孩子的有些预备技能并不依赖于孩子当时身心发展的现状。在孩子进入幼儿园阶段之前的几个月时间里，我们就需要认真评估孩子的预备技能，从而确保为他们幼儿园阶段的学习安排适宜的准备课程。早期教育工作人员和幼儿园阶段的接收人员会面，将孩子在幼儿园阶段需要学习的特殊准备技能概括地罗列出来，这样非常有助于孩子的过渡。此外，工作人员还可以识别一些初始的幼儿园技能，然后开展相应的技能培养。在这种情况下，可以制定个性化的"幼儿园生存技能清单"（Barnes，1997），并作为幼儿园培养孩子不断发展技能的基础。表 10-5 中列举了典型的幼儿园生存技能。

随着幼儿园开学时间的临近，孩子在学前教育工作人员陪同下参观新学校，这样非常有助于他们的学习。将新环境（如教室、运动场和浴室）拍成录像，供孩子在家观看，也能够帮助孩子尽快熟悉新的环境。使用录像机拍摄孩子学前教育环境中的学习流程，同样也非常有助于接收人员熟悉孩子原来的学习目标及所掌握的技能，并且能够详细地阐述曾经有效为孩子实施的总体策略。

此外，还需要向幼儿园接收人员和课程小组提供书面报告、书面个人学习计划及各种记录表格，以便他们查阅，并从整体上了解孩子的目前情况。总而言之，孩子早期教育阶段和幼儿园阶段的教学团队之间应该进行广泛的沟通交流，这可以有效地帮助孩子适应新的环境，同时有助于幼儿园教学团队做好充分的准备，尽最大努力让孩子拥有他们熟悉的、与过去类似的环境，帮助孩子做好过渡。

小　结

早期介入丹佛模式（ESDM）课堂实施的教学方案经过不断发展，可保证教职人员在稳定和可预测的常规教学活动中，为孩子提供高度个性化的课程，这些课程既适合中心式环境，也适合融合式小组环境。在充分考虑孤独症儿童发育状况和学习目标的情况下，工作人员需要为课堂做好精确的计划，并且将注意力放在孩子之间的互动交流上面。利用关注孩子发育特点、以游戏为导向和基于人际关系的方法，在高度结构化的环境中也可以进行密集的个性化教学。建立在 ABA 原理基础上的教学方法能确保工作人员较好地开展教学实践活动，同时通过收集和分析各种数据，采用实证方法从事教学实践活动。在美国，所有儿童早期教育项目中，使用 ESDM方法的课堂里都会强调培养孩子的独立性，鼓励孩子建立社会关系，进行互动式交流，以培养孩子更为复杂的沟通技能。此外，对关系质量、儿童积极情感体验和密集式教学的强调也有机地融入以游戏为基础的活动中，如同个性化教学一样，这也构成了教室模式的显著特征。

表 10-5　典型幼儿园生存技能

行为

- 一组小孩排队等候和行走
- 安静地坐下来倾听一个简短的故事
- 参加清扫活动
- 需要时请求帮助
- 以小组的形式开展工作
- 尽力去完成老师布置的任务
- 选择自选活动
- 完成自选活动

自理技能

- 使用恰当的浴室技能（冲厕所、洗手、穿衣等）
- 自己穿衣服（穿袜子和外套，尝试自己系鞋带）
- 保管好自己的东西（放好衣服和午餐袋等）

语言和交流

- 当别人问及自己的名字时，能够说出自己的姓和名
- 能够完成两个步骤的简单指令
- 分享意见、想法或体验
- 倾听各种各样的故事，参与接下来的评论
- 能够在口头交流的时候说出一些简单的语句，同时能够对别人说出的简单语句进行回应（比如："你好""你叫什么名字？"）
- 能够和同龄孩子一起玩非正式的假装游戏（过家家、木偶、角色扮演等）
- 能够识别身体的各个部分（背部、肚子、头、腿、面部特征等）
- 通过举手寻求帮助

学前学业技能

- 能够从 1 数到 10
- 能够计算"1+1"～"1+5"
- 对物体进行识别、配对和分类
- 根据物品的颜色、大小和形状进行配对和分类
- 认识自己名字的印刷体
- 将印刷体的字母和数字配对
- 认识名字中的各个字母
- 认识和说出基本的颜色
- 能够唱字母歌

精细运动技能

- 能够准确地握蜡笔、记号笔和铅笔
- 能够正确地握住剪刀，然后沿着直线剪东西
- 能够正确地模仿，描绘直线、圆、正方形和三角形
- 能够写下自己的名字
- 能够通过水、沙子、泥巴、稻米和手指画画等来获得触觉体验
- 能够完成简单的操作活动，如填字游戏、玻璃小球游戏、乐高积木游戏等
- 能够在画架上画画

（续表）

粗大运动技能
• 能够体验跳跃、单腿站立、急速前进、跳过障碍物及游泳等动作 • 抛接大球和小球 • 使用儿童场地设施（攀爬、溜滑梯、荡秋千等） • 参加团队活动和音乐活动

附录一
早期介入丹佛模式的
课程评估表和项目描述

------∨------

简　介

ESDM 课程评估表是早期介入丹佛模式中用于设计教学目标的工具。类似于成人进行 ESDM 干预的流程，以游戏的方式，每 12 周对孩子进行测评。通过对孩子实施评估获得直接评分信息，同时也会参考一些来自儿童家长或训练儿童的专业人员的信息，从而对目前该儿童在 ESDM 干预中涉及的主要发育领域的能力水平有准确的了解，包括沟通、社交和适应能力、认知和游戏、模仿、精细运动、粗大运动的发展情况。这一课程评估表的当前版本是多年临床研究和不断精炼的成果，其中的项目及其顺序来源于我们的临床经验，并参考了相关发育文献和其他发育测评工具中的信息。

如第四章所述，ESDM 课程评估表是一种标准参考工具，提供了多个发育领域的相关技能发展顺序，包括理解性沟通、表达性沟通、社交技能、游戏技能、认知技能、精细运动技能、粗大运动技能和适应性行为技能等。这些技能水平跨越 12～48 个月的范围，课程评估表分为 4 个等级，大致与相应发育年龄段对应，即 12～18 个月、18～24 个月、24～36 个月、36～48 个月。不过，这一课程评估表专为 ASD 幼龄儿童设计，反映了该类儿童典型的发育特点，与相同发育年龄的其他儿童相比，视觉运动能力较好，而社交沟通能力相对较弱。因此，若用正常发育水平作为衡量标准，本课程评估表每一等级的社交沟通相关项目都不如精细运动和粗大运动项目所反映的发育水平成熟。在一些等级中，针对 ASD 儿童需要特别强调的技能，其发展顺序被详细地列出，比如：等级 1 中的模仿项目、等级 2 中的共同注意项目。模仿和共同注意被认为分别是社交和沟通技能的一个分支，对于儿童的进一步发育尤为重要，而对于 ASD 儿童来说，这些技能发展会受到很大影响，因此，ESDM 课程表尤其重视该类项目。单个领域中的课程顺序设计参考了大量有关正常儿童发育的文献综述。我们参考了正常儿童发育的研究，结合了不同领域专家组成的 ESDM 跨学科团队在过去 25 年内对数千个 ASD 儿童进行干预的临床经验，对每个等级中的项目进行了合理安排。

评估实施

　　该课程评估表应由早期干预的专业人员进行实施。根据团队的组织和干预计划，采用几种不同的形式进行实施。课程评估表可由多学科中任一学科的早期干预专家单独使用，该专家需具备多个发育领域的跨学科知识储备，且有实际操作和评分的经验。当把 ESDM 作为单学科治疗方法予以实施时，或者使用综合模式进行一对一的密集干预时，可以使用这一评估工具，由团队负责人实施。如果一名单学科专业人员要使用课程评估表，需要针对该项目进行其他跨学科交叉培训，这名人员还应理解自身专业知识之外的知识。若由多学科团队参与评估实施，则不同领域的项目可由不同专业人员实施，各学科成员分别负责与自己的知识技能最相关的部分。

　　与其他涵盖多个领域技能的评估工具一样，本评估工具的目的是评估孩子目前的能力水平，而不仅仅是完成整个评估的操作过程。评估结束后，评估者应了解孩子各领域的能力水平，明确哪些是孩子最为成熟的技能，哪些对于孩子来说还难于把握。因此，评估者需要确定孩子目前的技能范围，以及目前尚未完全达到，而接下来需要掌握的更高水平的技能。大部分孩子每个领域的能力水平都会集中于某个特定的等级。但是，对于那些只通过了某等级中前几个项目的孩子，我们还需要应用上一等级的最后一些项目再次进行评估，以明确孩子在以下等级中未能通过的关键技能。与此类似，如果一个孩子通过了某能力等级的大部分项目，而只有小部分项目失败，就需要继续进行该领域下一等级中至少前一半项目的评估，以确保对孩子接受评估时的真实能力水平有确切的了解。和其他发育测试一样，评估的目标是了解孩子最低和最高的能力水平，尤其是确定其在每个领域中介于通过和失败之间的范围，这一范围就是教学的目标所在。

　　本课程评估表评估的施测方式与干预方式相同，都是在共同活动的大框架下，运用以游戏为基础的互动形式进行。采用游戏活动能够使评估者在单个活动中评估孩子多方面的能力水平，因为大部分以玩具为基础的孩子和成人间的互动都涵盖了运动、认知、沟通和社交等多方面的技能。以游戏为基础的评估也可以让评估者了解幼儿在典型社会场景中的社交和沟通表现。评估者需要组织一段游戏时间，其中包含完成这些测试项目所需要的所有物品，并且设计好将与孩子共同进行的游戏。家长参与的程度也取决于评估者。由评估者提供一些材料和许多不同技能的示范，并在他们觉得必要的时候邀请家长参与，同时询问家长一些孩子在自然环境下该技能的表现情况。评估者应让孩子参与到他／她感兴趣的活动中，并与孩子共同进行活动，直到这项活动自然结束，或者不再能够引发新的行为为止，然后暂停活动，并在课程评估表中需观察的项目及尝试但未引出合适行为的项目上做好相应标记。接着，评估者可以开始另一项按照上述流程进行的游戏。每项活动结束后，评估者都应暂停，做好记录，评估已进行的项目，并且决定对哪些项目还需要再评估一次，然后继续选择可以促进其余游戏项目的材料和游戏活动。对于一些无法观察到的活动（如洗澡），可以询问家长。如果有其他治疗师提供的报告，评估者也应采纳这些信息。这些信息来源在表格中的相应栏目都有描述：直接观察、家长报告、其他治疗师或教师报告。

　　本课程评估表可以在 1 ~ 1.5 小时的游戏时间内完成评估，评估环境最好是治疗室，内设一张小桌子和一些椅子、懒人沙发、地板空间、供家长坐的舒适椅子，以及引出课程评估表上相应技能所需的材料。在课程评估表前列出所需材料的清单。评估者需要将本次评估用不到的材料放到孩子视线以外的地方，这样可以节省时间，并且孩子的注意力不会集中在那些不能为本次评估提供有用信息的活动材料上。视频录像并非必不可少，但可作为收集信息的来源之一，并且可作为治疗开始时的参考资料。

评　分

　　本课程评估表采用三种符号来表示相应的得分：通过，P 或 +（表示能够持续表现该技能或已经掌握）；通过／失败，P/F 或 ±（表示不能持续表现该技能）；失败，F 或 −（表示未观察到或行为难以引出）。课程评估表项目描述中会详细说明通过每个项目所需要的行为反应程度。评估者需要在相应栏目中记录家长的报告和直接观察评估的分数，也包括团队其他成员提供的有用信息。对于通过和失败的项目，评估者都需要了解孩子在家中和（或）其他环境下是否能表现出该行为，如果可以，该行为的持续性如何。在评估环境下可能无法观察到有些行为（如自理能力），此时家长的信息就十分重要。评估完成后，评估者要将收集到的信息加以整合，得出每个项目的最后得分，表示孩子在特定领域中每个项目的特定掌握水平，包含通过和失败的项目（注意：那些认为已掌握或通过的项目不会作为教学目标，所以切记不能夸大孩子的表现。只有当孩子能够按照项目描述中的要求，持续一致地表现出某项技能，并且在不同环境下，面对不同的人时，都能很好地泛化使用不同材料，才能够视为通过）。只有评估者对孩子目前的技能有很好的总体了解，并且课程评估表能够清晰地反映孩子目前各领域的能力水平时，才算真正完成评估，此时方可制定教学目标。

将评估项目转化为教学目标

第四章详细叙述了根据课程评估表来制定教学目标的过程。如需了解如何应用 ESDM 课程评估表的评估信息来制定个别化教学计划（individual education plan, IEP），请参见第四章。

需要的材料

- 一张小桌子，两把适合孩子坐的直背木椅。
- 可以坐的大懒人沙发。
- 带抽屉的推车和其他用于收纳玩具的容器。
- 如果没有地毯，则需要在地板活动区铺上小毯子。
- 一些干净、有盖的小容器，用于收纳很多小件的游戏材料。
- 一些装有气泡、气球、弹簧圈玩具和动物图画书的小盒子。
- 一套大小不同的彩色积木。
- 一套彩色的记号笔，一些白纸。
- 一套农场动物玩具和两套相同的动物图片。
- 一本关于农场动物的儿童图书，一本关于汽车的儿童图书。
- 2 ～ 3 辆玩具小汽车或卡车。
- 一个桶，内装有 4 ～ 5 个半径 8 ～ 30 厘米的球，以及大小不同的沙包。

- 套杯。

- 套圈。

- 几张拼图。

- 带盖的形状分类玩具。

- 大的木钉和钉板。

- 一套餐具（每种至少 2 个）：杯子、盘子、勺子、叉子，可以玩的橡皮泥、滚筒，切饼干的刀、塑料刀，儿童剪刀。

- 大的洋娃娃（30 厘米或更大）及其衣物（帽子、袜子等），大的动物玩偶（和洋娃娃一样大）。

- 婴儿毯和小床，或者可以当作小床的盒子。

- 一套个人美容用品：梳子、刷子、镜子、帽子、项链。

- 一套小珠子。

- 一套大的得宝积木玩具。

- 一套玩具，包括锤子、木钉、球等。

- 有许多不同按钮来开启的弹出式玩具。

- 评估儿童进食技能时用到的小物品或食物：广口杯、果汁、装食物的碗（带勺子）、苹果酱、酸奶等。

- 用于串珠的大珠子，较粗的绳子。

- 家庭成员及孩子的照片。

早期介入丹佛模式课程评估表

姓名：

日期：

评估者：

受访家长：

其他受访者：

　　说明：使用该表来确定孩子目前各领域中已经掌握的技能、正在出现并且不断进步的技能，以及尚未出现的技能。各项目描述参见第 253 ～ 288 页，具体实施过程参见附录二。用＋或 P（通过）表示总是有正确一致的表现，＋／－或 P/F 表示有时会有不一致的表现，－或 F（失败）表示难以引出该行为。对每一行为给出以下每列相应的分数：直接观察、家长报告、教师／他人报告。

　　在分数一栏里使用以下代码：A（acquired，已获得）——孩子清楚地表现该项技能，并且家长报告孩子能够持续一致地应用该技能。P（partial or prompted，部分掌握或在提示下能完成）——孩子只能有时不连贯地表现出该技能或需要额外的提示，家长或他人都报告孩子能够进行该项技能中的部分而非全部步骤。N——孩子不能或不愿意表现出该技能，家长或他人都报告孩子在使用该技能时存在困难。X——没有机会表现该技能，或者对该幼儿不适用。

　　大部分孩子每个领域的能力水平都集中于某个特定的等级。但是，对于那些只通过了某一等级中靠前项目的孩子，我们还需要用上一等级中最后一些项目再对其进行评估，以明确导致孩子在下一等级中失败的关键技能。同样，如果一个孩子通过了某一能力等级的大部分项目，仅一小部分失败（未通过），就需要对其继续进行该领域下一等级中至少前一半项目的评估，以确保对孩子接受评估时的真实能力水平有确切的了解。孩子在每个领域中介于通过和失败之间的能力范围，就是教学的目标所在。

技能	等级 1	直接观察	家长报告	他人或教师报告	评分
理解性沟通					
1	转向声源，确定声音的位置				
2	看向嬉戏的声音（嘘声、吹口哨声）				
3	对人的声音有反应，会转向发声者				
4	随着成人的指点看书中的图片				
5	跟随近距离的指点，将物品放到容器里，进行拼图等				
6	向他／她展示一个物品，呼唤"××（名字），看"时，他／她能看向该物品				
7	看向呼叫他／她名字的人				
8	朝向别人指点的近处物品或位置				
9	在成人指点下，从远处取回玩具				
10	在社交性游戏中，用目光、肢体接触、微笑来回应成人的动作和声音				
11	唱歌时，用目光、肢体接触、微笑和（或）动作来回应成人的语言或动作				
12	听到禁止性词语（如"不""停下"）时，立刻停止活动				
13	当成人要求交出某样物品，并伸出手时，能交出相应的物品				
14	在相应的语言、动作提示下，能完成包含身体动作在内的一步性常规指令（比如：坐下，过来，打扫一下）				
15	在没有动作提示时，能完成包含身体动作在内的一步性常规指令（比如：坐下，过来，打扫一下）				
表达性沟通					
1	有目的地触碰物体，表达需求				
2	有意义地发声				
3	把物品交给成人以"请求"帮助				
4	与沟通对象轮流发出声音				
5	推开物品或将物品交还他人以表示拒绝				
6	用手指向想要的近处物品				
7	当成人阻止他／她获得或拒绝给予他／她想要的物品时，能通过与成人的目光接触来获得该物品				
8	用手指向两个物品之一，表示选择				
9	结合发声和眼神注视来表达要求				
10	用手指向远处的某物，表示想要该物品				

技能	等级 1	直接观察	家长报告	他人或教师报告	评分
表达性沟通					
11	用手指向远处的两个物品之一表示选择				
12	重复发出元音－辅音－元音－辅音（CVCV）的声音（声音不一定近似单词）				
13	自发地发出 5 个及以上不同的辅音				
14	以不同的 CV 顺序发出 CVCV 的音（多种不同的咿呀学语）				
社交技能					
1	接受简单的感觉社交常规活动和触摸				
2	用肢体动作表示将要开始或继续进行感觉社交常规游戏				
3	应用短暂眼神接触注意其他人				
4	持续参与 2 分钟的感觉社交常规活动				
5	通过眼神注视、靠近、微笑和动作对喜欢的物品、活动做出回应				
6	在平行玩具游戏中，会观察示范者的行为，并参与模仿				
7	会玩 5 ~ 10 种感觉社交游戏				
8	别人打招呼时，通过看向或转向该人等方式进行回应				
9	别人打招呼时，用手势或发声进行回应				
10	在共同游戏中，向同伴微笑以分享乐趣				
模 仿					
1	模仿 8 ~ 10 个一步性操作物品的动作				
2	在日常游戏、唱歌活动中，模仿 10 个可见动作				
3	在日常游戏、唱歌活动中，模仿 6 个自己看不见的头部、脸部动作				
4	模仿 6 种口腔－面部动作				
认 知					
1	配对、分类相同的物品				
2	配对、分类相同的图片				
3	将图片与相应物品配对				
4	根据颜色对物品进行配对、分类				
游 戏					
1	根据 5 个不同物品的特点进行相应的游戏				
2	独立恰当地玩 10 种一步性玩具				

（续表）

技能	等级 1	直接观察	家长报告	他人或教师报告	评分
	游 戏				
3	独立玩耍需要在各种物品上重复相同动作的玩具（如套圈、套杯等）				
4	恰当地玩耍多种适合幼儿的一步性玩具：扔球，搭积木，在孔里钉木钉，开小汽车等				
5	独立玩耍需要两种不同动作的玩具（拿出、放入等）				
6	独立玩耍需要多个不同动作的玩具（放入、打开、移动、关上等）				
7	在使用多个物品时，能表现出自己的常规行为				
8	完成游戏任务，并把东西收好				
	精细运动				
1	将 1 ~ 2 个不同形状的物品放入形状分类玩具盒中				
2	将圆环套到圆环堆叠柱上				
3	拼好 3 块木制益智拼板				
4	将木钉放入钉板中				
5	知道如何在 5 种不同类型因果效应玩具上按按钮				
6	拆开穿好的珠子和得宝积木玩具				
7	适当地使用两指或三指抓握玩具				
8	将 3 块大积木叠成一座塔（或叠起杯子）				
9	用记号笔、蜡笔做记号、画线、随意涂画、画点等				
10	用玩具锤子敲球、钉子等				
11	铲、耙或倒沙子、米、水等				
12	拼插大的乐高积木				
	粗大运动				
1	踢较大的球				
2	扶着上下楼梯，不需要双足交替				
3	爬上小梯子的 1 ~ 2 级，并滑下				
4	自己爬上、爬下多个器材				
5	失去平衡时能自我保护				
6	绕开地板上的玩具走，而不是踩上去				
7	朝任意方向扔球和沙包				
8	和另一个人来回滚球				

（续表）

技能		等级 1	直接观察	家长报告	他人或教师报告	评分
行　为						
1		很少有严重的行为问题				
2		进行有趣的活动时，能毫无困难地坐在椅子上，或者面朝成人 1～2 分钟				
3		乐意与成人一起坐在椅子或地板上，参与持续 5 分钟的简单游戏				
4		持续 20 分钟让成人接近，与之互动（最低要求），而无行为问题				
5		与家人有适当的互动（无攻击和其他不适当社交行为）				
个人独立：进餐						
1		坐在桌子旁吃正餐和点心				
2		独立吃饭				
3		使用不带盖的杯子				
4		使用勺子				
5		使用叉子				
6		吃不同质地、类型及品种的食物				
7		接受盘子里的新食物				
8		用吸管喝水和饮料等				
个人独立：穿衣						
9		有人帮忙时会脱衣服				
10		有人帮忙时会穿衣服				
个人独立：清洁						
11		在流动水下洗手				
12		用毛巾擦干手部				
13		用毛巾和浴巾擦拭身体				
14		顺从地梳头、清洁鼻子、刷牙				
15		协助洗梳头发				
16		将牙刷放进口中				
个人独立：家务						
17		将脏衣服放进篮子里				
18		把碎纸片放进垃圾桶				

（续表）

技能	等级 2	直接观察	家长报告	他人或教师报告	评分
理解性沟通					
1	在没有提示或肢体动作示范情况下，能执行"停下"或"等等"指令				
2	执行 8 ~ 10 个一步性语言指令，包括身体动作和操作物品的动作				
3	按名称指出或示意自己或他人身体的若干部位				
4	在游戏、穿衣、进餐等常规活动中，根据语言指令给予、指出、示意 8 ~ 10 个特定物品（如婴儿、椅子、小汽车、积木、杯子、熊）				
5	通过指向和注视书中的 3 张相应图片（杯子、小汽车、狗、猫、宝宝等），表示能进行识别				
6	理解初期的空间概念（如里面、上面）				
7	呼叫名字时，能看向该人或照片——家人、宠物、老师				
8	根据口头指令取回 8 ~ 10 件位于房间内，但不在他／她面前的物品				
9	根据口头指令（可有肢体动作提示），对同一物品完成 2 个动作				
10	根据名称指出图片中的相应身体部位				
表达性沟通					
1	使用目标手势或肢体动作结合发声进行表达（要求、完成、分享、帮助和抗议等）				
2	在熟悉的常规活动、感觉社交常规活动和唱歌中，能说出 6 ~ 10 个单词或发出接近的音				
3	自发地说出与游戏活动相关的多个单词（滚动、走、停下）				
4	有效使用 20 个及以上的名词性词（物品、动物和人的名称）和非名词性词（动词或其他词，比如：都不见了，起来等）				
5	自发地命名物品或图片				
6	唱歌等活动时，能发出各种不同音调的声音				
7	用单词结合眼神注视表达要求和拒绝				
8	相应情境下说出多个动作名称 [比如：在身体运动和（或）操作物品时]				
9	大致说出 3 个重要的人名（包括自己）				

（续表）

技能	等级 2	直接观察	家长报告	他人或教师报告	评分
表达性沟通					
10	摇头，并说"不"表示拒绝				
11	点头，并说"是"表示肯定				
12	看到不熟悉的事物时会问（近似地）"那是什么"				
共同注意行为					
1	给他／她物品，并说"看"时，有眼神转换、身体转向和看向该物品等反应				
2	对他／她说"看"并指向远处的物品或人时，能面朝该方向				
3	将物品给他人或从别人处拿物品时，能伴随目光对视				
4	对他／她说"给我看看"时，能把东西给成人				
5	自发地展示物品				
6	自发地跟随手指或眼神注视的方向（无语言提示），看向目标物体				
7	自发地指向感兴趣的物品				
8	在有趣的活动中与成人有目光注视，并微笑着分享乐趣				
社交技能：与成人或小伙伴					
1	沟通中能发起并维持眼神接触				
2	用发声或身体姿势来要求开始熟悉的社交游戏				
3	有情感动作的回应：与熟悉的人亲吻、拥抱等				
4	用肢体动作或语言来获取成人的注意				
5	对社交性问候"你好""再见"等有回应，并能模仿挥手				
6	用发声或肢体动作请求帮助				
7	在沟通中，持续地将发声和（或）肢体动作与眼神相结合				
8	在圆圈游戏中，随着音乐与其他人一起跳舞				
9	在追赶类游戏中，与他人一起追着跑				
10	用人名或游戏名称来获取同伴注意，并开始社交游戏或活动				

（续表）

技能	等级 2	直接观察	家长报告	他人或教师报告	评分
社交技能：与小伙伴					
11	小伙伴要求时，能将物品给同伴				
12	在集体环境中，参与熟悉的唱歌、手指游戏				
13	在平行游戏中，有小伙伴参与时能继续活动				
14	小伙伴打招呼时，能适当回应				
15	小伙伴要求时，能与同伴轮流玩简单的玩具；将玩具给别人后再拿回				
16	与小伙伴坐在一起，并听从成人发出的一些熟悉的指令				
17	拿小伙伴给他／她的物品				
18	用餐或集体活动时，按要求将物品递给小伙伴				
19	游戏活动中，偶尔能模仿小伙伴的行为				
20	独立或与小伙伴一起玩图片配对游戏（记忆卡片、洛托牌游戏）				
模 仿					
1	在有意义的近似口语沟通活动中，模仿多个元音和辅音				
2	模仿动物的叫声和其他声音				
3	在互动活动中，自发、频繁地模仿可识别的单词				
4	模仿 5 首歌里的动作；模仿至少 10 种不同的动作				
5	大致模仿歌曲中的新动作				
6	在游戏中，模仿多步操作物体的动作				
7	在假装游戏中，用小模型自己模仿及交给同伴模仿游戏里的动作				
8	在常规唱歌、游戏活动中，按顺序模仿 2 个动作				
9	模仿 2 个词组成的短语				
认 知					
1	按形状配对、分类				
2	按大小配对、分类				
3	将图片、线条画配对、分类				

（续表）

技能	等级 2	直接观察	家长报告	他人或教师报告	评分
	认　知				
4	将相似的物品分在一组				
5	根据各自功能将有关联的物品分在一组				
6	寻找或要求缺失的物品				
7	配对、分类两种不同特性的物品				
8	按 1～3 个不同数量分类				
	象征性游戏				
1	在游戏中，将相关的物品组合在一起（杯子放在托盘上，汤匙放在盘子里）				
2	玩玩具时，模仿、发出一些声音效果（对着电话发出声音，发出汽车的声音及动物的叫声等）				
3	对一个道具（洋娃娃或动物玩偶）做单个动作				
4	在主题游戏中，连续地做一些功能上相关联的动作（喂玩偶吃饭、喝水，将玩偶放到床上并盖上被子）				
5	对于益智玩具，用不断尝试的方式来解决问题；游戏灵活多变，不重复刻板				
	独立游戏				
6	灵活、适当地玩 10 分钟玩具，仅需成人的偶尔关注				
7	能自己适当使用自选游戏材料玩耍，每次至少持续 10 分钟，仅需成人偶尔指导				
8	拿出游戏材料放在桌上，完成游戏并将材料收拾好				
	精细运动				
1	将 3 种及以上形状的物品准确放入形状分类玩具盒中				
2	叠高 8～10 块边长 3 厘米的积木				
3	模仿 3 种及以上简单的积木造型				
4	以多种方式将 5 块及以上得宝积木、小珠子、结构玩具、拼插积木拼在一起				
5	玩橡皮泥时，模仿 5 种及以上简单动作（搓、拨、拍、压）				

（续表）

技能	等级 2	直接观察	家长报告	他人或教师报告	评分
精细运动					
6	将多个标签贴到表格上				
7	打开和关闭多种容器，包括旋上盖子				
8	拉合、拉开较大的拉链				
9	用绳子、粗线或水管等将大的物品串起来				
10	模仿用记号笔、蜡笔来画线、涂鸦和画点				
11	用剪刀剪纸				
12	将棋子和硬币放入槽中				
13	用粗细不同的绳子串小珠子				
14	完成 4～6 块单个嵌入拼图				
粗大运动					
1	在不同姿势下（站立、坐、运动状态），模仿粗大运动的动作				
2	在平地上跳下阶梯，跃过障碍物				
3	使用一些运动场设施（斜坡、滑滑梯等）				
4	坐在三轮车上，用脚蹬地或蹬脚踏板				
5	拉小推车或推独轮小推车				
6	将球踢向目标				
7	用铲子挖土				
个人独立：进餐					
1	有提示时，会使用餐巾纸				
2	使用适宜的餐具从碗中取食物				
3	根据指令将食物容器传递给他人				
4	用餐结束后将盘子、杯子和镀银餐具等放到水池中或洗碗台上				
5	进餐期间，一直与同伴共同坐在餐桌旁				
6	在快餐店进餐，举止恰当				
7	向他／她介绍数次后，会触摸或品尝一种新的食物				
8	吃所有种类食物，不挑食、偏食				
9	自己独立喝水				

（续表）

技能	等级 2	直接观察	家长报告	他人或教师报告	评分
个人独立：穿衣					
10	独立脱下所有衣服（无拉链或纽扣），并放到洗衣篮中				
11	独立完成一些穿衣步骤（拉拉链或扣扣子需要他人帮助）				
12	脱下外套、帽子（无拉链或纽扣），并挂到钩子上				
个人独立：清洁					
13	根据指令用软毛巾擦脸				
14	根据指令把鼻子擦干净				
15	参与洗手的所有步骤				
16	配合洗发、理发				
17	恰当地玩 5 种沐浴玩具				
18	洗澡结束时，按要求收好玩具				
19	在他人协助下涂抹沐浴液				
20	用牙刷刷牙				
21	完成睡前活动后，独立入睡				
22	了解睡前活动的顺序				
个人独立：家务					
23	将镀银餐具从洗碗机的托盘中拿到餐具托盘里，并分类整理好				
24	将烘干机里的衣物放到篮子里				
25	把袜子按双整理好				
26	把水、食物倒进宠物的餐盘里				

技能	等级 3	直接观察	家长报告	他人或教师报告	评分
理解性沟通					
1	成人用简单的句子读孩子熟悉的图书时，孩子能有兴趣地参与 5 ~ 10 分钟				
2	听从涉及熟悉物品、活动的新的一步性指令				
3	分辨出多个常见的物品及其图片：服装类，与用餐、清洁、游戏和食物相关的物品				
4	对喜好的东西，恰当地用"是""否"来回答				

（续表）

技能	等级 3	直接观察	家长报告	他人或教师报告	评分
理解性沟通					
5	辨认图片和书中的 5 个及以上的动作				
6	在常规情境中，听从 2 个及以上的指令（睡前：拿一本书，到床上去；刷牙：拿好牙刷和牙膏）				
7	知道涉及物品在内的空间位置关系（比如：在下面，旁边）				
8	初步区分大小的概念				
9	按要求区分至少 4 种不同的颜色				
10	根据声音识别 20 种相应的物品（如动物、电话）				
11	理解常见物品的功能（骑、剪切、吃、睡觉、穿、喝等）				
12	理解"我的"和"你的"等人称代词				
13	通过描述、选择和表演识别 10 个动作				
14	在新环境中，听从 2 个及以上不相关的指令				
表达性沟通					
1	用 2～3 个词组合表达多种沟通意愿（要求、问候、获得注意、反对等）				
2	用 2 个及以上词对另一个人发表评论				
3	描述图片和书中的动作				
4	对空间位置发表评论或提出要求（向上、向下、在里面、在顶端等）				
5	会初步使用所有格形式（我的、你的）发表评论和提出要求				
6	相应情境下，用肢体动作或语言来表达"我不知道"				
7	经常呼唤他人名字来获得注意				
8	向别人传递简单的消息（如"去跟妈妈说'你好'"）				
9	在恰当场合对别人说"你好"和"再见"，包括主动问候他人或对他人的问候做出回应				
10	对自己和他人使用人称代词（"我"和"你"的多种变式）				
11	用简单的词语和肢体动作描述个人经历				
12	命名 1～2 种颜色				

（续表）

技能	等级 3	直接观察	家长报告	他人或教师报告	评分
表达性沟通					
13	恰当地回答"是什么"之类的问题				
14	恰当地回答"在哪里"之类的问题				
15	恰当地回答"是谁"之类的问题				
16	用升调询问以"是""否"为答案的简单一般疑问句（可以是单个词的升调）				
17	询问"是什么"和"在哪里"的问题				
18	回答有关个人信息的简单问题：姓名、年龄、衣服颜色等				
社交技能：与成人和小伙伴					
1	玩简单的粗大运动类游戏（比如：球类、捉迷藏和玫瑰光环游戏）				
2	小伙伴要求时，能分享和展示物品				
3	小组活动中，模仿演唱新的歌曲或进行手指游戏				
4	恰当地回应来自小伙伴的简单要求或指令				
5	发起小伙伴间的互动和相互模仿				
6	在熟悉的角色扮演活动中，与小伙伴进行平行表演游戏				
7	轮流玩简单的棋盘游戏				
8	使用礼貌用语："请""谢谢"和"对不起"				
9	站立和运动时，模仿多种新的大运动动作，比如："跟随领队"游戏，模仿动物走路				
10	参与有语言脚本的游戏活动				
11	经常用语言和动作来评论、展示、分享和要求，以吸引他人对物品的注意力				
12	通过眼神交流和评论来回应他人寻求共同注意的行为				
13	理解性地识别他人照片和（或）素描中的表情（高兴、难过、生气和害怕）				
14	表达性地识别他人照片和（或）素描中的表情				
15	用自己的面部表情表达情绪（高兴、难过、生气和害怕）				

（续表）

技能	等级 3	直接观察	家长报告	他人或教师报告	评分
认　知					
1	配对自己姓名中的字母				
2	配对字母				
3	配对单词				
4	配对数字				
5	理解性和表达性地识别一些字母、数字、形状和颜色				
6	玩寻找隐藏物品的记忆游戏				
7	将物品、图片分为 8 个种类				
8	理解 5 以内数量和相应数字符号的关系				
9	正确数 5 个以内的物品数量				
10	将 3 幅及以上图片按正确顺序排列好，并用"首先……然后……"的顺序叙述图片内容				
游　戏					
1	玩涉及多个物品组合的复杂排序类益智游戏（比如：路上行驶的汽车，用积木搭房子，用珠子串项链等）				
2	在游戏中按顺序做出 3 个及以上相关的动作				
3	按指令对娃娃或动物玩偶做出 2 个及以上相关的动作				
4	将人物角色恰当地放在小型家具、自行车模型等的合适位置				
5	自发地玩娃娃或动物玩偶游戏				
6	按照游戏主题安排道具				
精细运动					
1	能拼成 5 ～ 6 块彼此相扣的拼图				
2	仿画圆形、十字、方形和斜线				
3	用不同构造材料（积木、乐高玩具、结构玩具等）模仿和搭建不同的模型				
4	用线一上一下地连续串起东西				
5	用手指或书写工具描画直线和曲线				
6	用多种工具拿起和放下物品：钳子、叉子				
7	描画多种图形				

技能	等级 3	直接观察	家长报告	他人或教师报告	评分
精细运动					
8	正确抓握和使用剪刀，并用另一只手固定和翻动纸张				
9	沿着直线和曲线剪纸				
10	进行简单的两步手工操作（剪下并贴上，用印台盖章，折纸并沿线剪开）				
11	用多种工具，按照不同玩法玩橡皮泥				
粗大运动					
1	三轮车骑得很好（踩脚踏板，并掌握方向，沿着路线骑）				
2	正确姿势踢腿，并保持平衡				
3	在成人的帮助下，玩游乐场中的所有设施				
4	与成人和小伙伴玩追逐游戏，跑得稳，转换各种方向时能维持平衡				
5	模仿与音乐和歌曲合拍的粗大动作				
6	朝目标下投物体				
7	双脚并拢向前跳				
8	单脚跳				
个人独立					
1	会使用勺子、叉子和杯子，保持整洁，不会漏出或洒出				
2	在餐厅行为举止恰当				
3	在家中和在学校里，需要时会使用图标或其他符号系统进行选择和安排等				
4	上下车、往返学校和家中时，会带好自己的东西				
5	独立打开和合上背包；按要求将物品放进去和拿出来				
6	适当的时候穿脱衣服（解开衣服拉链和扣子）				
个人独立：清洁					
7	被带到或送到洗手间时，能独立完成上洗手间的所有步骤				
8	在洗手间可以自己整理衣裤（拉链和纽扣可能需要他人帮助）				

（续表）

技能	等级 3	直接观察	家长报告	他人或教师报告	评分
个人独立：清洁					
9	独立完成所有的洗手步骤				
10	给他／她温热的毛巾后，能用来擦脸				
11	用刷子或梳子梳理头发				
12	咳嗽和打喷嚏时会遮住嘴巴				
13	主动配合洗澡和擦干身体				
14	用牙刷刷牙，至少来回刷数次				
个人独立：家务					
15	给宠物喂食物、水				
16	帮忙擦桌子				
17	帮忙收拾洗碗机里的碗				
18	把干净的衣服放到抽屉里				
19	按要求把自己的东西收拾好				

技能	等级 4	直接观察	家长报告	他人或教师报告	评分
理解性沟通					
1	理解多个描述性的物理概念				
2	根据 2～3 个不同的提示（如大小、数量、颜色等），找到 10～15 个物品				
3	理解性别代词				
4	理解比较的概念：更大、更短、更小、最多、最少、很少、很多等				
5	理解包含物品和介词在内的空间位置关系：在……后面，在……前面				
6	理解表示否定的词语（比如：没装球的盒子，未坐着的男孩）				
7	理解所有格的意义，理解部分与整体的关系				
8	集中注意力看短小的故事，并理解其中部分内容，能回答简单的问题（什么、谁）				
9	回答"是""不是"的问题，以表示确定				
10	回答关于身体状况的问题				
11	回答关于个人信息的问题				

（续表）

技能	等级 4	直接观察	家长报告	他人或教师报告	评分
理解性沟通					
12	理解"相同"和"不同"				
13	理解数量的概念				
14	识别物品的特征				
15	回答关于物品、图片的种类归属问题				
16	理解过去时和将来时				
17	理解被动语态				
18	理解时间关系				
19	执行不相关的 3 步口语指令				
表达性沟通					
1	回答复杂的问题（为什么，怎么样）				
2	回答关于物品功能的问题（比如：勺子用来干什么）				
3	稳定地说 3～4 个单词组成的短语或句子				
4	会使用许多名词短语				
5	会使用介词短语（比如：在……下面、旁边、后面、前面）				
6	会使用多个动词短语（比如：他哭了，她喜欢他，他摔跤了，他很高兴，能够，应该，可以）				
7	在连贯的言语中，能准确发出至少 80% 的辅音和辅音组合音				
8	使用 3～4 个单词组成的句子描述最近发生的事情				
9	请求允许参与活动				
10	使用名词的复数形式				
11	使用较难的所有格形式（比如：他的、她的、妈妈的帽子）				
12	使用一般过去时				
13	使用冠词				
14	使用比较级和最高级				
15	使用助动词表达否定				
16	使用动词的现在进行时态				

（续表）

技能	等级 4	直接观察	家长报告	他人或教师报告	评分
	表达性沟通				
17	使用词语描述身体状态				
18	回答关于身体状态的问题：当……时，你会怎么办				
19	会使用熟悉物品的种类名称				
20	描述物品的特征				
21	使用反身代词				
22	会恰当地接电话，包括叫他人接电话				
23	参与由成人发起的，包括多种功能的对话（比如：相互评论，获取和表达信息等），至少 2 ~ 3 个回合				
24	由儿童自己决定主题，发起并维持与成人的对话				
25	描述由 2 ~ 3 个按时间顺序组成的活动（比如：要去探望奶奶）				
26	配合肢体动作，表达"我不知道"				
27	当不完全理解别人表达的意思时，会要求对方进一步说明				
28	在对话中能参与多个话题				
29	当对方不理解自己的意思时，会修正自己的表达方式				
30	回答关于自己和他人的问题				
	社交技能				
1	邀请小伙伴一起玩				
2	使用礼貌用语，比如："打扰一下""对不起"				
3	在集体环境下，向他人寻求安慰				
4	恰当地表达自己的情绪				
5	在非正式游戏中，独立地轮流参与游戏				
6	向小伙伴描述一件事情或一段经历				
7	明白什么事会让自己感觉高兴、难过、生气、害怕				
8	了解他人在特定情境下的情绪				
9	感到烦躁、生气或害怕时，能想出解决问题的办法				

技能	等级 4	直接观察	家长报告	他人或教师报告	评分
	认　知				
1	凭记忆数到 20				
2	依次一一对应数物品到 10				
3	给出描述：一个、一些、许多、一点点、所有、更多和最多				
4	给出数量为 10 以内的物品				
5	知道表示数量概念的术语				
6	知道表示空间位置关系的术语				
7	正确配对和理解 5 ～ 10 个单词与物品的联系				
8	读出一些单词				
9	离开书写名字 1.5 米的范围，能辨认出书写的名字				
10	理解符号和标志				
11	识别数字和字母				
12	表达近义词和反义词				
	游　戏				
1	在游戏中展示肢体动作				
2	用其他物品象征性地代表游戏中的道具				
3	在游戏中命名一些动作和假想的游戏道具				
4	在一项主题游戏中，能自发地将 3 个及以上相关的行为联系起来				
5	在游戏中引导同伴				
6	玩一些生活场景游戏（比如：参加生日宴会、去麦当劳、看医生等），包括使用一些语言脚本				
7	在游戏中表演几个不同主题的故事				
8	扮演人物角色				
9	游戏中能听从他人的引导				
	精细运动				
1	正确使用不同颜色为图片着色				
2	使用适当的绘画工具，仿画三角形和字母				
3	凭记忆画直线和形状，书写字母和数字				
4	仿写多个字母、数字和形状				

（续表）

技能	等级 4	直接观察	家长报告	他人或教师报告	评分
	精细运动				
5	没有示范的情况下，写出自己的名字				
6	描画形状和字母				
7	为画好的图形着色				
8	用绘画工具将点连接起来				
9	将相应的图片、单词或图形配对连线				
10	仿画多种简单的实物图案（如脸、树、房子和花）				
11	将纸对折，并放入信封				
12	沿着三角形、直线和曲线剪纸				
13	剪出简单的图形				
14	完成三步性手工活动——剪裁、着色、粘贴				
15	用画刷、邮票、记号笔、铅笔、橡皮完成手工活动				
16	用三指抓握绘画工具				
17	采用多种搭建材料，按照自己的设计，或者模仿简单图片和 3D 模型进行搭建				
18	将链锁拼图、地板拼图和托盘拼图拼装起来				
19	恰当使用胶带、回形针和钥匙				
	粗大运动				
1	与一名小伙伴一起在操场大小的场地玩追球游戏				
2	将网球或篮球扬手投掷，抛向另一个人				
3	独立玩游乐园的设施，包括秋千、旋转木马等				
4	踢滚动的球				
5	用球类玩多种游戏：投球入篮，击拍击球，弹球，高尔夫俱乐部和丢沙包				
6	有辅助轮时，可以自如地骑自行车，能够控制速度、方向和刹车				
7	快跑和双脚跳				
8	可以在平衡木、铁路枕轨和人行道边上走路，不会掉下来				
9	会玩一般的运动游戏，比如："红绿灯""突破封锁线游戏（red rover）""冰冻抓人游戏（freeze tag）"				

（续表）

技能	等级 4	直接观察	家长报告	他人或教师报告	评分
	个人独立				
1	独立完成与同龄人水平相当的所有如厕步骤				
2	需要时，自己去洗手间				
3	独立完成与同龄人水平相当的洗手步骤				
4	独立用毛巾洗脸				
5	独立刷头或梳头				
6	主动配合洗澡，洗后将身体擦干				
7	独立完成刷牙的所有步骤（可能需要成人全程示范刷牙）				
8	自己穿上衣服——扣纽扣、子母扣，拉拉链				
9	有人提醒时，会用纸巾擤鼻子；打喷嚏或咳嗽时会捂嘴				
10	在街旁站住，有同伴一起过马路前，会先看看道路的两边				
11	在停车场、商店等地方，跟在成人身旁，独自安全行走				
12	帮忙摆餐桌				
13	用餐刀涂酱料				
14	擦干净洒出来的食物				
15	往小的容器中倒饮料				
16	将盘子放到洗碗池、洗碗台或洗碗机中				
17	制作需要两步完成的小吃				
18	做饭时帮忙：搅拌和倾倒等				

早期介入丹佛模式课程评估表：项目描述

技能	等级 1	描 述
	理解性沟通	
1	转向声源，确定声音的位置	将眼睛和头部转向发声处，表明听到声音
2	看向嬉戏的声音（嘘声、吹口哨声）	通过表现得更加活跃、转动眼睛和头部，并注视发声者，表明听到说话声
3	对人的声音有反应，会转向发声者	将眼睛和头部转向说话者，并注视他，表明听到说话声
4	随着成人的指点观看书中的图片	跟随成人的指点，看向图片或有肢体动作（如碰触图片）
5	跟随近距离的指点，将物品放到容器里，进行拼图等	看向他人指向的近处物品，并将物品放到指定位置
6	向他／她展示一个物品，呼唤"××（名字），看"时，他／她能看向该物品	将眼睛及头部转向物品的方向
7	看向呼叫他／她名字的人	将眼睛及头部转向呼叫名字的人
8	朝向别人指点的近处物品或位置	转过头，朝向他人指点的近处物品或位置
9	在成人指点下，从远处取回玩具	别人指点远处的玩具时，会走过去将玩具拿回来
10	在社交性游戏中，用目光、肢体接触、微笑来回应成人的动作和声音	在游戏中，参与并回应一个及以上回合。社交性游戏包括躲猫猫、爬行的手指和挠痒痒等
11	唱歌时，用目光、肢体接触、微笑和（或）动作来回应成人的语言或动作	同上。唱歌时，参与和回应一段及以上歌曲
12	听到禁止性词语（如"不""停下"）时，立刻停止活动	听到"不、停下"或示意让他／她暂停时，会停下正在进行的活动，并转头看向成人或表现出沮丧（比如：哭）
13	当成人要求交出某样物品，并伸出手时，能交出相应的物品	在成人用肢体动作或语言表示要求时，能或试图将物品交到成人手中
14	在相应的语言、动作提示下，能完成包含身体动作在内的一步性常规指令（比如：坐下，过来，打扫一下）	在语言、肢体动作提示下，执行相应动作。第一次尝试应至少有 5 个动作合格才算通过。包括成人重复指令、用肢体动作来强调指令的活动（比如：拍拍椅子，要求坐下；拿起水桶，要求打扫）或在动作过程中，对孩子有部分提示
15	在没有动作提示时能完成包含身体动作在内的一步性常规指令（比如：坐下，过来，打扫一下）	在没有成人肢体动作或身体引导的情况下，能完成指令。成人可以再次重复一次指令，但没有动作提示

技能	等级 1	描　述
	表达性沟通	
1	有目的地触碰物体，表达需求	通过伸手去够成人手中的物品来表达要求，动作无需伴有眼神接触或发声、说单词，但不包括只是为了抓而去够物品
2	有意义地发声	通过发声结合眼神和（或）动作（如伸手去够）以得到想要的东西
3	把物品交给成人以"请求"帮助	通过把物品放到成人手中或交给成人，发声或注视成人来请求帮助。肢体动作无需伴有眼神或发声、说单词
4	与沟通对象轮流发出声音	至少在两个回合中能结合眼神进行咿呀学语和（或）发声交流
5	推开物品或将物品交还他人以表示拒绝	动作无需结合目光对视或发声。理解其他常用肢体动作（摇头、"完成"的手势）或说出单词（"不"）
6	用手指向想要的近处物品	通过用拇指或示指（而不是张开整个手掌）触碰或指向距离 15 ～ 30 厘米以内想要的物品。物品可能在成人手中或在幼儿够得到的地方
7	当成人阻止他／她获得或拒绝给予他／她想要的物品时，能通过与成人的目光接触来获得物品	将头和眼睛转向成人，进行 1 ～ 2 秒的眼神接触，可以伴有或不伴有肢体动作（如伸手去够、抓等），以表达想要的要求。眼神接触和肢体动作可以不伴有发声、说单词
8	用手指向两个物品之一，表示选择	成人双手各拿一个物品。用拇指或示指（而不是张开整个手掌）触碰或指向想要的物品。动作可不伴有眼神接触或发声、说单词
9	结合发声和眼神注视来表达要求	用发声表达要求时，能将头和眼睛转向成人，并进行眼神接触。只要求近似发声，比如：用"啊"表示想要球，"噢"表达想要走
10	用手指向远处的某物，表示想要该物品	用拇指或示指（不是张开整个手掌）指向远处想要的物品，该物品至少距离幼儿约 1 米以外
11	用手指向远处的两个物品之一表示选择	成人双手各拿一个幼儿够不到的物品，向他／她展示，并告诉他／她物品的名称。幼儿会用拇指或示指（不是张开整个手掌）指向想要的物品。动作可不伴有眼神接触或发声、说单词

（续表）

技能	等级 1	描 述
表达性沟通		
12	重复发出元音－辅音－元音－辅音（CVCV）的声音（声音不一定近似单词）	如"ba-ba""ma-ma"等声音。发声无需伴随眼神接触或动作
13	自发地发出 5 个及以上不同的辅音	在伴随或不伴随成人语言示范时，能够发音。发声游戏也可
14	以不同的 CV 顺序发出 CVCV 的音（多种不同的咿呀学语）	如"ba-bu""ma-wa"及一串听不懂的发音
社交技能		
1	接受简单的感觉社交常规活动和触摸	幼儿没有逃避、退缩或其他消极的情绪反应
2	用肢体动作表示将要开始或继续进行感觉社交常规游戏	动作提示，包括：伸手去够，模仿成人动作，把物品放到成人手中等。动作无需伴随眼神接触
3	应用短暂眼神接触注意其他人	在交流中，与他人维持 2 秒的眼神接触
4	持续参与 2 分钟的感觉社交常规活动	对感觉社会常规活动有兴趣，会接近、观察或主动参与游戏，并用眼神、动作（比如：伸手去够，模仿成人的动作）或发声要求继续进行游戏
5	通过眼神注视、靠近、微笑和动作对喜欢的物品、活动做出回应	应答无需伴随眼神注视
6	在平行玩具游戏中，会观察示范者的行为，并参与模仿	对游戏活动表现出兴趣，会观察和模仿成人的游戏活动，并继续玩耍正在模仿的游戏
7	会玩 5 ~ 10 种感觉社交游戏	在游戏中，参与 2 次及以上任意积极活动（接近、模仿或发声）。仅有眼神接触或微笑还不够。游戏包括躲猫猫、诗歌、歌曲（"可爱的小蜘蛛""开心拍手游戏"）、游戏（"玫瑰光环""巴蒂饼干"）、玩泡泡、气球、看书、飞机、"抓老鼠"游戏
8	别人打招呼时，通过看向或转向该人等方式进行回应	别人向他／她打招呼时，将头和身体转向对方，并保持 2 ~ 3 秒的眼神对视，可以不伴有肢体动作或发声
9	别人打招呼时，用手势或发声进行回应	别人向他／她打招呼时，将头和身体转向对方，并挥手或说"你好、再见"，伴有 2 ~ 3 秒的眼神接触
10	在共同游戏中，向同伴微笑以分享乐趣	在与成人的游戏中，分享微笑并保持 2 ~ 3 秒的眼神对视

（续表）

技能	等级 1	描　述
模　仿		
1	模仿 8 ～ 10 个一步性操作物品的动物	在成人示范后 5 秒内模仿至少 8 个动作。动作包括：将两物品对碰，将物品放进相应容器中，转动、滚动物品等
2	在日常游戏、唱歌活动中，模仿 10 个可观察的动作	在成人示范后 5 秒内模仿至少 10 个动作。每首歌曲中需模仿 2 个不同动作，共完成 4 ～ 5 个不同日常游戏方可通过。比如：歌曲中的手势动作（如 "5 只小猴子" "可爱的小蜘蛛"）、运动游戏（如 "划小船" "玫瑰光环" 等）或其他日常游戏（如 "躲猫猫"）
3	在日常游戏、唱歌活动中，模仿 6 个自己观察不到的头部、脸部动作	模仿 6 个不同动作，且幼儿看不到自己做这些动作。包括：把手放在头上、耳朵上，拍自己的脸等
4	模仿 6 种口腔－面部动作	在成人示范后 5 秒内模仿口腔－面部动作，包括：吐舌头，发嘘声或鼓起脸颊等
认　知		
1	配对、分类相同的物品	开始几次尝试中，可能会按成人的语言（如 "放这里"）或肢体（如 "手把手"）提示做出反应，但幼儿需要独立完成至少 5 个不同物品的配对、分类。比如：把火车和轨道、蜡笔和纸、棍子和圆环放到不同的盒子中
2	配对、分类相同的图片	开始几次尝试中，可能会按成人的语言（如 "放这里"）或肢体动作（如 "手把手"）提示做出反应，但幼儿需要独立完成至少 5 张不同图片的配对、分类
3	将图片与相应物品配对	开始几次尝试中，可能会按成人的语言（如 "放这里"）或肢体动作（如 "手把手"）提示做出反应，但幼儿需要独立完成至少 5 对不同物体与图片的配对、分类
4	根据颜色对物品进行配对、分类	配对、区分 5 种以上的颜色。开始几次尝试中，可能会按成人的语言（如 "放这里"）或肢体动作（如 "手把手"）提示做出反应，但幼儿需要独立完成配对、分类活动。比如：把红色与蓝色的积木、橙色与绿色的夹子、黄色与紫色的球配对、分开，放到不同盒子里

（续表）

技能	等级 1	描　述
游　戏		
1	根据 5 个不同物品的特点进行相应的游戏	必须是幼儿自发的行为，而不是模仿成人的动作。行为需与物品相符，比如：摇动沙球，敲击锤头，滚动或拍球，叠积木等
2	独立恰当地玩 10 种一步性玩具	游戏与发育水平相符（而非局限和重复），与物品、活动相关，并包含一步性物品操作。比如：把积木放入积木分类玩具盒中，把木钉钉进孔里，分开小珠子
3	独立玩耍需要在各种物品上重复相同动作的玩具（如套圈、套杯等）	独立完成物品、活动游戏 5 种及以上才算通过。比如：将圆环套到柱子上，放入、拿出套杯，叠积木，把木钉放进孔里
4	恰当地玩耍多种适合幼儿的一步性玩具：扔球，搭积木，在孔里钉木钉，开小汽车等	游戏与物品、活动相关，并包含这些物品的一步性动作。玩耍 8 ~ 10 个幼儿玩具才算通过。其中包括：扔球，推小汽车，敲鼓等
5	独立玩耍需要两种不同动作的玩具（拿出、放入等）	包括独立完成物品、活动的游戏。玩耍 8 ~ 10 个玩具才算通过。玩法包括：把积木放进、拿出盒子，揉搓和掰开橡皮泥，穿珠子再将珠子拆开
6	独立玩耍需要多个不同动作的玩具（放入、打开、移动、关上等）	包括独立完成物品、活动游戏。玩耍 6 ~ 8 个玩具才算通过。玩法包括：打开、合上容器，将物品放入、拿出，尝试物品的不同玩法
7	在使用多个物品时，能表现出自己的常规行为	动作符合社交常规，并指向自己。动作可以是对成人示范的反应，但应至少独立自发完成一项行为。比如：将电话放到耳边，用梳子梳头，将勺子、叉子放到嘴边，用纸巾擦鼻子，把杯子放到嘴边等
8	完成游戏任务，并把东西收好	适当完成活动，并尝试整理玩具（比如：把物品放回箱子，将游戏材料交给成人）。可能需要在成人的语言或手势提示下才开始进行常规活动，但必须没有身体动作帮助
精细运动		
1	将 1 ~ 2 个不同形状的物品放入形状分类玩具盒中	可能需要在成人的提示下，才能开始做，但需要孩子独立放入 1 ~ 2 个形状的物品
2	将圆环套到圆环堆叠柱上	可能需要在成人的提示下，才能开始做，但需要孩子独立套 3 个及以上圆环

（续表）

技能	等级 1	描 述
精细运动		
3	拼好 3 块木制益智拼板	可能需要在成人的提示下，才能开始做，但需要孩子独立放 3 块及以上拼图
4	将木钉放入钉板中	可能需要在成人的提示下，才能开始做，但需要孩子独立放入 3 个及以上钉子
5	知道如何在 5 种不同类型一步性玩具上按按钮	可能需要在成人的提示下，才能开始做，但需要孩子独立按按钮
6	拆开穿好的珠子和得宝积木玩具	可能需要在成人的提示下，才能开始做，但需要孩子独立拆开 3 个及以上珠子或得宝积木
7	适当地使用两指或三指抓握玩具	成人可以把玩具放在孩子能碰到的地方，但不提供其他帮助
8	将 3 块大积木叠成一座塔（或叠起杯子）	可能需要成人的提示，才能开始做，但需要孩子独立叠起至少 3 块积木或 3 个杯子
9	用记号笔、蜡笔做记号、画线、随意涂画、画点等	可能需要成人的提示，才能开始做，但需要孩子独立握笔并涂画。画出的图案可以没有意义或无法辨认
10	用玩具锤子敲球、钉子等	可能需要成人的提示，才能开始做，但需要孩子独立拿住锤子敲击玩具
11	铲、耙或倒沙子、米、水等	可能需要成人的提示，才能开始做，但需要孩子独立拿住工具并铲、耙或倒
12	拼插大的乐高积木	可能需要成人的提示，才能开始做，但需要孩子独立拼插至少 3 块乐高积木
粗大运动		
1	踢较大的球	踢球时，不用抓住成人或扶着物体（桌子、椅子等）。保持平衡，不会摔倒。可能会显得笨拙
2	扶着上下楼梯，不需要双足交替	可能需要扶着栏杆或牵成人的手，将两只脚放在每一台阶上。手或膝盖不能碰触到台阶
3	爬上小梯子的 1～2 级，并滑下	不得提供帮助
4	自己爬上、爬下多个器材	不得提供帮助。游戏设施包括骑乘玩具、摇摆木马、宝宝椅、成人椅等
5	失去平衡时能自我保护	采取保护性的反应或维持平衡的动作（比如：伸出双手，护住头部等）
6	绕开地板上的玩具走，而不是踩上去	通过跨过或绕过物品，表示意识到身体与物品的关系

（续表）

技能	等级 1	描　述
粗大运动		
7	朝任意方向扔球和沙包	必须在没有帮助的情况下完成，并向前用力
8	和另一个人来回滚球	可由成人开始游戏，而孩子会表现出兴趣，把球滚向对方
行　为		
1	很少有严重的行为问题	如自伤行为、攻击行为、频繁和（或）严重发脾气
2	进行有趣的活动时，能毫无困难地坐在椅子上，或者面朝成人 1 ~ 2 分钟	与成人互动时，至少 60 秒安静、愉快地坐着
3	乐意与成人一起坐在椅子或地板上，参与持续 5 分钟的简单游戏	包括躲猫猫、唱歌或身体游戏（比如：挠痒痒，在成人的膝盖上爬上、爬下等）
4	持续 20 分钟让成人接近，与之互动（最低要求），而无行为问题	成人的要求需符合孩子目前的技能范围。孩子可能会表现过激，但未出现攻击行为
5	与家人有适当的互动（无攻击和其他不适当社交行为）	家长的观察报告中没有记录攻击行为或其他不恰当的互动行为
个人独立：进餐		
1	坐在桌子旁吃正餐和点心	用餐过程中，一直坐在桌旁（孩子吃饭时，不会起身或走开；在家里进餐时，则不要求孩子一直坐着）
2	独立吃饭	成人可为孩子摆好饭菜，但无需其他帮助
3	使用不带盖的杯子	无需帮助，可以拿起杯子，并放到嘴边，喝水时可能会洒出一些
4	使用勺子	吃饭时，基本是自己拿勺子，放到嘴边，无需成人帮助。偶尔会漏饭菜
5	使用叉子	吃饭时，基本是自己拿叉子，放到嘴边，无需成人帮助。偶尔会漏饭菜
6	吃不同质地、类型及品种的食物	来自家长的报告就足以判断
7	接受盘子里的新食物	可以接受盘中的新（没有吃过的）食物，并会试着去吃（比如：碰一下，闻一闻或放到嘴边）。不要求一定吃下
8	用吸管喝水和饮料等	如果从未用过吸管，成人可以将吸管放在孩子口中，观察孩子是否会用

（续表）

技能	等级 1	描 述
个人独立：穿衣		
9	有人帮忙时会脱衣服	不需要解开衣物的扣子或拉链，然而可以在提示下脱下衣物（T 恤、裤子、鞋、袜等）。比如：成人帮助孩子脱下 T 恤的袖子后，孩子将 T 恤从头部拉出；成人帮忙解开鞋带后，孩子自己脱下鞋子；成人帮忙松开裤子后，孩子自己脱下裤子
10	有人帮忙时会穿衣服	不需要扣上、拉上衣物的扣子或拉链，然而可以在提示下穿上衣物（T 恤、裤子、鞋、袜等）。比如：成人卷起衣服后，孩子自己把头套进领口；成人固定住鞋子后，孩子把脚伸进去；成人帮助孩子把腿伸进裤子后，孩子自己拉上裤子
个人独立：清洁		
11	在流动水下洗手	必要时可能需要提示，但可以把手放在水下至少 5 秒。来自家长的报告就足以判断
12	用毛巾擦干手部	必要时可能需要提示，但会用毛巾擦干双手。来自家长的报告就足以判断
13	用毛巾和浴巾擦拭身体	必要时可能需要提示，但会用毛巾、浴巾擦干身体的多数部位（如脸、手、腹部、腿）。来自家长的报告就足以判断
14	顺从地梳头、清洁鼻子、刷牙	可能会烦躁不安，但成人可以完成整个过程，孩子不会有攻击、自伤或其他严重的问题行为
15	协助洗梳头发	包括拿住梳子、发刷或轮流刷头、梳头等
16	将牙刷放进口中	把牙刷放进口中，舔舔牙膏。不一定刷牙
个人独立：家务		
17	将脏衣服放进篮子里	必要时可能需要提醒或进行具体动作提示（比如：成人拿着衣物，指向篮子），但可以将衣物放进篮子
18	把碎纸片放进垃圾桶	必要时可能需要提醒或具体动作提示（比如：成人拿着碎纸片，指向垃圾桶），但可以将碎纸片扔进垃圾桶

技能	等级 2	描 述
	理解性沟通	
1	在没有提示或肢体动作示范情况下，能执行"停下"或"等等"指令	孩子对单一的语言指令有反应；完全停止活动，看向成人，等待成人发出后面的指令
2	执行 8～10 个一步性语言指令，包括身体动作和操作物品的动作	孩子对包含动词的语言指令有反应（比如：摇沙球，敲棍子，抱娃娃，按橡皮泥，切，站起来，拍拍手，扭耳朵；需要执行两种类型的动作——身体动作和操作物品的动作）
3	按名称指出或示意自己或他人身体的若干部位	指出 5 个及以上的身体部位才算通过
4	在游戏、穿衣、进餐等常规活动中，根据语言指令给予、指出、示意 8～10 个特定物品（如婴儿、椅子、小汽车、积木、杯子、熊）	无需解释
5	通过指向和注视书中的 3 张相应图片（杯子、小汽车、狗、猫、宝宝等），表示能进行识别	用手指指向或眼神来回应"……在哪里"或"把……指给我看"
6	理解初期的空间概念（如里面、上面）	孩子通过执行与物品相关的语言指令，表明大致理解 3 个及以上的介词，才算通过
7	呼叫名字时，能看向该人或照片——家人、宠物、老师	对 4 个及以上不同的名字有反应才算通过。若叫到名字的人、宠物在场，孩子会明确地看向该人、宠物（也可能会指向）；若是给出叫到名字的人、宠物的照片，孩子会触碰或指向该照片
8	根据口头指令取回 8～10 件位于房间内，但不在他／她面前的物品	听到"把……拿过来"的语言指令后，孩子会找到在他视线之外，位于房间里的物品。该任务需要长时间记住指令，依靠视觉注视在房间里寻找，并从地板、桌子、椅子、柜子上找回物品
9	根据口头指令（可有肢体动作提示），对同一物品完成 2 个动作	根据语言指令配合动作提示，孩子按次序做出两步动作。必须表达 3 组及以上不同的顺序动作才算通过（比如：去拿你的鞋子给我）
10	根据名称指出图片中的相应身体部位	指出被问及的大幅照片或素描中 5 个及以上的身体部位
	表达性沟通	
1	使用目标手势或肢体动作结合发声进行表达（要求、完成、分享、帮助和抗议等）	幼儿可以将特定的肢体动作与发音或近似单词结合起来，以实现所有 4 种沟通功能

（续表）

技能	等级 2	描　述
表达性沟通		
2	在熟悉的常规活动、感觉社交常规活动和唱歌中，能说出 6 ~ 10 个单词或发出接近的音	在熟悉的社交活动中，说出 5 个及以上不同的近似单词。可以自发或模仿发音，但不可有提示
3	自发地说出与游戏活动相关的多个单词（滚动、走、停下）	发出 3 个及以上不同的动词近似音，包括对自身和物品的动作。可以自发或模仿，但不可有提示
4	有效使用 20 个及以上的名词性词（物品、动物和人的名称）和非名词性词（动词或其他词，比如：都不见了，起来等）	包括自发采用单词近似音，要求参与活动或得到物品。必须同时用到名词和非名词性词才算通过
5	自发地命名物品或图片	幼儿自发命名 5 个及以上物品，以及 5 幅及以上图片才算通过
6	唱歌等活动时，能发出各种不同音调的声音	幼儿在唱、朗诵歌曲或诗歌里的一些单词时，会变换音调，表明他们理解音调的类型
7	用单词结合眼神注视表达要求和拒绝	幼儿常会用单个词语结合眼神注视来表达要求、抗议、拒绝或否定
8	相应情境下说出多个动作名称 [比如：在身体运动和（或）操作物品时]	幼儿会仿说或自发说出 10 个及以上动词来命名有关自己、他人或物品的动作
9	大致说出 3 个重要的人名（包括自己）	幼儿会说出图片、镜子或现实生活中人们的名字或用呼唤名字获取别人的注意。也可以回答"那是谁"的问题
10	摇头，并说"不"表示拒绝	幼儿自发用摇头并说"不"来拒绝提议
11	点头，并说"是"表示肯定	幼儿自发用点头并说"是"来接受提议
12	看到不熟悉的事物时会问（近似地）"那是什么"	幼儿会在多个不同情境下，自发看着成人，询问"那是什么"，并伴随手势或眼神的更替
共同注意行为		
1	给他／她物品，并说"看"时，有眼神转换、身体转向和看向该物品等反应	无需解释
2	对他／她说"看"并指向远处的物品或人时，能面朝该方向	无需解释
3	将物品给他人或从别人处拿物品时，能伴随目光对视	要求幼儿自发地给予或拿取。如果从成人手中拿物品，则成人不应主动提供该物品。此时需要用眼神注视表达要求
4	对他／她说"给我看看"时，能把东西给成人	无需解释

（续表）

技能	等级 2	描　述
共同注意行为		
5	自发地展示物品	包括展示的常规动作——把玩具放到成人面前，看着成人，并等着对方给予评价。在一小时的游戏中观察到数次才算通过
6	自发地跟随手指或眼神注视的方向（无语言提示），看向目标物体	在面对面的互动中，与幼儿有直接对视，然后转头看向物品。如果幼儿也转头，并寻找物品，才算通过。不要求幼儿找到目标物品
7	自发地指向感兴趣的物品	其中也包括常规活动——每小时数次。幼儿必须指向目标物品，并看向成人，等待对方给予评价，才算通过
8	在有趣的活动中与成人有目光注视，并微笑着分享乐趣	这涉及幼儿在物品－成人眼睛－再回到物品之间的明确的目光转移，以分享乐趣。在 10 分钟的社交游戏中，观察到数次才算通过
社交技能：与成人或小伙伴		
1	沟通中能发起并维持眼神接触	幼儿会伴随眼神注视开始常规的沟通交流，并在整个过程中维持眼神交流
2	用发声或身体姿势来要求开始熟悉的社交游戏	幼儿通过游戏中特定的身体活动、动作和发音主动发起游戏或引发社交性的注视。完成 3 个及以上游戏才算通过
3	有情感动作的回应：与熟悉的人亲吻、拥抱等	幼儿能持续自发地用手臂和身体拥抱熟悉的成人，贴脸或亲吻对方的脸
4	用肢体动作或语言来获取成人的注意	幼儿用语言或各种明确的动作（摇晃、展示、转过脸、拍拍等），试图引起成人注意，产生眼神对视
5	对社交性问候"你好""再见"等有回应，并能模仿挥手	幼儿在没有提示时，用言语和动作对问候做出回应
6	用发声或肢体动作请求帮助	幼儿用符合习惯的动作或语言结合眼神注视来表示请求帮助。除非伴随眼神和适当的语言，否则仅有手部和身体动作不算通过
7	在沟通中，持续地将发声和（或）肢体动作与眼神相结合	幼儿能持续将自发的沟通行为与眼神注视结合起来
8	在圆圈游戏中，随着音乐与其他人一起跳舞	幼儿会玩几种不同的小朋友围成一圈的游戏，并模仿音乐（如"变戏法""玫瑰光环""伦敦桥"）中的跳舞动作
9	在追赶类游戏中，与他人一起追着跑	在玩"追赶"游戏时，幼儿会追赶其他人，并抓住他／她，也会逃跑以免被抓住

（续表）

技能	等级 2	描　　述
社交技能：与成人或小伙伴		
10	用人名或游戏名称来获取同伴注意，并开始社交游戏或活动	幼儿通过目光对视、使用相应的肢体动作，以及动作的名称或某个描述动作的单词（如"挠""追"等）自发开始和同伴玩熟悉的社交游戏
社交技能：与小伙伴		
11	小伙伴要求时，能将物品给同伴	幼儿通过观看并将物品交给对方，对小伙伴的语言要求做出一致的反应
12	在集体环境中，参与熟悉的唱歌、手指游戏	在小型的集体环境(有一两个其他孩子)中，幼儿能参与熟悉的唱歌或社交游戏，在无特定提示的情况下有适当的动作和表现
13	在平行游戏中，有小伙伴参与时能继续活动	当有小伙伴加入时，幼儿会继续游戏活动，接受小伙伴的参与，而不是"保护"玩具或拒绝别人的加入
14	小伙伴打招呼时，能适当回应	幼儿能自发地用眼神、动作和适当的语言来回应小伙伴的问候（"你好"或"再见"）
15	小伙伴要求时，能与同伴轮流玩简单的玩具；将玩具给别人后再拿回	在平行游戏中，小伙伴要求轮流交换玩具时，幼儿常能回应；他人要求时，能将物品给别人，并且用语言或非语言方式伴随眼神交流要求拿回物品
16	与小伙伴坐在一起，并听从成人发出的一些熟悉的指令	幼儿在无专门座位和无成人提示时，能安坐在小型集体环境中，跟随成人的引导，并听从自身理解范围内的语言指令。成人可能需要呼唤幼儿的名字来发指令，但无需其他提示
17	拿小伙伴给他／她的物品	小伙伴向幼儿提供物品时，可以拿物品，并伴随目光接触
18	用餐或集体活动时，按要求将物品递给小伙伴	在小型集体环境中（如圆圈游戏时间、零食桌、手工桌和戏剧角等），孩子对别人的物品要求做出恰当一致的回应
19	游戏活动中，偶尔能模仿小伙伴的行为	在平行游戏中，幼儿能自发地模仿小伙伴的少数动作
20	独立或与小伙伴一起玩图片配对游戏（记忆卡片、洛托牌游戏）	若幼儿能与小伙伴轮流玩游戏，并完成配对，即为通过。这些是通过该项目所仅需的技能
模　仿		
1	在有意义的近似口语沟通活动中，模仿多个元音和辅音	分别模仿 4 ～ 5 个不同的元音和辅音
2	模仿动物的叫声和其他声音	模仿至少 5 种不同的声音

（续表）

技能	等级 2	描　述
模　仿		
3	在互动活动中，自发、频繁地模仿可识别的单词	发出 10 个及以上近似单词的音
4	模仿 5 首歌里的动作；模仿至少 10 种不同的动作	在没有提示的情况下，模仿熟悉的动作
5	大致模仿歌曲中的新动作	在第一次示范中，至少近似模仿 5 个新动作
6	在游戏中，模仿多步操作物体的动作	按顺序模仿由 3 个及以上相关动作组成的一系列动作（比如：移去形状分类玩具盒的盖子，取出里面的形状模型，将盖子盖上，将形状模型穿过盖子放进去）
7	在假装游戏中，用小模型自己模仿和交给同伴模仿游戏里的动作	用小模型对自己和同伴持续模仿 4 个及以上的自然动作
8	在常规唱歌、游戏活动中，按顺序模仿 2 个动作	无需提示或等待，幼儿在一首歌中能自发地模仿 2 个及以上动作
9	模仿 2 个词组成的短语	幼儿能模仿由 2 个词组成的多个短语
认　知		
1	按形状配对、分类	配对、分类至少 5 种不同形状的物品
2	按大小配对、分类	配对、分类至少 3 种不同大小的同种物品
3	将图片、线条画配对、分类	对线条画和设计图案进行配对、分类
4	将相似的物品分在一组	按照物品的属性配对、分类不同种类的物品（如小汽车、马、球、短袜、鞋子和杯子）
5	根据各自功能将有关联的物品分在一组	将物品按功能分组：食物、衣物、玩具、图片等
6	寻找或要求缺失的物品	幼儿认识到，当一套物品中的某个物品不见时，可以询问别人或自己找（比如：丢失的一块拼板、一只鞋子、一个杯子等）
7	配对、分类两种不同特性的物品	幼儿能够按照颜色和形状、形状和大小等对物品进行配对、分类
8	按 1 ~ 3 个不同数量分类	幼儿能将多种物品按照 1 ~ 3 的数量进行分组（如多米诺骨牌、盘子里的动物饼干等）
象征性游戏		
1	在游戏中，将相关的物品组合在一起（杯子放在托盘上，汤匙放在盘子里）	幼儿能意识到游戏和整理过程中多种物品之间的功能关系

（续表）

技能	等级 2	描 述
象征性游戏		
2	玩玩具时，模仿、发出一些声音效果（对着电话发出声音，发出汽车的声音及动物的叫声等）	发出 5 种及以上这类声音才算通过
3	对一个道具（洋娃娃或动物玩偶）做单个动作	要求为自发动作，仅模仿动作则不能通过
4	在主题游戏中，连续地做一些功能上相关联的动作（喂玩偶吃饭、喝水，将玩偶放到床上并盖上被子）	至少有 2 个相关的自发动作。仅模仿动作则不能通过
5	对于益智玩具，用不断尝试的方式来解决问题；游戏灵活多变，不重复刻板	在物品游戏过程中，若幼儿经常用尝试错误法来解决问题则算通过
独立游戏		
6	灵活、适当地玩 10 分钟玩具，仅需成人的偶尔关注	成人可以为幼儿摆好几套结构搭建或视觉空间游戏材料，但幼儿需要独自玩耍其中绝大多数适宜的玩具，其间言语互动不超过 2 次才算通过。若在适宜的游戏中出现一些重复刻板动作，不予惩罚
7	能自己适当使用自选游戏材料玩耍，每次至少持续 10 分钟，仅需成人偶尔指导	成人可以为幼儿摆好游戏材料（如橡皮泥、工艺品、书、假装游戏道具等），但幼儿需要独自玩耍其中绝大多数适宜的玩具，其间言语互动不超过 2 次才算通过。若在适宜的游戏中出现一些重复刻板动作，不予惩罚
8	拿出游戏材料放在桌上，完成游戏并将材料收拾好	幼儿独立完成游戏全过程，包括得到游戏材料，并拿到游戏场所，结束后整理玩具并放回去。本项活动涉及开放或固定式活动
精细运动		
1	将 3 种及以上形状的物品准确放入形状分类玩具盒中	孩子独立完成形状分类玩具的游戏，可能需要反复尝试，但不需要任何方式的提示或帮助
2	叠高 8～10 块边长 3 厘米的积木	孩子能独立搭建由 8～10 块积木组成的塔，并保持平衡
3	模仿 3 种及以上简单的积木造型	孩子会使用至少 3 块积木，模仿搭建若干种不同的模型（如垂直塔、水平线、桥等）
4	以多种方式将 5 块及以上得宝积木、小珠子、结构玩具、拼插积木拼在一起	孩子使用多种类型的拼插玩具，并用多种方法把 5 块及以上玩具组合起来

（续表）

技能	等级 2	描 述
精细运动		
5	玩橡皮泥时，模仿 5 种及以上简单动作（搓、拨、拍、压）	无需解释
6	将多个标签贴到表格上	成人先将标签一角撕下，让孩子拿住，然后孩子需要独立将整张标签撕下，并贴在纸张的表格上
7	打开和关闭多种容器，包括旋上盖子	本项考核重点不在于力量测试，所以盖子应该容易打开
8	拉合、拉开较大的拉链	孩子能独立拉开、合起整条拉链。不过，成人应先为孩子将两边拉链对合
9	用绳子、粗线或水管等将大的物品串起来	孩子在没有帮助或提示的情况下，能将 5 个及以上的珍珠、雪花片、圆环等串成一条链子
10	模仿用记号笔、蜡笔来画线、涂鸦和画点	孩子能使用书写工具，模仿至少 3 种不同类型的活动
11	用剪刀剪纸	无需剪断纸张。允许使用儿童剪刀或成人剪刀。成人可以示范如何握持剪刀，但裁剪过程需要孩子独立完成。不要求孩子抓握剪刀姿势完美。必须完成 3 次剪裁动作
12	将棋子和硬币放入槽中	孩子能在没有任何提示的情况下，独立将 5 个及以上棋子或硬币从桌上拿起，并塞到窄缝中，应该保证窄缝同时有水平型和垂直型两种
13	用粗细不同的绳子串小珠子	孩子能用不同类型的绳子串各种物品（如小珠子）
14	完成 4 ~ 6 块单个嵌入拼图	孩子独立完成拼图；可以经过多次尝试错误法，但不允许有提示或帮助
粗大运动		
1	在不同姿势下（站立、坐、运动状态），模仿粗大运动的动作	孩子能在任何地点连贯、自发模仿各种粗大运动的动作（或根据指令模仿）。动作差不多即可，该项运动的着重点在于连贯性，而不是准确性
2	在平地上跳下阶梯，跃过障碍物	孩子能在平地上跳跃和向前走，从较矮的楼梯跳到地面，也可以从地面爬上较矮的楼梯
3	使用一些运动场设施（斜坡、滑滑梯等）	孩子能在不同户外设施上做出多个恰当的动作

（续表）

技能	等级 2	描　述
粗大运动		
4	坐在三轮车上，用脚蹬地或蹬脚踏板	孩子能独立坐到三轮车的适宜位置，尝试蹬脚踏板。不过，后者可能需要别人的帮助
5	拉小推车或推独轮小推车	孩子能在游乐场独立推小推车和独轮小推车来运送物品
6	将球踢向目标	孩子能朝着目标方向踢大球
7	用铲子挖土	孩子能多次独立用铲子挖土，并将土铲起放在容器中
个人独立：进餐		
1	有提示时，会使用餐巾纸	在发出指令且没有进一步帮助的情况下，孩子能拿起餐巾纸，并按指令擦拭身体的相应部位。不需要擦拭得非常干净，但也不能太马虎
2	使用适宜的餐具从碗中取食物	成人将几个碗或盘子拿起或放在孩子面前时，孩子能独立使用提供的餐具将食物移到自己的盘子里。动作可能比较笨拙。成人可以提示食物数量
3	根据指令将食物容器传递给他人	在餐桌上，如果另一个人叫孩子传递一样物品，孩子能按要求寻找该物品，拿起它，并递给位于左侧或右侧的人。孩子必须通过独立寻找物品，尝试拿起它来回应请求。如果有人递给孩子一个容器，并要求将它递给下一个人，孩子应在没有提示的情况下完成这个指令
4	用餐结束后将盘子、杯子和镀银餐具等放到水池中或洗碗台上	孩子结束用餐时，无需提示，能按成人要求独立将指定的餐具拿到指定的地方
5	进餐期间，一直与同伴共同坐在餐桌旁	用餐期间，无需提示或其他的帮助，孩子能自觉地一直坐在位置上，直到用餐结束且成人示意后方才离开
6	在快餐店进餐，举止恰当	孩子参与快餐的所有步骤——等待、点单、拿食物、坐下、进餐、清理桌面，然后离开，所有步骤均无需具体提示。孩子能一直坐着，直到所有人用餐结束为止。孩子愿意跟着成人去门口和桌边，而无需牵着成人的手
7	给他／她呈现数次后，会触摸或品尝一种新的食物	孩子愿意按指令品尝已经逐渐熟悉的食物或饮料
8	吃所有种类食物，不挑食、偏食	孩子能主动去品尝各类水果、蔬菜、乳制品、谷物和肉类（除非家庭限制）

（续表）

技能	等级 2	描　述
	个人独立：进餐	
9	自己独立喝水	孩子能在没有任何成人指令和帮助的情况下，主动拿杯子，到水池接水，从碗架、冰箱里倒水。如果到水池接水，接完后能主动关闭水龙头
	个人独立：穿衣	
10	独立脱下所有衣服（无拉链或纽扣），并放到洗衣篮中	听到指令后，孩子不需要帮助即可脱下 T 恤、裤子、内衣、袜子和鞋（拉链和纽扣需要帮忙），并把所有衣物放到适当的容器中。在整个过程中,孩子可能需要 1 ~ 2 次语言或手势提示，但没有完全或部分的身体接触提示
11	独立完成一些穿衣步骤（拉拉链或扣扣子需要他人帮助）	无需解释
12	脱下外套、帽子（无拉链或纽扣），并挂到钩子上	独立脱下宽松的外套和帽子；可能要提示孩子将它们挂到钩子上
	个人独立：清洁	
13	根据指令用软毛巾擦脸	成人递给孩子湿毛巾，并给出"洗脸"的指令后，孩子无需进一步帮助即可擦干整张脸，然后将毛巾交还给成人或放回适当位置
14	根据指令把鼻子擦干净	孩子会从纸巾盒中抽出纸巾，擤鼻子或擦鼻子，并将脏纸巾扔掉。整个过程只需不超过一次的语言提示，没有具体指导，无需手势提示
15	参与洗手的所有步骤	孩子能够执行洗手中除开水龙头以外的其他步骤，无需完全的身体接触提示。成人可能通过肢体动作或部分身体动作来提示一些步骤
16	配合洗发、剪发	在洗或剪头发时，孩子不会有打闹、哭闹或其他反抗行为。孩子帮忙涂洗发水，并用毛巾擦头发。这个过程中可能会用到效果较好的强化物
17	恰当地玩 5 种沐浴玩具	无需解释常用的沐浴玩具
18	洗澡结束时，按要求收好玩具	成人发出初始指令后，无需进一步提示，孩子必须把所有沐浴玩具放回适当的容器，只有这样才算通过
19	在他人协助下涂抹沐浴液	孩子会协助成人在手、手臂、腿、腹部涂擦沐浴露

（续表）

技能	等级 2	描　述
个人独立：清洁		
20	用牙刷刷牙	发出指令后，孩子会用牙刷来回刷上下、前后牙齿。可以使用除完全身体接触提示以外的其他提示方法
21	完成睡前活动后，独立入睡	完成睡前常规活动并关灯后，孩子可以在自己的床上独自入睡，无需成人陪伴。孩子上床之后，偶尔会起床或走出房间
22	了解睡前活动的顺序	孩子会主动发起一项或更多活动，并且不需要完全提示就能参与活动的多个步骤，表明他／她明白睡前常规活动的顺序
个人独立：家务		
23	将镀银餐具从洗碗机的托盘中拿到餐具托盘里，并分类整理好	成人可能需要建立这一场景，但一旦开始并发出初始指令后，孩子就可以从洗碗机中拿出 20 个器皿放到镀银餐具托盘里，无需成人帮助
24	将烘干机里的衣物放到篮子里	当家长打开烘干机门，并把篮子递给孩子时，无需更多提示，孩子会从烘干机中拿出所有衣物放到篮子里。有些对孩子来说有困难的衣物可能需要一些帮助
25	把袜子按双整理好	孩子将篮中或一摞十余只的袜子配对，折好或夹牢，然后叠起放进收纳箱
26	把水、食物倒进宠物的餐盘里	成人可以提供物品并指导孩子，但孩子需在没有更多帮助的情况下完成后面的动作

技能	等级 3	描　述
理解性沟通		
1	成人用简单的句子读孩子熟悉的图书时，孩子能有兴趣地参与 5 ~ 10 分钟	与成人一起，全神贯注地听成人讲故事。包括：交替看着书本和成人，指向书中的图片，翻页，读出图片的名字
2	听从涉及熟悉物品、活动的新的一步性指令	在没有成人手势和身体引导的情况下，通过观察成人并执行操作就能完成指令。成人可以在没有手势提示的情况下再重复一遍指令
3	分辨出多个常见的物品及其图片：服装类、与用餐、清洁、游戏和食物相关的物品	分辨 50 种及以上不同种类的物品才算通过
4	对喜好的东西，恰当地用"是""否"来回答	在相应的要求和拒绝情境中，能恰当使用"是""否"做出反应。必须伴随目光对视，可以不伴随肢体动作（如点头、摇手）。可以使用礼貌用语："是的，请""不，谢谢"

（续表）

技能	等级 3	描　述
理解性沟通		
5	辨认图片和书中的 5 个及以上的动作	用语言和（或）手势（如指向）回答成人的问题，比如："让我看看小宝宝睡觉的样子"或"你见到小狗在跑吗"。回答不需要伴随目光对视
6	在常规情境中，听从 2 个及以上的指令（睡前：拿一本书，到床上去；刷牙：拿好牙刷和牙膏）	每天跟随 2 ~ 3 步的日常指令，涉及日常生活中已充分练习的动作和物品
7	知道涉及物品在内的空间位置关系（比如：在下面，旁边）	举例：当问到相应问题（"把球放在汽车旁边"或"将球放在桌子下面"）时，能正确理解问题中的位置概念
8	初步区分大小的概念	会使用发声或手势（如指向、传递物品）来回答成人的问题，比如："大球在哪里"或"把小车拿给我"。无需伴随目光对视进行回答
9	按要求区分至少 4 种不同的颜色	会使用发声或手势（如指向、传递物品）来回答成人的问题，比如："哪支蜡笔是蓝色的"或"把红色卡车拿给我"。无需伴随目光对视进行回答
10	根据声音识别 20 种相应的物品（如动物、电话）	会使用发声或手势（如指向、传递物品）来回答成人的问题，比如："什么动物会哞哞叫""小狗狗怎么叫"或"你听到了什么"。无需伴随目光对视进行回答
11	理解常见物品的功能（骑、剪切、吃、睡觉、穿、喝等）	会使用发声或手势（如指向、传递物品）来回答成人的问题，比如："我们乘坐什么"或"我们用什么喝饮料"。回答不需要伴随目光对视。分辨出 3 个及以上物品的功能才算通过
12	理解"我的"和"你的"等人称代词	会使用发声或手势（如指向、传递物品）来回答成人的问题，成人可以使用小孩子的物品促进理解，比如："轮到谁了"或"这是谁的鞋子"。回答不需要伴随目光对视
13	通过描述、选择和表演识别 10 个动作	会使用发声或手势（如指向、传递物品）来回答成人的问题，成人可以使用孩子的物品促进理解，比如："做给我看，你是如何抛球的"或"做给我看，猪是如何吃东西的"
14	在新环境中，听从 2 个及以上不相关的指令	在没有成人手势和身体引导的情况下，通过观察成人并执行操作来完成指令。成人可以在没有手势提示的情况下再重复一遍指令。比如："把小汽车给我，然后合上书"或"把球放在水桶里，然后把玩偶放在桌子上"

（续表）

技能	等级 3	描　述
表达性沟通		
1	用 2～3 个词组合表达多种沟通意愿（如要求、问候、获得注意、反对等）	语言表达必须伴有目光对视，比如："想要更多的果汁""再见，莎莉""帮我打开"或"不要球"。发音可以不非常清晰
2	用 2 个及更多词对另一个人发表评论	说话时，必须伴有目光对视，并且评论的物品或活动与要求无关。比如："看牛""飞机飞得快"或"小狗狗"。发音可以不非常清晰
3	描述图片和书中的动作	语言表达时不需要伴有目光对视。比如："宝宝吃饭"或"鸟在飞"。发音可以不非常清晰
4	对空间位置发表评论或提出要求（向上、向下、在里面、在顶端等）	语言表达时必须伴有目光对视。比如："兔子在椅子上"或"球在那里"。发音可以不非常清晰
5	会初步使用所有格形式（我的、你的）发表评论和提出要求	语言表达时必须伴有目光对视。成人可以使用一件孩子自己的物品。比如："那个是我的""该你的了"或"我的宝宝"。发音可以不非常清晰
6	相应情境下，用肢体动作或语言来表达"我不知道"	语言表达或做手势（如耸肩、举手）时，必须伴有目光对视
7	经常呼唤他人名字来获得注意	语言表达时必须伴有目光对视。发音可以不非常清晰
8	向别人传递简单的消息（如"去跟妈妈说'你好'"）	语言表达时必须伴有目光对视。比如："去跟妈咪说'你好'"或"去叫爸爸到这里来"。发音可以不非常清晰
9	在恰当场合对别人说"你好"和"再见"，包括主动问候他人或对他人的问候做出回应	语言表达时必须伴有目光对视
10	对自己和他人使用人称代词（"我"和"你"的多种变式）	语言表达时必须伴有目光对视。成人可以用镜子为孩子提供示范。回答应该包含"我"和"你"的多种变式，比如："那是我"或"我看见你了"
11	用简单的词语和肢体动作描述个人经历	语言表达和（或）做手势（如行动起来）时，必须伴有目光对视。孩子可以使用简单的词汇或短语，比如："小狗""抓球"或"气球上升"。发音可以不非常清晰

（续表）

技能	等级 3	描　述
表达性沟通		
12	命名 1 ～ 2 种颜色	语言表达时不需要伴有目光对视。成人可以提问："那辆车什么颜色？"孩子必须回答（比如："红色的车""这是一个蓝色的气球"）。发音可以不非常清晰
13	恰当地回答"是什么"之类的问题	语言表达时，不需要伴有目光对视。成人可以重复一次问题
14	恰当地回答"在哪里"之类的问题	语言表达时，不需要伴有目光对视。成人可以重复一次问题
15	恰当地回答"是谁"之类的问题	语言表达时，不需要伴有目光对视。成人可以重复一次问题
16	用升调询问以"是""否"为答案的简单一般疑问句（可以是单个词的升调）	语言表达时，必须伴有目光对视。问题可以是升调的单词发音，比如："饼干"或"再见"
17	询问"是什么"和"在哪里"的问题	语言表达时，必须伴有目光对视。两个问题都必须问到才算合格
18	回答有关个人信息的简单问题：姓名、年龄、衣服颜色等	语言表达时，不需要伴有目光对视。比如："你的姓名是什么""你多大了"或"你的衬衫是什么颜色的"
社交技能：与成人和小伙伴		
1	玩简单的粗大运动类游戏（比如：球类、捉迷藏和玫瑰光环游戏）	在 3 个及以上游戏中，有 2 次或更多次以积极的行为方式（伸手去够、模仿、出声）参与游戏活动。仅有目光对视或笑容还不够。比如：捉迷藏、玫瑰光环、玩球游戏
2	小伙伴要求时，能分享和展示物品	3 秒内回应同伴的要求。同伴可以再重复一次要求。回应包括语言表达（如"宝宝"）或手势表达（比如：拿东西给同伴，用手举起物品）
3	小组活动中，模仿演唱新的歌曲或进行手指游戏	在 2 个及以上日常活动中，有 2 次及以上以任何积极的行为方式参与活动。仅有目光对视或笑容还不够。比如："手指游戏""搔痒痒"或"小蜘蛛（英语经典儿歌）"
4	恰当地回应来自小伙伴的简单要求或指令	家长的报告也可以接受。比如："把球拿过来""你来做妈妈"或"把这个放那儿"
5	发起小伙伴间的互动和相互模仿	家长的报告也可以接受。玩 3 种及以上适龄游戏（比如："追捕游戏""捉迷藏""玩火车游戏"和"梳妆游戏"），每种都可以发起、模仿 2 轮及以上回合

（续表）

技能	等级 3	描　述
社交技能：与成人和小伙伴		
6	在熟悉的角色扮演活动中，与小伙伴进行平行表演游戏	家长的报告也可以接受。参与 2 个及以上回合。行为可以包括语言表达（如"宝宝饿了"）、模仿或观察同伴玩耍。日常活动包括过家家、梳妆游戏和角色扮演
7	轮流玩简单的棋盘游戏	在 3 种及以上适龄游戏中，能参加 2 个及以上回合。比如："四子棋""北美驯鹿游戏""幸运鸭"
8	使用礼貌用语："请""谢谢"和"对不起"	能自发并恰当地说"请""谢谢"或"对不起"。相近的词也可以。能经常使用上述 3 个词中的 2 个即可通过
9	站立和运动时，模仿多种新的大运动动作，比如："跟随领队"游戏，模仿动物走路	比如："跟随领队""西蒙说"或模仿动物走路。自发地模仿 10 个及以上新颖的动作。无需非常准确
10	参与有语言脚本的游戏活动	主动参与 3 种及以上的活动（语言表达、行为表达、模仿）。仅有目光对视或微笑还不够。比如：过家家，假扮老师或把宝宝放到床上
11	经常用语言和动作来评论、展示、分享和要求，以吸引他人对物品的注意力	发起 3 次及以上包括目光注视的行为。有语言表达（比如："妈妈，看，小猫咪""积木掉下来了""爸爸，再来些饼干"），并伴有手势（拿或举起物品递给成人，指向物品）
12	通过眼神交流和评论来回应他人寻求共同注意的行为	3 秒钟内回应成人的问候。成人可以再重复一次
13	理解性地识别他人照片和（或）素描中的表情（高兴、难过、生气和害怕）	3 秒钟内回应成人的问候。成人可以再重复一次。可以识别 2 种及以上情绪（高兴、伤心、生气、害怕、惊讶）。语言表达可以不伴有目光对视
14	表达性地识别他人照片和（或）素描中的表情	可以识别 2 种及以上情绪（高兴、伤心、发狂、害怕、惊讶）。语言表达可以不伴有目光对视
15	用自己的面部表情表达情绪（高兴、难过、生气和害怕）	可以表达 2 种及以上情绪（高兴、伤心、发狂、害怕、惊讶）。回应可以不伴有目光对视
认　知		
1	配对自己姓名中的字母	能配对自己名字的所有字母

（续表）

技能	等级 3	描　述
认　知		
2	配对字母	能配对 5 个及以上字母。可以在成人语言提示（如"字母 A 在哪里"）或预先演示几遍的情况下做出反应，但是孩子需要独立配对 5 次以上
3	配对单词	配对、排序 5 个及以上单词。可以在成人语言提示（如"c-a-t 在哪里"）或预先演示几遍的情况下做出反应，但是孩子需要独立配对 5 次以上
4	配对数字	配对、排序 5 个及以上数字。可以在成人语言提示（如"6 在哪里"）或预先演示几遍的情况下做出反应，但是孩子需要独立配对 5 次以上
5	理解性和表达性地识别一些字母、数字、形状和颜色	每一类均可以识别 5 种及以上。可以在成人语言提示（比如："6 在哪里""把蓝色的蜡笔给我看"或"什么字母"）或预先演示几遍的情况下做出反应，但是孩子需要独立识别 5 次以上
6	玩寻找隐藏物品的记忆游戏	能识别 3 个及以上的隐藏物品。在试验中，成人会给孩子展示 3 个物品（如一分钱、小球、棒子），然后用 3 个杯子分别盖住它们。成人等待 7 秒钟，然后会展示与上述 3 个隐藏物品中的一个（如小球）相同的物品，并提问："其他的球在哪里？"孩子可以使用语言（"那里"）和（或）手势（如指着杯子或拿起杯子）回答。不一定有眼神交流。成人必须进行 3 次及以上的尝试
7	将物品、图片分为 8 个种类	将物品、图片分成 3 个系列，最多到 8 个种类
8	理解 5 以内数量和相应数字符号的关系	能通过语言（逐一数出 5 个物品）和手势（触碰或分组 5 个物品）理解 5 以内数量和相应数字符号的关系
9	正确数 5 个以内的物品数量	分派 5 个及以上物品。成人可以让孩子数他们喜欢的物品，如棋子、糖果、火车或积木。成人可以带头数第一个物品，孩子需要继续独自数到最后一个
10	将 3 幅及以上图片按正确顺序排列好，并用"首先……然后……"的顺序叙述图片内容	可以在成人语言提示（如"接下来放哪个"）下进行。孩子需要根据 3 种不同的顺序独自排序，并在被问到"告诉我这是什么"时，对图片进行描述，完成 3 幅及以上图片的排序

（续表）

技能	等级 3	描 述
	游 戏	
1	玩涉及多个物品组合的复杂排序类益智游戏（比如：路上行驶的汽车，用积木搭房子，用珠子串项链等）	完成 3 个及以上的项目。复杂物品可以是马路上的卡车，搭房子的积木，串项链的珠子等
2	在游戏中按顺序做出 3 个及以上相关的动作	比如：搭建轨道，推动火车并撞击火车，或者拿出橡皮泥，使用形状切割器并切割出形状（注：上述三种行为可构成认知技能项目 10 的一组照片）
3	按指令对娃娃或动物玩偶做出 2 个及以上相关的动作	比如：假装倒果汁，并喂宝宝喝；捡起毛毯，把玩偶放在床上；把动物放在汽车里，推动汽车
4	将人物角色恰当地放在小型家具、自行车模型等的合适位置	游戏中，把人物角色放在恰当的位置。比如：让爸爸坐在椅子上看电视；把妈妈放在汽车里，开车去商店
5	自发地玩娃娃或动物玩偶游戏	在没有成人提示的情况下，完成 3 个及以上的动作
6	按照游戏主题安排道具	在 3 个及以上不同的游戏中，安排 2 个及以上提示。比如：摆好叉子和盘子喂宝宝，给自己带上帽子，其他人玩化妆游戏
	精细运动	
1	能拼成 5 ~ 6 块彼此相扣的拼图	无需解释
2	仿画圆形、十字、方形和斜线	每个活动至少模仿一次。成人示范，并可使用语言提示（如"画这个"）
3	用不同构造材料（积木、乐高、结构玩具等）模仿和搭建不同的模型	使用 5 个及以上积木搭建 3 个及以上不同的模型结构。搭建材料可以是积木、乐高玩具、结构玩具等
4	用线一上一下地连续串起东西	能将 3 个及以上的圆环、孔串起来。成人可以用语言提示（如"把它放那里"），或者先示范一遍
5	用手指或书写工具描画直线和曲线	用手指和笔描画至少 3/4 的直线和曲线。成人可以先示范一遍
6	用多种工具拿起和放下物品：钳子、叉子	使用 2 种及以上的工具拿起和放下 2 种及以上物品。比如：使用一把大调羹舀起、放下一片食物；用钳子夹起、放下积木
7	描画多种图形	能描画 3 个及以上的图形（如方形、圆形、三角形、矩形等）。可以使用塑料框或按照纸上的线描绘

（续表）

技能	等级 3	描 述
精细运动		
8	正确抓握和使用剪刀，并用另一只手固定和翻动纸张	允许不沿预定线条裁剪，但必须保证能将纸张剪成两半。成人可以示范如何抓握剪刀及裁剪
9	沿着直线和曲线剪纸	能完全准确地沿着画好的线裁剪。成人可先示范一遍
10	进行简单的两步手工操作（剪下并贴上；用印台盖章；折纸并沿线剪开）	成人可以给予语言提示（如"先这样，再那样"），或者预先示范整体步骤。比如：剪下，再贴上；用印台在纸张上盖章；折纸，再按折痕裁剪
11	用多种工具，按照不同玩法玩橡皮泥	能按照 3 种及以上不同玩法玩橡皮泥。使用 2 种及以上工具才算合格。比如：将橡皮泥揉成条钉住，用剪刀进行裁剪，再做成一条蛇的样子；将橡皮泥揉成球，再假装用叉子去吃
粗大运动		
1	三轮车骑得很好（踩脚踏板，并掌握方向，沿着路线骑）	能非常协调地独立踩自行车的脚踏板和把握方向，并沿着路线正确行进
2	正确姿势踢腿，并保持平衡	能在不扶着物体或人的情况下踢腿，不会绊脚或摔倒。能 3 次及以上成功踢到物品
3	在成人的帮助下，玩游乐场中的所有设施	能爬行，并使用简单游戏设施（如秋千、小滑梯、跷跷板等）和复杂游戏设施（如立体方格架、单杠和较高的滑梯等）。可以扶着栏杆
4	与成人和小伙伴玩追逐游戏，跑得稳，转换各种方向时能维持平衡	能持续玩游戏至少 5 分钟
5	模仿与音乐和歌曲合拍的粗大动作	能在 3 首及以上不同的歌曲中模仿动作，每首能模仿 5 种及以上动作。比如：在"拍手歌"或"公交车轮"中模仿身体动作。要求自发、即刻模仿
6	朝目标下投物体	下投 3 次及以上。不要求能准确击中目标。成人可以示范最多 2 次
7	双脚并拢向前跳	向前跳跃 3 次及以上
8	单脚跳	可以在搀扶其他人或固定物体情况下单脚跳，但必须保证不摔倒
个人独立		
1	会使用勺子、叉子和杯子，保持整洁，不会漏出或洒出	不要求抓握勺子、叉子的姿势正确

（续表）

技能	等级 3	描　述
	个人独立	
2	在餐厅行为举止恰当	在家人用餐的整个时间内不出现严重的问题行为（比如：扔东西，碰东西，在桌子底下爬，到处跑）。孩子可以偶尔出现烦躁情绪，但是可以用一些活动（比如：在桌上画画，玩玩具）吸引他的注意力（从而停止问题行为）
3	在家中和在学校里，需要时会使用图标或其他符号系统进行选择和安排等	能找到图标、图片、符号书，选择恰当的图标，且不需要帮助。在家中和学校至少有 80% 的时间可以独立完成。如果孩子一样都不用，跳过该条
4	上下车、往返学校和家中时，会带好自己的东西	至少拿好一件自己的东西，如书包、午餐盒、外套等
5	独立打开和合上背包；按要求将物品放进去和拿出来	能按要求独立放进、拿出至少 3 件物品，如午餐盒、文件夹、玩具等
6	适当的时候穿脱衣服（解开衣服拉链和扣子）	能独立拉开拉链，解开扣子
	个人独立：清洁	
7	被带到或送到洗手间时，能独立完成上洗手间的所有步骤	洗手时如果够不到洗手池，可以寻求帮助
8	在洗手间可以自己整理衣裤（拉链和纽扣可能需要他人帮助）	能脱下、穿上内衣和裤子。孩子进洗手间时，成人可以帮忙拿衣物（脱下来的话），但是这些衣物必须由孩子自己脱下、穿上
9	独立完成所有的洗手步骤	能开关水龙头，使用肥皂，搓洗双手，再擦干双手。可以适当提示
10	给他／她温热的毛巾后，能用来擦脸	能把毛巾放在脸上并擦拭。可以适当提示
11	用刷子或梳子梳理头发	可以适当提示
12	咳嗽和打喷嚏时会遮住嘴巴	能用手或纸巾遮住嘴巴。可以适当提示
13	主动配合洗澡和擦干身体	成人可以提供毛巾、肥皂和浴巾，或者把肥皂放在浴巾上，但孩子须主动配合洗澡，并擦干身体部位（如脸部、腹部、双臂和双腿等）
14	用牙刷刷牙，至少来回刷数次	能上、下刷牙齿至少 5 次。成人可以替孩子把牙膏挤到牙刷上。可以告诉孩子继续刷

（续表）

技能	等级 3	描　述
个人独立：家务		
15	给宠物喂食物、水	能将食物、水放在碗里拿给宠物。成人可以给予帮助（比如：开罐头，计算分量等）或提醒
16	帮忙擦桌子	能将2样及以上物品（如盘子、杯子、碗等）拿到水槽。可以适当提示
17	帮忙收拾洗碗机里的碗	能收好5种及以上物品。成人可以告诉孩子将物品放到哪里。至少把2种及以上物品拿去水槽（如盘子、杯子、碗等）。可以适当提示
18	把干净的衣服放到抽屉里	能把3件及以上叠好的衣服整齐地放进抽屉，不需要自己叠衣服。可以适当提示
19	按要求把自己的东西收拾好	能按要求把个人物品（如衣服、玩具、鞋子等）收拾起来，再放到合适的地方。可以适当提示

技能	等级 4	描　述
理解性沟通		
1	理解多个描述性的物理概念	能从2个物品中，向成人拿起、给予、指向、展示出正确的物品。孩子可以正确识别5个不同的概念，比如：热／冷、空／满、湿／干、硬／软、重／轻、高／矮、长／短、大／小
2	根据2～3个不同的提示（如大小、数量、颜色等），找到10～15个物品	向成人拿起、给予、指向或展示正确的物品。比如，成人问："可以把坏的蓝色蜡笔给我吗？"孩子可以找到正确的物品
3	理解性别代词	在听到关于"他"或"她"的指令时，能够正确地拿起、指向、给予、展示相应的男性或女性图片、雕像或真人。比如："把他放进车里"或"她想吃点冰激凌"。孩子必须正确示意至少各一个男性和女性代词，方可通过
4	理解比较的概念：更大、更短、更小、最多、最少、很少、很多等	在4～5个备选物品中，向成人拿起、给予、指向、展示正确的物品。孩子必须理解3个以上的比较概念，方可通过
5	理解包含物品和介词在内的空间位置关系：在……后面，在……前面	孩子可以通过将物品摆放在正确位置或听到指令后看向正确的位置（如"看沙发后面"）来表明理解以下概念：在……后面，在……前面

（续表）

技能	等级 4	描　述
理解性沟通		
6	理解表示否定的词语（比如：没装球的盒子，未坐着的男孩）	拿起、给予、指向、展示出正确的物品，以确认缺失物品（碗里没装樱桃）、缺失特征（男孩不是蓝眼睛）或没有发生的动作（这个人没睡觉）
7	理解所有格的意义，理解部分与整体的关系	听到指令后，孩子可以在实物和图片上指出或展示出该物品的一部分（比如：兔子的鼻子，三轮车的轮子，小汽车的车门）
8	集中注意力看短小的故事，并理解其中部分内容，能回答简单的问题（什么？谁？）	给孩子读简短的故事（5页）时，孩子能倾听，并将注意力集中在与成人一页页看书上，用语言或指向正确回答关于"什么"和"谁"的问题。故事结束后能回答 2～3 个问题
9	能回答"是""不是"的问题	当成人问"这是……吗"或"你是叫山姆吗"时，可以通过语言和点头、摇头来正确回答
10	回答关于身体状况的问题	孩子可以用短语来正确回答"如果……时，你怎么办"的问题，需回答 4 种及以上问题：受伤了，累了，饿了，渴了等
11	回答关于个人信息的问题	正确回答 3 个及以上关于个人信息的问题，比如："你叫什么名字（姓和名）""你的电话号码是多少"和"你的地址在哪里"
12	理解"相同"和"不同"	根据指令，正确地拿起、给予、指向、展示相同的和不同的物品、图片
13	理解数量的概念	对于以下表示数量的词，能拿起、给予、指向、展示出正确的物品或图片：一个，一些，所有，一点点，很多。必须全部正确才算通过
14	识别物品的特征	拿起、给予、指向、展示出具有成人所描述特征的物品。比如：成人说"把长尾巴的狗给我"，孩子能正确认出。特征应涉及大小、形状、质地和身体状态。需要理解 10～15 种特征，方可通过
15	回答关于物品、图片的种类归属问题	孩子能根据以下所有特征区分物品种类：颜色、形状、大小或功能。如蓝色、圆形、大型、吃饭用的物品
16	理解过去时和将来时	孩子能根据过去时的结构识别过去发生的事（比如："告诉我刚才跳起来的是哪个男孩"）。对将来时也是如此。孩子必须对过去时和将来时有准确的反应，且会使用规则和不规则动词

（续表）

技能	等级 4	描 述
理解性沟通		
17	理解被动语态	孩子通过对物品的操作或对图片的选择表现出对被动语态的理解（比如："小狗被球撞到了""女孩被男孩追"）
18	理解时间关系	孩子能对包含以下 3 种时间关系的指令做出准确反应：首先、最后；之前、之后；同时
19	执行不相关的 3 步口语指令	能听从成人发出的包括 3 个及以上组成成分的指令。比如："把杯子给我""亲亲小熊""盖上盒子"。需要正确执行 5 组测试才算通过
表达性沟通		
1	回答复杂的问题（为什么？怎么样？）	能正确回答包含这些概念的问题（比如："我们为什么要洗手""你怎么刷牙"）
2	回答关于物品功能的问题（比如：勺子用来干什么？）	可以用简单的短语描述 5 种及以上常见物品的功能
3	稳定地说 3～4 个单词组成的短语或句子	可以在不同环境下、不同活动中与不同的同伴说话
4	会使用多个名词短语	孩子可以把多个名词组合在一起形成长达 4 个词的名词短语，包括冠词、所有格、形容词和数词（比如："那匹小马""我的红色笔""这辆卡车""两块饼干""那个大的红色正方形""一杯巧克力奶昔"和"更多薯条"）
5	会使用介词短语（比如：在……下面、旁边、后面、前面）	孩子可以在自然或结构化的环境中，用前述的所有介词来描述物品的位置，回答问题及向他人发出指令
6	会使用多个动词短语（比如：他哭了，她喜欢他，他摔跤了，他很高兴，能够，应该，可以）	无需解释
7	在连贯的言语中，能准确发出至少 80% 的辅音和辅音组合音	孩子在对话中能正确发出至少 80% 的音；年幼的听众会认为其语言能力不错
8	使用 3～4 个单词组成的句子描述最近发生的事情	当被问及时，孩子可以描述最近发生的事情，描述内容应至少包含事情的两个要素（人物、事件、地点、时间）。比如："你在生日派对上做了什么""我收到了大卫的礼物"

（续表）

技能	等级 4	描述
	表达性沟通	
9	请求允许参与活动	孩子在开始常规活动之前，会请求家长允许："我能搅拌吗？""我能这样做吗？"同样，在想要转换活动时也会询问："我能听音乐吗？"
10	使用名词的复数形式	孩子可以持续、自发地使用一些规则的名词复数形式，同时也会使用两个不规则变化的复数形式（比如：孩子们、几只老鼠）
11	使用较难的所有格形式（比如：他的、她的、妈妈的帽子）	孩子能常规使用
12	使用一般过去时	孩子能常规自发地使用规律变化的一般过去时
13	使用冠词（a, an, the）	在日常生活中，孩子会在句子和短语里使用冠词
14	使用比较级和最高级	能正确使用 5 个及以上：比较好、最好、比较大、最大、比较小、最小、比较胖、最胖
15	使用助动词表达否定	比如："我没哭""我没有打他""我不想坐下"
16	使用动词的现在进行时态	能说出一句包含 am/is/are（"是"的单复数及所有格形式）和动词进行时形式的短语
17	使用词语描述身体状态	孩子能使用 5 个以上的词来描述自己的状态：我饿了、冷、渴了、累了、受伤了
18	回答关于身体状态的问题：当……时，你会怎么办	孩子能正确回答 5 个及以上类似问题
19	使用熟悉物品的种类名称	能用相应的种类名称表示一个或一类物品，如动物、汽车、食物、衣物
20	描述物品的特征	当被问及"告诉我什么是……"时，孩子可以说出 5 个常见物品的 3 种及以上特征
21	使用反身代词	会用 2 个及以上的反身代词，包括：我自己、你自己、他自己、她自己、它自己、我们自己、你们自己、他们自己
22	恰当地接电话，包括叫他人接电话	电话响起时会走过去，拿起听筒放到自己耳边，问候对方，并且让对方要找的人听电话

（续表）

技能	等级 4	描 述
	表达性沟通	
23	参与由成人发起的，包括多种功能的对话（比如：相互评论，获取和表达信息等），至少 2 ～ 3 个回合	孩子会通过加入更多内容、提问、评论、分享经历等方式来维持交谈。能用短语式语言，能主动参与 2 ～ 3 个回合的对话
24	由儿童自己决定主题，发起并维持与成人的对话	孩子会用一句评论或问题与同伴开始一段对话，并能围绕主题谈话，至少维持 4 个回合
25	描述由 2 ～ 3 个按时间顺序组成的活动（比如：要去探望奶奶）	在回答一些开放性问题（比如："说说你去奶奶家玩的事"），孩子会用短语描述 2 ～ 3 个活动或事件
26	配合肢体动作，表达"我不知道"	孩子不知道问题的答案时，会做出恰当的回应
27	当不完全理解别人表达的意思时，会要求对方进一步说明	当孩子没有听清或理解一句话、一个问题或指令时，会问"什么"或做出其他类似的回应
28	在对话中能参与多个话题	孩子能发起和参与多种主题的对话
29	当对方不理解自己的意思时，会修正自己的表达方式	当同伴不明白孩子的意思时，孩子会运用多种策略修正自己的表达（比如：重复，换种方式叙述，结合语言和肢体动作，加以强调等），使意思表达得更清楚
30	回答关于自己和他人的问题	孩子可以回答关于自己和熟悉的他人（如家庭成员、宠物、好朋友等）的多种简单问题
	社交技能	
1	邀请小伙伴一起玩	用一种以上语言或肢体动作向小伙伴发出游戏邀请（比如："过来一起玩小火车吧""我们一起玩追赶游戏吧"或招手让同伴过来）
2	使用礼貌用语，比如："打扰一下""对不起"	会使用若干礼貌用语，包括："不用了、谢谢""谢谢""不客气""打扰一下""对不起"
3	在集体环境下，向他人寻求安慰	当孩子感觉害怕、受伤或沮丧时，会靠近成人或与成人保持身体接触（比如：拥抱，坐在成人腿上，拉住成人的手）
4	恰当地表达自己的情绪	用语言表达自己的情绪，如"我很生气"等
5	在非正式游戏中，独立地轮流参与游戏	在未明确定义顺序的游戏活动中，孩子可以和成人、小伙伴轮流玩耍

（续表）

技能	等级 4	描　述
社交技能		
6	向小伙伴描述一件事情或一段经历	用语言向小伙伴或兄弟姐妹复述一个故事，内容至少包括 3 个细节
7	明白什么事会让自己感觉高兴、难过、生气、害怕	能对每个概念（如高兴、难过、生气、害怕）举出一个或更多例子。比如，成人问："你为什么难过？"孩子回答："她拿走了我的书，所以我觉得难过"
8	了解他人在特定情境下的情绪	在看书或会话过程中，当被问及"她为什么会哭"或"他为什么害怕"之类的问题时，孩子可以恰当地回答
9	感到烦躁、生气或害怕时，能想出解决问题的办法	可以想出一个及以上解决问题的方法。比如：要求休息，请求帮助，拥抱，拿物品安慰自己
认　知		
1	凭记忆数到 20	按照正确的顺序大声地从 1 数到 20
2	依次一一对应数物品到 10	按顺序数数的同时，触碰或指向图片和物品，每数一个数，触碰或用手指一次
3	给出描述：一个、一些、许多、一点点、所有、更多和最多	成人要求时，能交出正确数量的物品
4	给出数量为 10 以内的物品	成人要求时，能交出正确数量的物品（比如："给我 5 块饼干"或"给我两个枕头"）
5	知道表示数量概念的术语	能用语言表达 2 个及以上的数量概念，包括："一个""一些"和"全部"
6	知道表示空间位置关系的术语	能用语言表达 2 个及以上的空间位置概念，包括：在……后面，在……前面
7	正确配对和理解 5 ~ 10 个单词与物品的联系	能将 5 个及以上物品与相关的 3 ~ 4 个字母组成的单词进行配对
8	读出一些单词	能读出 10 个及以上由 3 ~ 4 个字母组成、表示常见动作和物品的单词
9	离开书写名字 1.5 米的范围，能够辨认出书写的名字	当把孩子的名字放在 3 个名字之中（其中包括一个与孩子名字的首字母相同的名字）时，孩子能给予、指向、展示或转向自己的名字
10	理解符号和标志	了解 3 个及以上常见符号和标志的意义，比如：停车标志、绿灯和通用的"禁止"符号
11	识别数字和字母	理解并说出字母表所有字母及 0 ~ 30 数字的名称

（续表）

技能	等级 4	描　述
	认　知	
12	表达近义词和反义词	成人陈述一个概念后，孩子可以说出相反的概念。比如，成人说："老鼠小，大象……"孩子说："大"
	游　戏	
1	在游戏中展示肢体动作	在 3 个及以上的游戏场景中，利用肢体动作模拟 5 个及以上的相关行动。比如：妈妈开车去商店，弟弟追姐姐，小狗在吃东西
2	用其他物品象征性地代表游戏中的道具	使用 3 个及以上中性替代物（"中性"指本身不具备专有的属性）。比如：用一块积木代表电话，一根管子代表瓶子，或一个小盒子代表小汽车
3	在游戏中命名一些动作和假想的游戏道具	在 3 个及以上游戏活动中，自发地命名 10 个及以上假想的活动或道具，并能回答相关问题
4	在一项主题游戏中，能自发地将 3 个及以上相关的行为联系起来	比如：把水倒入盆中，搅拌食物，并把食物倒入碗里；带上消防员的帽子，"开"消防车，并把火扑灭
5	在游戏中引导同伴	在 2 ~ 3 个游戏片段中，可以向同伴发出 3 个及以上的相关指令，以完成游戏主题中的某些内容
6	玩一些生活场景游戏（比如：参加生日宴会，去麦当劳，看医生等），包括使用一些语言脚本	参与 3 个及以上生活场景游戏，每个游戏中至少包括 3 个相关的活动（参见上述第 4 条），能通过语言和物品操作与同伴互动
7	在游戏中表演几个不同主题的故事	使用上述项目中描述的多种动作和语言，与同伴玩 3 个及以上的主题游戏。比如："小红帽""3 头小猪"和"坏脾气的小山羊"
8	扮演人物角色	说出并扮演一个角色（比如："我是妈妈"），使用适合于该角色的语言、活动和动作来进行有关生活场景的游戏，并与同伴进行 3 次及以上的交流
9	游戏中能听从他人的引导	通过模仿同伴的动作或听从同伴的指令，采用语言和非语言的方式来跟随同伴的游戏安排，达到 5 次及以上

（续表）

技能	等级 4	描　述
	精细运动	
1	正确使用不同颜色为图片着色	孩子能将大部分颜色涂在图形内，并选择不同的颜色来填充纸上的图案
2	使用适当的绘画工具，仿画三角形和字母	孩子可以仿画圆形、方形、三角形及仿写字母表中的一些字母，且他人可以看懂
3	凭记忆画直线和形状，书写字母和数字	孩子可以自己画出若干图形，写出一些字母、数字，且他人可以看懂
4	仿写多个字母、数字和形状	孩子既能抄写、仿画，也能自己写 4～5 个字母、若干数字，画 4～5 个图形，且他人可以看懂
5	没有示范的情况下，写出自己的名字	无需解释
6	描画形状和字母	无需解释
7	为画好的图形着色	孩子基本可以在界线内着色
8	用绘画工具将点连接起来	孩子可以按点连线，并能按照编号排顺序
9	将相应的图片、单词或图形配对连线	孩子可以将对应或有联系的物品、图片用直线连起来（作为孩子练习本中的活动）
10	仿画多种简单的实物图案（如脸、树、房子和花）	孩子能仿画 5 个及以上不同的素描，并能自发地画出 2～3 个可辨认的图案
11	将纸对折，并放入信封	无需解释，跟随示范
12	沿着三角形、直线和曲线剪纸	孩子可以独立使用儿童剪刀剪出较大图形（8 厘米左右或更大）的边和角
13	剪出简单的图形	孩子可以成功剪出 8 厘米左右的图形
14	完成三步性手工活动——剪裁、着色、粘贴	成人示范一次后，孩子能够了解活动顺序，并独立完成这一活动（前提是孩子熟练掌握了每一步骤的技巧）
15	用画刷、邮票、记号笔、铅笔、橡皮完成手工活动	孩子在开放性的艺术活动中会使用多种材料创造作品。也可以使用以上每种工具来模仿成人的示范
16	用三指抓握绘画工具	孩子可以熟练地用三指抓握书写工具
17	采用多种搭建材料，按照自己的设计，或者模仿简单图片和 3D 模型进行搭建	孩子可以将多种材料组合成复杂的设计模型，也可以模仿别人的设计模型（3D 模型或图片和素描）。孩子可以搭建 5 个或更多不同的模型

（续表）

技能	等级 4	描　述
精细运动		
18	将链锁拼图、地板拼图和托盘拼图拼装起来	无需解释
19	恰当使用胶带、回形针和钥匙	独立使用所有这些工具
粗大运动		
1	与一名小伙伴一起在操场大小的场地玩追球游戏	能在 6 个及以上回合中持续玩追球游戏
2	将网球或篮球扬手投掷，抛向另一个人	无需解释
3	独立玩游乐园的设施，包括秋千、旋转木马等	无需解释。包括所有与年龄相符的游戏设施
4	踢滚动的球	孩子能调整自己的身体姿势，成功踢到滚动的球
5	用球类玩多种游戏：投球入篮，击拍击球，弹球，高尔夫俱乐部和丢沙包	玩 5 种及以上球类游戏
6	有辅助轮时，可以自如地骑自行车，能够控制速度、方向和刹车	无需解释
7	快跑和双脚跳	能模仿并顺利执行前述 2 个动作
8	可以在平衡木、铁路枕轨和人行道边上走路，不会掉下来	无需解释。步行相对平稳，并且也不慢
9	会玩一般的运动游戏，比如："红绿灯""突破封锁线游戏（red rover）""冰冻抓人游戏（freeze tag）"	会玩 5 个及以上这类游戏。理解游戏规则，并且不需要提示或指导，能主动参与游戏全过程
个人独立		
1	独立完成与同龄人水平相当的所有如厕步骤	需要时使用便壶（尽管可能需要成人提醒如厕的步骤），自己脱下、提上裤子、内裤，冲马桶并洗手
2	需要时，自己去洗手间	需要时会自己去洗手间（无需成人提醒）
3	独立完成与同龄人水平相当的洗手步骤	孩子会打开水龙头，把手放到水下淋湿，打肥皂，把双手放在一起搓，冲掉肥皂沫，关上水龙头，并用毛巾把手擦干
4	独立用毛巾洗脸	洗澡时孩子会打湿毛巾，擦上肥皂，并用毛巾擦洗脸
5	独立刷头或梳头	当成人让孩子整理、梳头发时，孩子会拿起梳子等工具，并顺着头发梳。动作难度需与年龄相符，长发或卷发可能有难度

（续表）

技能	等级 4	描 述
	个人独立	
6	主动配合洗澡，洗后将身体擦干	用毛巾擦洗身体，在身上擦肥皂，涂上洗发水后可以自己擦洗头皮，较好地擦干自己的身体。成人可能需要善后
7	独立完成刷牙的所有步骤可能需要成人全程示范刷牙	从孩子走进洗手间，直到牙刷和牙膏都放回适当的位置为止，孩子能独立完成所有步骤
8	自己穿上衣服——扣纽扣、子母扣，拉拉链	能自己扣紧外套上的纽扣、子母扣、拉链和别针
9	有人提醒时，会用纸巾擤鼻子；打喷嚏或咳嗽时会捂嘴	当成人说"擤一下鼻子"时，孩子会拿纸巾，将鼻涕擤到纸巾上。打喷嚏时会用手或胳膊挡住嘴巴
10	在街旁站住，有同伴一起过马路前，会先看看道路的两边	与同伴一起走到人行道或马路上时，会自己站住、等待、四处观察，直到同伴说可以穿过马路为止
11	在停车场、商店等地方，跟在成人身旁，独自安全行走	孩子可以靠近成人但不牵着成人的手，独自走路，同时留意成人的位置，并自发地与成人保持较近的距离
12	帮忙摆餐桌	孩子可以独立地将盘子、杯子、餐巾和其他器具摆在正确的位置，并保持相对整洁。成人可能需要标明应摆放的位置，并且给孩子提供餐桌所需的相应物品
13	用餐刀涂酱料	孩子可以均匀地将果酱涂在一整片面包的表面，并且不弄碎面包
14	擦干净洒出来的食物	孩子会自发地把洒到桌上的食物彻底擦干净
15	往小的容器中倒饮料	孩子会独立地将饮料从相当于 2～4 杯容量大小的容器中倒进一个小杯子里，并且不会洒出
16	将盘子放到洗碗池、洗碗台或洗碗机中	用餐结束后，孩子会习惯性地把自己吃饭的地方清理干净，并独立把餐具放到正确的位置
17	制作需要两步完成的小吃	从容器中拿出两种不同食品放到盘子里，并摆到桌上。比如：拿出切好的蔬菜和酱料、奶酪、饼干，把奶油涂到饼干上，将谷物和牛奶混合在一起
18	做饭时帮忙：搅拌和倾倒等	孩子会参与烹饪活动（比如：做饼干，烙煎饼，摊鸡蛋等）中的多个步骤

附录二
早期介入丹佛模式的
教学准确度评定系统实施和评分

------∨------

治疗实施的准确度评分过程

评定者操作指南

（1）若使用现场录像进行评定，请在隐秘的环境下观看，最大程度地减少声音或视觉干扰。

（2）评分前请先了解该儿童的目标和教学计划，并保证在需要时方便查阅。正在进行的治疗应与治疗目标和计划相对应。

（3）仔细阅读每项行为的定义和每个评分标准，以确保你的分数与衡量标准相符。不要仅凭记忆、教学实践知识或评分定义进行评定。

（4）如果你不清楚某一片段的教学目标，请注意观察正在被强化的是什么行为。假定当前受到强化的行为即为该片段中正在教授的行为。通常，在任何一个教学片段中，目标行为都不止一个。

（5）观察活动片段时，你需要简要地做一些笔记，帮助你记住孩子的各项目标、孩子的沟通情况和情绪等。注意前提、强化、提示、沟通的进行情况，以及它们各自的功能和细节情况等，因为录像最多只能重复播放一次。

（6）评定时注意避免评定者偏差（包括光环效应和近因效应），以便教学中某一方面的问题不会使你对该片段中其他行为的评定，或者对所观察的其他片段的评定产生影响。

（7）一项活动包含使用特定游戏材料时的拓展性互动或延伸性的社交互动。一般来说，一项活动应有：①开始阶段，活动结构建立起来；②中间过程，包含教学互动中的交流；③结束阶段，撤除游戏材料或结束感觉社交常规游戏，开始一项全新的活动。应根据活动而非位置来对教学片段进行评分。如果游戏材料和教学任务改变，那这就是一项新的活动。有时，由于成人不能很好地引导孩子参与到某项活动，导致活动在进行 1 ~ 2 分钟后中途停止，且没有教学活动。注意，不要对这样的活动进行评分，只需记下时间，并在评分栏中记录"中途停止"即可。

（8）评分时，要求对前后活动的转换也进行评分。通常需要在转换到一项新的活动时开始观察，直至已转到下一项活动时方可停止。在转换项目中，需对每项活动结束时的转换过程进行评分。然而，如果由于一些意外原因而没有记录下此处的转换活动，则可以对进入该项活动的初始转换过程进行评分。

（9）不间断地观察完一项活动。需要时做些笔记，并开始评分。如有必要，你可以重放一遍，再次观察一些细节，尤其是当笔记不充分的时候，抓住幼儿发起沟通和成人回应的细节。播放时不要使用慢镜头，并且只能重复播放一次。

（10）教学过程中发生问题时，应该思考其中最主要的难点是什么，并且对与问题相关性最大的项目进行相应评分。注意，不要在不同项目中对教师的同一个问题行为进行多次评分。但是，如果一个问题随后引起了其他问题（比如：对提示不敏感导致幼儿烦躁不安，继而在调节幼儿的消极情绪方面出现问题），那么两者都应给予评分。如果你不确定从哪里着手对某一问题进行评分，那么仅对相关项目之一进行评分即可。只要你没有重复评分，打分就不会因为在一个项目而非另一个项目中评分而受到影响。

（11）评分时，如果你在两个分数之间举棋不定，那么请选择较高的分数。然而，如果产生两种分数的原因是治疗师在整个活动中的行为有变化，那么即使该治疗师随后对行为进行了改善，也不应忽略这一有问题的教学行为。相反，这两方面对于抓住细节非常关键，不同的评分结果分别反映了做得不够和比较好的地方。

（12）评分：

5—代表最好的教学行为范例。这些是教学技术方面的最优典范，评分者在该场景中找不到任何需要继续完善的地方。本级别属于专家水平。

4—在本领域的教学方面完全可以胜任，没有出现错误。这一阶段可接受专业教师的进一步指导，但在教学技术的执行上没有出现瑕疵或错误，能够将技术很好地呈现出来。本级别属于完全胜任的水平。

3—作为一名教师,其教学行为有长处也有不足。总体来说,长处多于不足之处,但根据专业的标准,还是有一些明显的疏忽或错误。对于绝大部分教学技能都处于这一水平的人,需要进一步提高他/她的教学技能。他/她可以继续从事幼儿教育工作,但需要进一步的监督和反馈来提高他们在特别领域的能力。本级别是大致合格的水平。

2—教学行为存在缺陷。教学中尽管努力使用一些特定技术,但不足之处多于优势。本级别尚不能胜任教学工作,在基本的工作流程方面尚需要更多培训和督导,才能独立工作。

1—在特定的教学实践中缺乏有效的教学活动。未发现任何长处。在教学行为方面,本级别属于最差且不能接受的水平。处于该级别的人需要参加本教学模式的全面培训,方能独立工作。

(13)准确度:在我们的培训计划中,如果治疗师没有得分低于3分的项目,并且在分别对2～3名幼儿的3项连续的共同活动中平均得分都达到总分的80%或以上,则该治疗师就达到了本模式中规定的准确度标准。

早期介入丹佛模式

▎对幼儿注意力的管理

本项目的教学目标是培养幼儿对成人和活动材料的视觉、听觉注意力,即成人获得幼儿对教学活动注意力的能力,随后"步入焦点"——幼儿视觉注意的中心,以便幼儿很好地参与成人组织的活动。如果环境中存在潜在的干扰物,但并不妨碍活动,且幼儿没有因此而分散注意力,而是很好地参与到教学目标活动中,那么不予扣分。

1—从上课初始,成人就没有获得孩子的注意,或者由于活动选择不当,或者由于环境问题(活动材料分散了注意力,不舒服或不能安坐,孩子和成人在对彼此的关系上处理不好)。治疗师并没有采取任何措施来改善这一情况,并且继续进行活动,没有充分提示注意力不集中的孩子,孩子分神或不参与活动。

2—最初成人没有获得孩子的注意,可能是由于活动的表现方式或环境问题。成人能够意识到这一问题,并试图去获取孩子注意,但并未成功,因此没有找到可以完成教学活动的解决方法。活动可以继续进行，却不成功，或者中断，并且无法代以更成功的教学活动。

3——在活动的开始，成人可以将孩子的注意力集中于自己或活动材料上，但由于时间、节奏或教学技术的问题，并没有在活动全过程中都维持住孩子的注意力。或者，成人在活动开始时并未获得孩子的注意，但意识到并且改正了该问题，吸引了孩子的注意，使教学顺利进行。或者，孩子仅仅只是注意活动材料，而并没有注意成人的脸部或身体。然而，就孩子的学习机会而言，教学活动的质量受到了影响。

4——成人在活动开始就吸引了孩子的注意，并且维持了足够长的时间，可以进行教学活动。然而，成人还应该运用其他技术，进一步拓展孩子的注意力，或者辅助孩子更好地进行成人和任务之间的注意力分配。

5——成人在活动开始就得到了孩子的注意，并且在进展良好的教学活动中，以及在多个教学机会中做出必要调整后，始终得以维持，并使孩子的注意力达到最大化。孩子也能够在成人和教学活动之间协调和转换自己的注意力。本项代表了对孩子注意力管理的理想状态。

ABC模式——行为教学的质量

本项目用于评定教学互动的清晰度和频率，以及在活动过程中重复技术的合理使用。计分中包含以下要点。

• ABC 模式：在教学回合中，治疗师是否使用了明确的 ABC 模式？在技术水平较高的教学中，治疗师的前提（A）、孩子的行为（B）、合理的行为后果（C，强化或纠错的执行）都会清晰地呈现出来。观察者能够非常清楚地看出治疗师想要引导孩子做出什么行为，并及时迅速地给予直接强化。

• 游戏过程中频繁地出现教学回合，至少平均每 30 秒一次。

• 重复次数：每项技能的重复次数是否适合孩子的学习或技能的维持？成人根据孩子学习的需求及动机，很好地判断技能重复的频率。在不降低孩子学习动力的前提下，新技能应该比已掌握的技能需要更多的重复练习。重复的目的是塑造幼儿更准确的行为模式。

1——无论幼儿是否感兴趣地看向活动中非常活跃的成人，整个活动中仅有很少一些教学互动，每分钟少于一次。如果成人会通过创造有趣的场景来让幼儿感兴趣，但这些场景无需幼儿较多的反应，则属于该评定水平。

2—成人会尝试进行一些教学试验（teaching trial），并且试着教学而非娱乐。虽然幼儿的注意力和动力能集中于成人，但大部分的尝试没有清晰的 ABC 结构。

3—成人尝试进行多次的教学试验，至少每 30 秒一次。绝大部分活动有清晰的 ABC 结构，但对 ABC 结构的控制还有待进一步完善，或者重复次数与孩子的需求无法良好匹配。

4—成人尝试进行多次的教学试验，平均每 30 秒超过一次。绝大多数教学回合有清晰的 ABC 结构。重复次数也符合孩子的需求。这一水平可以胜任教学。

5—活动中有很多教学互动，平均每 10 ～ 20 秒发生一次。A（前提）、B（行为）、C（结果）三部分非常清晰，且可以明显看出成人希望引发的行为及孩子受到强化的行为。重复次数很好地契合了孩子的学习需求。本得分代表最佳教学水平。

教学技术的应用

教学技术的有效应用：治疗师是否合理地使用了塑造、消退、提示和（或）链锁等技术？是否合理地纠正了错误并引发和教授新的行为？相关定义如下。

• 提示和消退：治疗师会熟练地应用提示、消退和强化技术，来帮助幼儿的行为逐渐接近目标技能水平。如果在教学过程中幼儿变得更加独立，表明教师的提示、消退运用得当，且目标行为选择适当。提示很快消退，在新的学习过程中转变为"无形"的支持。

• 链锁：孩子能够顺利地跟随教学的顺序，并对要求的辨别性刺激有反应。任务分解的步骤恰当，提示和强化都运用熟练，并且可以恰当地掌控时机，使孩子最大程度地参与到这一过程中。链锁常常用在孩子整理和开始活动，以及多步骤的游戏和语言目标教学过程中。

• 错误管理：由于成人很好地处理了教学任务，所以孩子很少犯错误。一般来说，在连续两次错误之后，成人会按照从低到高的等级提供提示，并迅速调整教学过程，最大可能地减少错误。成人会选择适当难度水平的目标行为，以便幼儿能够迅速并始终一致地独立做出正确的反应。

1—教学质量始终较差。在上述三方面均存在明显问题，并持续发生在整个教学过程中。

2—教学过程存在问题，教学质量时好时坏，教学领域中有两项存在明显的缺陷。

3—教学中有让人满意之处，但仍有一个领域存在明显问题，或者有两个领域存在轻度到中度的问题。幼儿尽管在学习,但这些问题在一定程度上影响了学习效果,教学质量尚待提高。

4—很好地应用了教学原理。在 1 ~ 2 个领域仍有改善的空间,但并不影响孩子的学习效果。

5—这一部分包含了对上述原理的最佳应用。在学习活动中,成人很熟练地运用消退、塑造、提示和链锁技术来提高孩子独立实现学习目标的程度。

调节孩子情绪和活动度的能力

该项目用来评价成人对孩子的情绪状态或活动水平的管理。比如:一个容易疲劳、无精打采、昏昏欲睡的孩子;一个被动甚至可能回避的孩子;一个正在哽咽、想逃开、很沮丧、很伤心的孩子;因为某人的到来或离开而烦躁的孩子;由于最喜欢的玩具被拿走而不安的孩子;或是一个过于活跃、精力过盛以致无法专心于一项活动的孩子。本项不涉及明显的行为问题——那些问题会在其他项目中进行评分。本项与将孩子的情绪、状态或活动度调整到参与学习过程的最佳水平有关。治疗师是否能够通过活动的选择、声调的运用、成人活动程度的把握和其他干预方式来解决孩子情绪和活动度方面的问题?如果孩子在情绪或活动度方面没有问题,成人的活动技巧能够将孩子维持在最佳的学习状态,请打 5 分。

1—孩子表现出的情绪、活动度方面的问题使其无法参与活动。孩子的状态或活动度水平阻止了他／她参与学习活动,而成人没有尝试去改变孩子的状态,或者选择的活动很少,以致实际上加重了孩子的问题。

2—孩子表现出的情绪、活动度方面的问题妨碍了他／她参与活动。成人尝试着去改变孩子的状态,但由于技能缺乏或机会把握不当而未能成功。在观察阶段,孩子的状态仍然限制了其学习的机会。

3—孩子表现出情绪或活动度方面的问题,成人使用一些策略改善了孩子的状态或活动度,从而在活动过程中发生了一些教学互动。然而,由于某些技巧缺乏或机会把握不当,在整个过程中孩子仍然没有表现出最佳的学习状态。

4—孩子在活动中表现出情绪或活动度方面的问题。成人对孩子的管理并未起作用,而是通过重新建立起幼儿对学习活动的参与来调节幼儿在情绪和活动度方面的问题。或者,成人对孩子的需求非常敏感,尝试采用任何想到的方法来帮助孩子调整状态。

5—在教学过程中，孩子没有表现出任何活动度或情绪方面的问题。或者，孩子表现出了一些情绪、活动度方面的问题，而治疗师充分地运用相关技巧和方法将孩子调整到最佳的状态，从而完成了一项非常成功的学习活动，提供了很多的学习机会，并且孩子乐于参与。

对不良行为的管理

当出现问题行为时，治疗师是否试图分析或理解这一行为的功能，并且采用适当的技巧来促发更多适当的行为？不良行为包括对他人的攻击行为、自伤、哭闹、明显的慌张或尖叫、明显的刻板行为、扔或破坏物品、明显的对立违抗，以及拒绝听从指令。不合作、注意力分散、过度回避、抱怨和被动状态不属于这项评分。

1—由于治疗师明显地强化了不良行为或忽视了问题出现的早期征兆，直至爆发出更大的问题，从而加重了问题行为。治疗师失去了很多明确的机会，而这些机会允许治疗师适当地处理行为问题，从而让孩子重新参与活动。

2—治疗师没有强化孩子的不良行为，没有加重问题，而是试着纠正这一行为。然而由于管理策略的缺乏，孩子的行为并未得到改善。

3—治疗师没有使问题行为恶化，而是应用了一些策略帮助孩子恢复良好的学习状态，并且参与活动。然而，治疗师失去了一次以上明显的机会，或者缺乏明确的技巧来重新获得孩子的合作和（或）让孩子表现适当行为。如果不良行为持续了很长时间之后，治疗师才来处理，也应评 3 分。

4—治疗师恰当地处理了不良行为，该部分活动得到了改善。孩子参与了学习，且治疗师没有失去干预和运用相关技术的机会。然而，治疗师没有采取本应采取的、显而易见的其他步骤来更快或更进一步地改善活动情况。如果成人的处理未加重不良行为，成人理解或试图理解不良行为的后果，且运用了适当的策略来促使孩子做出更加恰当的行为，没有强化不良行为，那么即使在整个过程中不良行为都在持续，也应评 4 分。

5—整个过程中没有发生上述的不良行为，或者即使发生了不良行为，但成人的处理并未使其加重。成人巧妙地处理了不良行为，并积极运用相关技巧重新成功地获得孩子的注意力，并促使孩子做出更恰当的行为，尽快地让孩子重新积极参与到学习中。本得分代表最佳的情境处理水平。

双向参与的质量

本项代表成人和孩子以协作的方式参与社交。最佳状态是孩子能理解成人的活动，且成人成为孩子积极互动的同伴，孩子通过目光对视、直接而有意的沟通和微笑来努力达到这种状态。双方在活动中均有引导和跟随行为。在以物品为导向的更加结构化的活动中，双向交流可能不会发生在整个活动过程中，而是发生在社交参与和愉悦的互动中。本模式希望在每个教学片段都能发生双向交流。

1—没有发生双向交流。成人除了示范首个指令外，从未进行任何互动。成人引导了整个教学过程，但却始终没有参与进去。活动中没有社交参与或互动交流。*提示：要求孩子完成一项技能时，不应按此评分。*

2—有一次明显的轮流活动或双向交流，但治疗师没有把握住更多机会，如果利用好这些机会，教学过程会得到显著改善。

3—有多于一次的轮流活动或双向互动交流，但成人失去了一次明确的轮流活动机会，导致成人更像旁观者或引导者。或者孩子似乎不明白成人的角色，没有将活动材料递给成人或观察成人的活动。

4—在教学过程中发生了多次轮流活动或互动参与。孩子和成人都明白彼此在活动中的角色，并有意识地分享目光注视、微笑和一些沟通行为。成人能够很好地创造机会进行轮流活动和双向互动交流。

5—在整个教学过程中不断发生互动活动和双向交流。孩子很活跃地参与到成人的活动中，包括给予玩具、共同构思活动、提供帮助或提示轮到成人。互动和社交参与遍布于整个教学活动中。这一评分代表将双向互动交流与教学活动进行融合的最佳水平。

最大程度地提高幼儿参与活动的积极性

注意：这不是关于管理孩子的活动度或情绪状态的项目。本项目是指孩子按照成人要求的次数，重复多次执行某一特定教学任务的动力。如果由于在此过程中参与活动的动力问题导致了孩子的不良状态或问题行为，那么所有相关的项目均应评分。本项目中，孩子的选择是很重要的方面。在自然情境下的教学过程中，应由孩子选择教学材料、活动。在不包含物品的活动（如唱歌、游戏）中，成人可能"提供"给孩子某项活动，但活动是否继续仍然由孩子决定。在由成人引导的教学活动中，这可能涉及了孩子对强化物的选择或孩子对更喜欢的活动的选择，活动中应加入双向互动教学。重视孩子的选择并不妨碍成人为孩子提供新玩具或新活动的示范，或者即使孩子有轻微反抗，也要为孩子示范并引导他们参加一项新的活动。但是，如果孩子表现出明显的反抗或不感兴趣，则不应再进行这项活动，除非该活动对于孩子的安全和卫生等至为关键。总是向孩子提议进行一项新的活动（比如：我们来假装吃东西，好吗？）的成人并没有给孩子足够的选择机会。偶尔这样做还可以，但如果这种现象发生过多，就表明成人在活动中的主导作用过强，而没有为孩子创造选择的机会，也没有跟随孩子的选择和引导。

通过以下方式可以促进孩子参与活动的动力。

• 交替进行维持练习和获得技能的训练。

• 对强化物的管理，包括强化孩子的努力尝试、强化行为的安排、应用普利马克原理（premark principle），以及可行情况下运用内在强化。

• 让孩子选择活动并跟随孩子的选择。

• 很好地选择活动，并用相关材料创造出有意思的活动。

• 在孩子觉得无聊和厌倦前，结束或变换活动。

1—活动并没有激发孩子的积极性，而成人也没有使用上述技巧来提高孩子的积极性。成人选择活动,而没有提供给孩子选择的机会。孩子没有对活动表现出兴趣，没有尝试执行任务，或者在整个活动过程中需要完全的辅助和提示。

2—活动并没有激发孩子的积极性。成人选择活动，并使用上述一项以上的方法来提高孩子的积极性，但没有成功，孩子没有通过自己的努力完成教学任务，或者孩子尝试了一次，但没有继续进行。成人仅为孩子提供了 1 ～ 2 次选择，而失去了更多为孩子提供选择的机会。

3—孩子对活动表现出一定的积极性，并对教学任务做出一定反应。成人使用了上述方法中的至少 3 项来获取或维持孩子的兴趣和参与，并提供了 2 次以上的机会供孩子选择，但仍然失去了一些明确的选择机会。然而，活动中孩子的积极性仍不足，成人应通过更好地应用上述方法来进行改善。

4—由于成人成功地应用了上述原理，孩子自己选择活动或积极地执行活动中的任务。成人巧妙地应用了上述原理，从而创造了多个教学机会，孩子在课程中也有若干次选择的机会。

5—教学过程中由孩子选择活动，而且孩子对活动很感兴趣，因而积极性很高。孩子多次参与学习活动，始终如一地对成人的指令做出反应，并且自发地进行反复沟通，要求进行学习活动。成人多次熟练地运用上述 4 项原理，并且善于做出细微调整来为孩子创造很多选择机会，使孩子在整个活动中都保持很高的积极性。

成人积极情绪的应用

1——教学过程中成人没有从脸部表情、声音或行为方式上表现出积极情绪。成人表现得太过正式，或者处于消极的情绪状态。

2——成人表现出不自然、不柔和甚至不恰当的积极情绪——过于强烈或做作，导致表现得不自然和（或）过于强烈，与孩子的状态不符。

3——成人的情感有些中立或平淡，或者在整个活动过程中情绪不一致。应该表现出更多积极的情绪，以进一步提高社交互动的质量。

4——活动中成人表现出真诚、自然的积极情绪，包括营造整个活动的积极氛围。

5——在整个活动中，成人表现出丰富、真诚、自然的积极情绪，并与孩子的情绪相符合。积极的情绪贯穿于整个过程中，与孩子的需求和能力相符，不会使孩子过度兴奋而又能很好地为教学服务。

成人对幼儿沟通行为的敏感度和反应性

本项与成人对幼儿的状态、动机和情绪的协调相关。一个敏感度高、反应积极的成人能抓住孩子通过语言或肢体动作呈现出的沟通线索，并根据孩子的沟通情况偶尔讲话或做动作，让孩子感觉到他们的声音已被"听到"。或者，面对情绪线索时，成人能够通过镜像情绪（即表现出和孩子一样的情绪），并表达自己的理解来"移情"，对孩子的情绪状态做出反应。成人没有强化不良行为，但抓住了孩子表现出的沟通意愿，并根据情境给予适当的反应。成人使用了一系列的技术，包括示范、复述、拓展孩子的发音，重复孩子的发音并将其融入有意义的活动中。

1——在该段教学过程中，成人对孩子几乎所有的沟通线索都表现得不敏感或没有反应。成人按照自己的安排进行活动，忽视了孩子的沟通行为。或者，成人主导教学过程，没有给孩子提供任何沟通的机会，因而导致教学片段中孩子没有表现出沟通线索或倾向。

2——成人对孩子的两个沟通线索有反应，但对其他的大多数表现都无反应，原因是成人没有参与、理解孩子的沟通行为，或者成人主导活动，并因此忽视了孩子的沟通行为。

3—成人对于孩子的大部分沟通行为表现出一定的敏感度和反应，但没有敏锐地发现少部分由孩子主导的沟通并适时地做出反应，而在孩子主导的沟通中，有一些类型的反应可以达到最佳的教学效果。

4—成人对于孩子的大部分沟通行为表现得敏感并及时给予回应。有 1 ~ 2 次错过机会，但大多是由于其他因素：孩子的沟通行为线索不清晰，教学计划本身的影响，或者注意力集中于环境中的其他方面，而不是由于缺乏敏感度和反应性。

5—成人对孩子的沟通行为表现出最佳的敏感度和反应性。成人最大程度地直接或间接调整孩子的沟通行为，能够很好地理解孩子，或者尽最大努力去理解孩子表达的意思。成人采用了全面的回应方式：复述、示范、延伸拓展和通过重复来确认。

活动中出现多种多样的沟通机会

本项评价幼儿在沟通中表现出和由成人引发出的语用功能的数目。语用功能包括结合目光对视表达要求、评论、命名、反对或确认、寻求帮助、示意"全部做完"、问候及模仿成人的声音或肢体动作。幼儿模仿成人操作物品的动作，但未结合目光对视、发声和肢体动作等，则在本项中不视为有效沟通。

1—幼儿几乎没有沟通的机会。以物品为导向的活动没有包含沟通因素；感觉社交常规也以成人作用于幼儿的行为为主，而没有为幼儿创造沟通的机会。

2—教学过程中的沟通机会仅仅练习了幼儿一种沟通功能，如要求或命名等。以成人主导的训练和实践模式也应按此评分。

3—在自然的沟通情境中发生了若干次沟通机会，且训练或使用的沟通种类不止一种。然而过多依赖某种语用功能（如要求或反对），或者当某一情境至少需要通过示范来拓展一些词汇时，依然过多地重复单个词语。在活动中，显而易见的、可以用于练习目前沟通目标的机会被遗漏。

4—活动中有多种多样的沟通机会，强调了若干沟通目标和（或）几种不同的沟通功能，词汇运用或语法结合也得到了训练。尽管失去了 1 ~ 2 次沟通机会，但在应用多种语言教学、运用相关技巧示范和拓展孩子的语言方面，成人可以胜任。

5—本得分代表最佳水平。成人在整个活动过程中根据孩子的特定目标，提供了多次与孩子沟通的机会，并包含不同的沟通功能——要求、反对、评论、请求帮助、问候、命名和扩展等。语义和所提供的沟通机会都符合孩子的语言水平。在以物品为导向的活动中，每分钟与孩子进行多次沟通。在感觉社交常规活动中，孩子的沟通行为（包括目光注视和微笑）约每10秒发生一次。成人运用了多种技术，包括示范、复述、拓展孩子的发音、重复孩子的发音并将其融入有意义的活动中。没有错过与孩子沟通的明确机会，且孩子的沟通目标贯穿于整个活动当中。

成人的语言适合孩子的语言水平

本项评价治疗师的语言在词汇、语法和语用方面是否适合于拓展孩子的语言水平。这包括对孩子的评论、语言示范和对活动中所包含动作或主题的恰当叙述。

1—成人的语言在上述任何一方面都不适合孩子的语言水平。成人的词汇和（或）语法不是过于复杂就是过于简单，或者在指示、引导和命名中运用不当。没有遵循"加1原则"。

2—成人的语言在语法上适合孩子的语言水平（加1原则），但成人仅用语言来发出指令、命名物品和表扬，而没有以恰当的语用方式进行沟通。

3—成人的大部分沟通在语法、语义和语用（如语言适合孩子的目标）方面都比较恰当，然而在某句话的两个及以上方面存在明显错误，或者错过了描述孩子行为与动作的机会。

4—成人的语言在语法、语义和语用上大多适当，尽管存在一些疏漏，但成人使用的语言通常都符合孩子目前的理解水平，并可提供更成熟的语言给孩子作为示范，能够进行适当的描述，并常常应用"加1原则"。

5—成人的语言始终适合孩子的发育水平，语义恰当，与孩子的语言和非语言沟通意图和能力相符。成人通常遵循"加1原则"，用合适的语言回应孩子的沟通行为，描述孩子和成人的行为或活动主题，并用语言表现出多种语用功能、语义关系和语法联系。

共同活动的框架和计划

本项评价治疗师是否进行了一项由四部分组成的共同活动：①活动开始前，孩子选择活动，并帮助成人确定活动主题；②活动中双方平等参与，共同创建活动主题；③鼓励努力通过使用多种材料和模式，或者通过主题变化来进行灵活多变的活动；④在适当的时间结束活动，并且孩子在转换到下一活动的过程中得到了成人的帮助，活动中成人关注了不同发育领域的多个目标。

注意：如果孩子需要以成人主导的集中回合式教学方式来学习，治疗师也可以在活动中让孩子帮忙取出、收拾及选择材料，或者将社交互动融入教学中。因此，这一项目可以应用于所有的教学方法。

　　1—成人集中完成一项教学目标但未成功。活动没有清晰的开始、主题和结束框架，也缺乏经过构思的组成部分，因此不是过快结束而失去教学机会，就是显得过于重复、单一。

　　2—成人成功教授了一项教学目标。活动没有清晰的开始、主题和结束框架。成人试图引发孩子针对多个目标的其他学习行为或更好的回应，但由于缺乏治疗技巧而没有成功。

　　3—成人在活动中提供了清晰的框架，至少包含三部分：开始、主题和结束。治疗师尝试制定一些活动计划，并且进行了不止一项针对目标行为的教学活动，但错失了多个计划和维持活动的机会，或者错过了实现更多教学目标的机会。活动对于孩子来说显得过于重复单调或水平偏低。

　　4—成人在活动中提供了清晰的结构，包含所有四个部分：开始、主题、变化和结束。成人能够很巧妙地制定活动计划，维持孩子在整个过程中的兴趣，并创造多种机会，成功执行多个领域的目标教学。

　　5—成人提供了最佳的四步共同活动，包括进展顺利的结束部分。成人针对多个教学目标，对活动进行了富于想象力的优化。治疗师通过在灵活多变的教学过程中，将具体技能与不同能力领域的目标相结合来促进孩子的学习（注意：如果孩子需要多次重复以掌握某项技能，并且他／她参与的积极性很高，则不必因为活动缺乏主题和变化而减分。但是一项活动中应始终设立一个以上的教学目标）。

活动间的转换

本项评价治疗师是否能够巧妙地转换活动或位置，最大程度地维持孩子的注意力和积极性，以及培养孩子独立地自行转换到新活动中的能力（注意：如果在活动的开始和结尾部分录像内容中均没有转换发生，则打分为 N／O——未观察到，并且不使用本项来计算准确度）。

　　1—并未出现真正的转换。活动开始或结束得很突然，对幼儿的注意力、积极性或兴趣有消极的影响。活动转换突然是因为孩子不再参与或孩子自行转换到下一项活动中。成人没有试图帮助孩子转移注意力或将孩子的兴趣和意识吸引到新的活动中。在成人准备一项新的活动时，孩子可能已从一个活动场所来到另一个活动场所，无所事事地消极等待。

　　2—尽管出现了活动的转换，但由成人引导孩子进行转换，或者直接将孩子从一个活动或场所带领到另外一个活动或场所，并没有鼓励孩子独立完成转换，或者没有等待孩子选择或发起活动，而是成人直接选择活动，并带领孩子参与。

3——通过将孩子的兴趣转移到一项新的活动中来完成转换过程，而不是从身体上引导孩子。然而，选择的新活动并非最佳，或者因为最后的活动缺少变化，或者因为孩子的需求或选择（比如：从安静变得活跃，从活跃变得平静，位置的变化，步调的变化）并没有对下一活动的选择发挥什么作用。

4——活动的转换流畅自然，转换过程中幼儿可以独自走动。成人通过让孩子自己选择或发起活动使孩子参与到新的活动中。相比上一活动，新活动在活动位置、活动程度或教学目标方面均有变化。

5——转换的过程实现了最优管理。成人适时地结束一项活动并开始另一项活动，很好地完成了孩子兴趣的转移，因而孩子在两项活动中都能获得最大可能的学习机会，并且孩子的兴趣很快由一项活动转移到下一项活动。下一项活动由孩子选择和发起。

早期介入丹佛模式教学准确度评分表

治疗师＿＿＿＿＿＿＿＿＿＿＿＿评定者及评定日期＿＿＿＿＿＿＿＿＿＿＿＿＿

幼儿姓名及教学时段＿＿＿＿＿＿＿＿＿＿＿＿＿＿＿＿＿＿＿＿＿

打分规则：打分前观看活动的完整录像，仔细阅读每项评定标准。然后给出每个单项的分数，并在表中注明打分的根据。

项　目	活动 1	活动 2	活动 3	活动 4	活动 5	活动 6
对幼儿注意力的管理						
ABC 模式——行为教学的质量						
教学技术的应用						
调节孩子情绪和活动度的能力						
对不良行为的管理						
双向参与的质量						
最大程度地提高幼儿参与活动的积极性						

（续表）

项　目	活动 1	活动 2	活动 3	活动 4	活动 5	活动 6
成人积极情绪的应用						
成人对幼儿沟通行为的敏感度和反应性						
活动中出现多种多样的沟通机会						
成人的语言适合孩子的语言水平						
共同活动的框架和计划						
活动间的转换						
备注						

参考文献

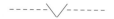

Ainsworth, M. D. S., Blehar, M. C., Waters, E., & Wall, S. (1978). *Patterns of attachment.* Hillsdale, NJ: Erlbaum.

Anderson, J. R. (2000). *Learning and memory: An integrated approach* (2nd ed.). New York: Wiley.

Ansbacher, H., & Ansbacher, R. R. (1956). The style of life. In *The Individual Psychology of Alfred Adler.* New York: Basic Books.

Anzalone, M., & Williamson, G. G. (2000). Sensory processing and motor performance in autism spectrum disorders. In A. M. Wetherby & B. M. Prizant (Eds.), *Autism spectrum disorders: A transactional developmental perspective* (pp. 143–166). Baltimore: Brookes.

Baer, D. M., & Sherman, J. A. (1964). Reinforcement control of generalized imitation in young children. *Journal of Experimental Child Psychology, 1,* 37–49.

Baillargeon, R. (2004). Infants' reasoning about hidden objects: Evidence for event-general and event-specific expectation. *Developmental Science, 7,* 301–424.

Bandura, A., Ross, D., & Ross, S. A. (1963). Vicarious reinforcement and imitative learning. *Journal of Abnormal and Social Psychology, 67,* 601–607.

Baranek, G. T., David, F. J., Poe, M. D., Stone, W. L., & Watson, L. R. (2006). Sensory experiences questionnaire: Discriminating sensory features in young children with autism, developmental delays, and typical development. *Journal of Child Psychology and Psychiatry, 47*(6), 591–601.

Barnes, E. (1997). *Paving the way to kindergarten: Timelines and guidelines for preschool staff working with young children with special needs and their families.* Syracuse, NY: Center on Human Policy, Syracuse University.

Baron-Cohen, S., & Bolton, P. (1994) *Autism: The facts.* Oxford, UK: Oxford Medical Publications.

Bates, E. (1976). *Language and context: The acquisition of pragmatics.* New York: Academic Press.

Bates, E., Bretherton, I., & Snyder, L. (2001). *From first words to grammar: Individual differences and dissociable mechanisms.* Cambridge, UK: Cambridge University Press.

Bates, E., & Dick, F. (2002). Language, gesture, and the developing brain. *Developmental Psychobiology, 40,* 293–310.

Bates, E., Marchman, V., Tal, D., Fenson, L., Dale, P., Reznick, J., et al. (1994). Developmental and stylistic variation in the composition of early language. *Journal of Child Language, 21*, 85–123.

Bauman, M. L., & Kemper, T. L. (1994). Neuroanatomical observation of the brain in autism. In M. L. Bauman & T. L. Kemper (Eds.), *The neurobiology of autism* (pp. 119–145). Baltimore: Johns Hopkins University Press.

Bauminger, N., Solomon, M., Aviezer, A., Heung, K., Brown, J., & Rogers, S. J. (2008). Friendship in high-functioning children with autism spectrum disorder: Mixed and non-mixed dyads. *Journal of Autism and Developmental Disorders, 38*(7), 1211–1229.

Beecher, H. K. (1955). The powerful placebo. *Journal of the American Medical Association, 159*, 1602–1606.

Blake, J., McConnell, S., Horton, G., & Benson, N. (1992). The gestural repetoire and its evaluation over the 2nd year. *Early Development and Parenting, 1*, 127–136.

Bondy, A. S., & Frost, L. A. (1994). The picture exchange communication system. *Focus on Autistic Behavior, 9*, 1–19.

Bricker, D. D., Pretti-Frontzczak, K., & McComas, N. (1998). *An activity-based approach to early intervention* (2nd ed.). Baltimore: Brookes.

Brown, J. R., & Rogers, S. J. (2003). Cultural issues in autism. In S. Ozonoff, S. J. Rogers, & R. L. Hendren (Eds.), *Autism spectrum disorders: A research review for practitioners* (pp. 209–226). Washington, DC: American Psychiatric Association.

Bruner, J. (1972). Nature and uses of immaturity. *American Psychologist, 27*, 687–708.

Bruner, J. (1975). The ontogenesis of speech acts. *Journal of Child Language, 2*, 1–19.

Bruner, J. (1981a). The pragmatics of acquisition. In W. Deutsch (Ed.), *The child's construction of language* (pp. 35–56). New York: Academic Press.

Bruner, J. (1981b). The social context of language acquisition. *Language and Communication, 1*, 155–178.

Bruner, J. (1995). From joint attention to the meeting of minds: An introduction. In C. Moore & P. J. Dunham (Eds.), *Joint attention: Its origins and role in development* (pp. 1–14). Hillsdale, NJ: Erlbaum.

Bruner, J. S. (1977). Early social interaction and language acquisition. In H. R. Schaffer (Ed.), *Studies in mother–infant interaction* (pp. 271–289). New York: Academic Press.

Capps, L., Sigman, M., & Mundy, P. (1994). Attachment security in children with autism. *Development and Psychopathology, 6*, 249–261.

Carpenter, M., & Tomasello, M. (2000). Joint attention, cultural learning, and language acquisition: Implications for children with autism. In A. M. Wetherby & B. M. Prizant (Eds.), *Autism spectrum disorders: A transactional developmental perspective* (pp. 31–54). Baltimore: Brookes.

Carr, E. G., Dunlap, G., Horner, R. H., Koegel, R. L., Turnbull, A. P., Sailor, W., et al. (2002). Positive behavior support: Evolution of an applied science. *Journal of Positive Behavior Interventions, 4*, 4–16.

Caselli, C., Casadio, P., & Bates, E. (1999). A comparison of the transition from first words to grammar in English and Italian. *Journal of Child Language, 26*, 69–111.

Cassuam, V. M., Kuefner, D., Weterlund, A., Nelson, C. A. (2006). A behavioral and ERP investigation of 3-month-olds' face preferences. *Neuropsychologia, 44*, 2113–2125.

Chakrabarti, S. & Fombonne, E. (2005). Pervasive developmental disorders in preschool children: Confirmation of high prevalence. *American Journal of Psychiatry, 162*, 1133– 1141.

Charman, T. (1998). Specifying the nature and course of the joint attention impairment in autism in the preschool years: Implications for diagnosis and intervention. *Autism: An International Journal of Research and Practice, 2*(1), 61–79.

Charman, T., Howlin, P., Aldred, C., Baird, G., Degli Espinosa, F., Diggle, T., et al. (2003). *Research into early intervention for children with autism and related disorders: Methodological and design issues*. Report on a workshop funded by the Wellcome Trust, Institute of Child Health. November 2001. *Autism, 7*(II), 217–225.

Charman, T., Swettenham, J., Baron-Cohen, S., Cox, A., Baird, G., & Drew, A. (1998). An experimental investigation of social–cognitive abilities in infants with autism: Clinical implications. *Infant Mental Health Journal, 19*(2), 260–275.

Chartrand, T. L. & Bargh, J. A. (1999). The chameleon effect: The perception–behavior link and social interaction. *Journal of Personality and Social Psychology, 76,* 893–910.

Cipani, E. & Spooner, F. (1994). *Curricular and instructional approaches for persons with severe disabilities*. Boston: Allyn & Bacon.

Cohen, M. J., & Sloan, D. L. (2007). *Visual supports for people with autism: A guide for parents and professionals* (2nd ed.). Bethesda, MD: Woodbine House.

Cook, R. E., Tessier, M., & Klein, D. (1999). *Adapting early childhood curricula for children in inclusive settings* (5th ed.). Englewood Cliffs, NJ: Prentice-Hall.

Cooper, J. O., Heron, T. E., & Heward, W. L. (2006). *Applied behavior analysis* (2nd ed.). Upper Saddle River, NJ: Prentice-Hall.

Coulter, L., & Gallagher, C. (2001). Evaluation of the early childhood educators programme. *International Journal of Language and Communication Disorders, 36,* 264–269.

Courchesne, E., Pierce, K., Schumann, C. M., Redcay, E., Buckwalter, J. A., Kennedy, D., et al. (2007). Mapping early brain development in autism. *Neuron, 56,* 399–413.

Courchesne, E., Redcay, E., & Kennedy, D. P. (2004). The autistic brain: Birth through adulthood. *Current Opinion in Neurology, 17*(4), 489–496.

Courchesne, E., Townsend, J. P., Akshoomoff, N. A., Yeung-Courchesne, R., Press, G. A., Murakami, J. W., et al. (1993). A new finding: Impairment in shifting attention in autistic and cerebellar patients. In S. H. Broman & J. Grafman (Eds.), *Atypical deficits in developmental disorders: Implications for brain function*. Hillsdale, NJ: Erlbaum.

Crais, E., Douglas, D. D., & Campbell, C. C. (2004). The intersection of the development of gestures and intentionality. *Journal of Speech, Language, and Hearing Research, 47*(3), 678–694.

Csibra, G., & Gergely, G. (2005). Social learning and social cognition: The case for pedagogy. In M. H. Johnson & Y. Munakata (Eds.), *Processes of change in brain and cognitive development. Attention and performance*. Oxford, UK: Oxford University Press.

Dale, E., Johoda, A., & Knott, F. (2006). Mothers' attributions following their child's diagnosis of autistic spectrum disorder: Exploring links with maternal levels of stress, depression and expectations about their child's future. *Autism, 10*(5), 463–479.

Dawson, G. (2008). Early behavior intervention, brain plasticity, and the prevention of autism spectrum disorder. *Developmental Psychopathology, 20*(III), 775–803.

Dawson, G., & Adams, A. (1984). Imitation and social responsiveness in autistic children. *Journal of Abnormal Child Psychology, 12,* 209–226.

Dawson, G., Carver, L., Meltzoff, A. N., Panagiotides, H., & McPartland, J. (2002a). Neural correlates of face recognition in young children with autism spectrum disorder, developmental delay, and typical development. *Child Development, 73,* 700–717.

Dawson, G., & Galpert, L. (1990). Mothers' use of imitative play for facilitating social responsiveness and toy play in young autistic children. *Development and Psychopathology, 2,* 151–162.

Dawson, G., Rogers, S. J., Munson, J., Smith, M., Winters, J., et al. (2010). Randomized controlled trial of an intervention for toddlers with autism: The Early Start Denver Model. *Pediatrics, 125,* 17–23.

Dawson, G., Toth, K., Abbott, R., Osterling, J., Munson, J., Estes, A., et al. (2004). Defining the early social attention impairments in autism: Social orienting, joint attention, and responses to emotions. *Developmental Psychology, 40*(2), 271–283.

Dawson, G., Webb, S. J., & McPartland, J. (2005a). Understanding the nature of face processing impairment in autism: Insights from behavioral and electrophysiological studies. *Developmental Neuropsychology, 27,* 403–424.

Dawson, G., Webb, S., Schellenberg, G. D., Dager, S., Friedman, S., Aylward, E., et al. (2002). Defining the broader phenotype of autism: Genetic, brain, and behavioral perspectives. *Development and Psychopathology, 14,* 581–611.

Dawson, G., Webb, S. J., Wijsman, E., Schellenberg, G., Estes, A., Munson, J., et al. (2005b). Neurocognitive and electrophysiological evidence of altered face processing in parents of children with autism: Implications for a model of abnormal development of social brain circuitry in autism. *Development and Psychopathology, 17,* 679–697.

Dawson, G., & Zanolli, K. (2003). Early intervention and brain plasticity in autism. *Novartis Foundation Symposium, 251,* 266–274.

Dettmer, S., Simpson, R. L., Myles, B. S., & Ganz, J. B. (2000). The use of visual supports to facilitate transitions of students with autism. *Focus on Autism and Other Developmental Disabilities, 15,* 163–169.

Drew, A., Baird, G., Baron-Cohen, S., Cox, A., Slonims, V., Wheelwright, S., et al. (2002). A pilot randomized control trial of a parent training intervention for pre-school children with autism: Preliminary findings and methodological challenges. *European Child and Adolescent Psychiatry, 11,* 266–272.

Duda, M. A., Dunlap, G., Fox, L., Lentini, R., & Clark, S. (2004). An experimental evaluation of positive behavior support in a community preschool program. *Topics in Early Childhood Special Education, 24,* 143–155.

Elder, L. M., Dawson, G., Toth, K., Fein, D., & Munson, J. (2007). Head circumference as an early predictor of autism symptoms in younger siblings of children with autism spectrum disorder. *Journal of Autism and Developmental Disorders, 38*(6), 1104–1111.

Eldevik, S., & Gardner, J. (2006). *Assessment and Learning.* London: Sage.

Farrar, M. J. (1992). Negative evidence and grammatical morpheme acquisition. *Developmental Psychology, 28,* 90–98.

Ferguson, D. L., & Baumgart, D. L. (1991). Partial participation revisited. *Journal of the Association for the Severely Handicapped, 16,* 218–227.

Fergus, C. A., Menn, L., Stoel-Gamman, C. (1992). *Phonological development: Models, research, implications.* Baltimore, MD: York Press.

Fewell, R. R., & Sandall, S. R. (1986). Developmental testing of handicapped infants. *Topics in Early Childhood Special Education, 6*(3), 86–100.

Frith, U., & Baron-Cohen, S. (1987). Perception in autistic children. In D. J. Cohen & A. M. Donnellan (Eds.), *Handbook of autism and pervasive developmental disorders.* New York: Wiley.

Fuentes, J., & Martin-Arribas, M. C. (2007). Bioethical issues in neuropsychiatric genetic disorders. *Child and Adolescent Psychiatric Clinics of North America, 16*(3), 649–661.

Garber, K. (2007). Neuroscience: Autism's cause may reside in abnormalities at the synapse. *Science, 17,* 190–191.

Gardner, J. (2006). *Assessment and Learning*. London: Sage.

Geschwind, D. H. (2008). Autism: Many genres, common pathways? *Cell, 135*, 391–395.

Geschwind, D. H., & Levitt, P. (2007). Autism spectrum disorders: Development disconnection syndromes. *Current Opinion in Neurobiology, 17*(I), 103–111.

Gilkerson, L., & Stott, F. (2005). Parent–child relationships in early intervention with infants and toddlers with disabilities and their families. In C. H. Zeanah, Jr. (Ed.), *Handbook of infant mental health* (2nd ed.). New York: Guilford Press.

Goldstein, H., Wickstrom, S., Hoyson, M., Jamieson, B., & Odom, S. L. (1988). Effects of socio-dramatic play training on social and communicative interaction. *Education and Treatment of Children, 11*, 97–117.

Goodman, R. (1989). Infantile autism: A syndrome of multiple primary deficits. *Journal of Autism and Developmental Disorders, 19*, 409–424.

Gray, C., & Garand, J. (1993). Social stories: Improving responses of students with autism with accurate social information. *Focus on Autistic Behavior, 8*, 1–10.

Gray, D. E. (1998). *Autism and the family: Problems, prospects, and coping with the disorder.* Springfield, IL: Charles C. Thomas.

Greenspan, S. I., Kalmanson, B., Shahmoon-Shanok, R., Wieder, S., Gordon-Williamson, G., & Anzalone, M. (1997). *Assessing and treating infants and young children with severe difficulties in relating and communicating*. Washington, DC: Zero to Three.

Griffith, E. M., Pennington, B. F., Wehner, E. A., & Rogers, S. J. (1999). Executive functions in young children with autism. *Child Development, 70*, 817–832.

Gutstein, S. E. (2005, winter). Relationship development intervention: Developing a treatment program to address the unique social and emotional deficits in autism spectrum disorders. *Autism Spectrum Quarterly.*

Gutstein, S. E., & Sheely, R. K. (2002). *Relationship development intervention with young children: Social and emotional development activities for Asperger syndrome, autism, PDD and NLD*. London: Jessica Kingsley.

Hansen, R., & Hagerman R. (2003). Contributions of pediatrics. In S. Ozonoff, S. J. Rogers, & R. L. Hendren (Eds.), *Autism spectrum disorders: A research review for practitioners*. Washington, DC: American Psychiatric.

Happe, F., Ronald, A., & Plomin, R. (2006). Time to give up on a single explanation for autism. *Nature Neuroscience, 9*(10), 1218–1220.

Harris, S. L., Wolchik, S. A., & Weitz, S. (1981). The acquisition of language skills by autistic children: Can parents do the job? *Journal of Autism and Developmental Disorders, 11*, 373–384.

Hart, B., & Risley, T. R. (1975). Incidental teaching of language in the preschool. *Journal of Applied Behavior Analysis, 8*, 411–420.

Hart, B., & Risley, T. R. (1995). *Meaningful differences in the everyday experience of young American children*. Baltimore: Brookes.

Hayden, D. (2004). A tactually-grounded treatment approach to speech production disorders. In I. Stockman (Ed.), *Movement and action in learning and development: Clinical implications for pervasive developmental disorders*. San Diego: Elsevier-Academic Press.

Higgins, D. J., Bailey, S. R., & Pearce, J. C. (2005). Factors associated with functioning style and coping strategies of families with a child with an autism spectrum disorder. *Autism, 9*(2), 125–137.

Hodapp, R. M., & Urbano, R. C. (2007). Adult siblings of individuals with down syndrome versus with autism: Findings from a large-scale U.S. survey. *Journal of Intellectual Disability*

Research, 51(12), 1018–1029.

Hodgdon, L. A. (1995). *Visual strategies for improving communication*. Troy, MI: Quirk Roberts.

Hughes, C., Russell, J., & Robbins, T. W. (1994). Evidence for executive dysfunction in autism. *Neuropsychologia, 32*, 477–492.

Huttenlocher, J., Vasilyeva, M., Cymerman, E., & Levine, S. (2002). Language input and language syntax. *Cognitive Psychology, 45*, 337–374.

Iacoboni, M. (2005). Neural mechanisms of imitation. *Current Opinion in Neurobiology, 15*,632–637.

Iacoboni, M. (2006). Understanding others: Imitation, language, empathy. In S. Hurley & N. Chater (Eds.), *Perspectives on imitation: From mirror neurons to memes: Vol. 1. Mechanisms of imitation and imitation in animals*. Cambridge, MA: MIT Press.

Iacoboni, M., & Mazziotta, J. C. (2007). Mirror neuron system: Basic findings and clinical implications. *Annals of Neurology, 62*, 213–218.

Individuals with Disabilities Act (IDEA). (1991). Pub. L. No. 101-476 § 1400 et seq., 104 stat. 1142.

Ingersoll, B., & Gergans, S. (2007). The effect of a parent-implemented imitation intervention on spontaneous imitation skills in young children with autism. *Research in Developmental Disabilities, 28*(II), 163–175.

Ingersoll, B., & Schreibman, L. (2006). Teaching reciprocal imitation skills to young children with autism using a naturalistic behavioral approach: Effects on language, pretend play, and joint attention. *Journal of Autism and Developmental Disorders, 36*(4), 487–505.

Insel, T. R., O'Brien, D. J., & Leckman, J. F. (1999). Oxytocin, vasopressin, and autism: Is there a connection? *Biological Psychiatry, 45*, 145–157.

Johnson, M., Griffin, R., Cisbra, G., Halit, H., Faroni, T., deHann, J., et al. (2005). The emergence of the social brain network: Evidence from typical and atypical development. *Development and Psychopathology, 17*, 599–619.

Kaiser, A. P., Yoder, P. J., & Keetz, A. (1992). Evaluation milieu teaching. In S. F. Warren & J. Reichle (Eds.), *Communication and language intervention series: Vol. I. Causes and effects in communication and language intervention* (pp. 9–48). Baltimore: Brookes.

Kasari, C. (2002). Assessing change in early interventions programs for children with autism. *Journal of Autism and Developmental Disorders, 32*(5), 447–461.

Kasari, C., Sigman, M., Mundy, P., & Yirmiya, N. (1990). Affective sharing in the context of joint attention interactions of normal, autistic, and mentally retarded children. *Journal of Autism and Developmental Disorders, 20*, 87–100.

Kasari, C., Sigman, M., & Yirmiya, N. (1993). Focused and social attention of autistic children in interactions with familiar and unfamiliar adults: A comparison of autistic, mentally retarded, and normal children. *Development and Psychopathology, 5*, 403–414.

Kasari, C., Sigman, M., Yirmiya, N., & Mundy, P. (1994). Affective development and communication in young children with autism. In A. Kaiser & D. B. Gray (Eds.), *Enhancing children's communication: Research foundations for intervention*. Baltimore: Brookes.

Kennedy, D. P., & Courchesne, E. (2008). The intrinsic functional organization of the brain is altered in autism. *Neuroimage, 39*(IV), 1877–1885.

Kern, L., Marder, T. J., Boyajian, A. E., & Elliot, C. M. (1997). Augmenting the independence of self-management procedures by teaching self-initiation across settings and activities. *School Psychology Quarterly, 12*, 23–32.

Kjelgaard, M., & Tager-Flusberg, H. (2001). An investigation of language impairment in autism: Implications for genetic subgroups. *Language and Cognitive Processes, 16*, 287–308.

Koegel, L. K. (2000). Interventions to facilitate communication in autism. *Journal of Autism and Developmental Disorders, 30*(5), 383–391.

Koegel, L. K., Koegel, R. L., Harrower, J. K., & Carter, C. M. (1999a). Pivotal response intervention 1: Overview of approach. *Journal of the Association for Persons with Severe Handicaps, 24*, 174–185.

Koegel, L. K., Koegel, R. L., Hurley, C., & Frea, W. D. (1992). Improving social skills and disruptive behavior in children with autism through self-management. *Journal of Applied Behavior Analysis, 25*, 341–353.

Koegel, L. K., Koegel, R. L., Shoshan, Y., & McNerney, E. (1999b). Pivotal response intervention II: Preliminary long-term outcome data. *Journal of the Association for Persons with Severe Handicaps, 24*, 186–198.

Koegel, R., & Koegel, L. K. (1988). Generalized responsivity and pivotal behavior. In R. H. Horner, G. Dunlap, & R. L. Koegel (Eds.), *Generalization and maintenance: Lifestyle changes in applied settings* (pp. 41–66). Baltimore: Brookes.

Koegel, R. L., Bimbela, A., & Schreibman, L. (1996). Collateral effects of parent training on family interactions. *Journal of Autism and Developmental Disorders, 26*, 347–359.

Koegel, R. L., & Frea, W. D. (1993). Treatment of social behavior in autism through the modification of pivotal social skills. *Journal of Applied Behavior Analysis, 26*, 369–377.

Koegel, R. L., & Koegel, L. K. (1995). *Teaching children with autism: Strategies for initiating positive interactions and improving learning opportunities.* Baltimore: Brookes.

Koegel, R. L., Koegel, L. K., & Surratt, A. (1992). Language intervention and disruptive behavior in preschool children with autism. *Journal of Autism and Developmental Disorders, 22*(2), 141–153.

Koegel, R. L., O'Dell, M., & Dunlap, G. (1988). Producing speech use in nonverbal autistic children by reinforcing attempts. *Journal of Autism and Developmental Disorders, 18*(4), 525–538.

Koegel, R. L., O'Dell, M., & Koegel, L. K. (1987). A natural language teaching paradigm for nonverbal autistic children. *Journal of Autism and Developmental Disorder, 17*, 187–199.

Koegel, R. L., & Williams, J. A. (1980). Direct vs. indirect response—Reinforcer relationships in teaching autistic children. *Journal of Abnormal Child Psychology, 8*(IV), 537–547.

Kreppner, J. M., Rutter, M., Beckett, C., Castle, J., Colvert, E., Grothues, E., et al. (2007). Normality and impairment following profound early institutional deprivation: A longitudinal examination through childhood. *Developmental Psychology, 43*(4), 931–946.

Kuhl, P. K., Tsao, F. M., & Liu, H. M. (2003). Foreign-language experience in infancy: Effects of short-term exposure and social interaction on phonetic learning. *Proceedings of the National Academy of Sciences USA, 100*(15), 9096–9101.

Kylliainen, A., Braeutigam, S., Hietanen, J. K., Swithenby, S. J., & Bailey, A. J. (2006). Face and gaze processing in normally developing children: A magnetocephalographic study. *European Journal of Neuroscience, 23*, 801–810.

Legerstee, M., Markova, G., & Fisher, T. (2007). The role of maternal affect attunement in dyadic and triadic communication. *Infant Behavior and Development, 2*, 296–306.

Leonard, L. B., Newhoff, M., & Mesalam, L. (1980). Individual differences in early child phonology. *Applied Psycholinguistics, 1*, 7–30.

Lifter, K., Sulzer-Azaroff, B., Anderson, S. R., Coyle, J. T., & Cowdery, G. E. (1993). Teaching play activities to preschool children with disabilities: The importance of developmental considerations. *Journal of Early Intervention, 17*(2), 139–159.

Lord, C., Risi, S., & Pickles, A. (2005). Trajectory of language development in autistic spectrum disorders. In M. L. Rice & S. F. Warren (Eds.), *Developmental language disorders: From phenotypes to etiologies* (pp. 7–30). Mahweh, NJ: Erlbaum.

Lord, C., Wagner, A., Rogers, S., Szatmari, P., Aman, M., Charman, T., et al. (2005). Challenges in evaluating psychosocial interventions for autistic spectrum disorders. *Journal of Autism and Developmental Disorders, 35*(6), 695–708.

Losardo, A., & Bricker, D. (1994). Activity-based intervention and direct instruction: A comparison study. *American Journal of Mental Retardation, 98*, 744–765.

Lovaas, O. I. (1987). Behavioral treatment and normal educational and intellectual functioning in young autistic children. *Journal of Consulting and Clinical Psychology, 55*(1), 3–9.

Lovaas, O. I. (2002). *Teaching individuals with developmental delays: Basic intervention techniques.* Austin, TX: PRO-ED.

Lovaas, O. I., Berberich, J. P., Perloff, B. F., & Schaeffer, B. (1966). Acquisition of imitative speech by schizophrenic children. *Science, 151,* 705–707.

Lovaas, I. O., Freitag, G., Gold, V. J., & Kassorla, I. C. (1965). Experimental studies in child schizophrenia: Analysis of self-destructive behavior. *Journal of Experimental Child Psychology, 2,* 67–84.

Lynch, E. W., & Hanson, M. J. (1992). *Developing cross-cultural competence.* Baltimore: Brooks/Cole.

Macks, R. J., & Reeve, R. E. (2007). The adjustment of non-disabled siblings of children with autism. *Journal of Autism and Developmental Disorders, 37*(6), 1060–1067.

Maestro, S., Muratin, F., Cavallaro, M. C., Pei, F., Stern, D., Golse, B., & Palacio-Esposa, F. (2002). Attentional skills during the first 6 months of age in autism spectrum disorders. *Journal of the American Academy of Child and Adolescent Psychiatry, 4,* 1239–1245.

Mahoney, G., & Perales, F. (2003). Using relationship-focused intervention to enhance the social-emotional functioning of young children with autism spectrum disorder. *Topics in Early Childhood Special Education, 23,* 77–89.

Mahoney, G., & Perales, F. (2005). The impact of relationship focused intervention on young children with autism spectrum disorders: A comparative study. *Journal of Developmental and Behavioral Pediatrics, 26,* 77–85.

Mahoney, G., Wheeden, C. A., & Perales, F. (2004). Relationship of preschool special education outcomes to instructional practices and parent–child interaction. *Research in Developmental Disabilities, 25,* 539–558.

Marcus, L. M., Kunce, L. J., & Schopler, E. (2005). In F. R. Volkmar, R. Paul., A. Klin, & D. Cohen (Eds.), *Handbook of autism and developmental disorders* (3rd ed., Vol. 2, pp. 1055–1086). Hoboken, NJ: Wiley.

Mashal, M., Feldman, R. B., & Sigal, J. J. (1989). The unraveling of a treatment paradigm: A followup study of the Milan approach to family therapy. *Family Process, 28*(4), 187–193.

McCann, J., & Peppe, S. (2003). Prosody in autism spectrum disorders: A critical review. *International Journal of Language and Communication Disorders, 38*(4), 325–350.

McCleery, J. P., Tully, L., Slevc, L. R., & Schreibman, L. (2006). Consonant production patterns of young severely language-delayed children with autism. *Journal of Communication Disorders, 39,* 217–231.

McCollum, J. A., & Yates, T. J. (1994). Dyad as focus, triad as means: A family-centered approach to supporting parent–child interactions. *Infants and Young Children, 6*(4), 54–63.

McCune, L. (1995). A normative study of representational play at the transition to language. *Developmental Psychology, 31,* 198–206.

McCune-Nicholich, L. (1977). Beyond sensorimotor intelligence: Assessment of symbolic maturity through analysis of pretend play. *Merrill-Palmer Quarterly, 23*, 89–99.

McGee, G. G., Morrier, M. J., & Daly, T. (1999). An incidental teaching approach to early intervention for toddlers with autism. *Journal of the Association for Persons with Severe Handicaps, 24*, 133–146.

McIntosh, D. N. (1996). Facial feedback hypotheses: Evidence, implications, and directions. *Motivation and Emotion, 20*, 121–147.

Meltzoff, A., & Moore, M. K. (1977). Imitation of facial and manual gestures by human neonates. *Science, 198*, 75–78.

Montes, G., & Halterman, J. S. (2008). Child care problems and employment among families with preschool-aged children with autism in the United States. *Pediatrics, 122*(1), 202–208.

Mundy, P. (2003). Annotation. The neural basis of social impairments in autism: The role of the dorsal medial-frontal cortex and anterior cingulate system. *Journal of Child Psychology and Psychiatry, 44*(VI), 793–809.

Mundy, P. & Neal, R. (2001). Neural plasticity, joint attention and a transactional social-orienting model of autism. In L. Glidden (Ed.), *International review of research in mental retardation: Vol. 23. Autism* (pp. 139–168). New York: Academic Press.

Mundy, P., Sigman, M., & Kasari, C. (1990). A longitudinal study of joint attention and language development in autistic children. *Journal of Autism and Developmental Disorders, 20*, 115–128.

Mundy, P., Sigman, M., Ungerer, J., & Sherman, T. (1986). Defining the social deficits of autism: The contribution of non-verbal communication measures. *Journal of Child Psychology and Psychiatry and Allied Disciplines, 27*, 657–669.

Mundy, P., Sigman, M., Ungerer, J., & Sherman, T. (1987). Nonverbal communication and play correlates of language development in autistic children. *Journal of Autism and Developmental Disorders, 17*, 349–364.

Murias, M., Webb, S. J., Greenson, J., & Dawson, G. (2007). Resting state cortical connectivity reflected in EEG coherence in individuals with autism. *Biological Psychiatry, 62*, 270–273.

Nadel, J., Guerini, C., Peze, A., & Rivet, C. (1999). The evolving nature of imitation as a format for communication. In J. Nadel & G. Butterworth (Eds.), *Imitation in infancy* (pp. 209–234). Cambridge, UK: Cambridge University Press.

Nadel, J., & Pezé, A. (1993). What makes immediate imitation communicative in toddlers and autistic children? In J. Nadel & L. Camaioni (Eds.), *New perspectives in early development* (pp. 139–156). London: Routledge.

Nelson, K. (1973). Structure and strategy in learning to talk. *Monographs for the Society for Research in Child Development, 38*(1–2), 1–135.

Niedenthal, P. M., Barsalou, L. W., Winkielman, P., Krauth-Gruber, S., & Ric, F. (2005). Embodiment in attitudes, social perception, and emotion. *Personality and Social Psychology Review, 9*, 184–211.

O'Neill, R. E., Horner, R. H., Albin, R. W., Sprague, J. K., Storey, K., & Newton, J. S. (1997). *Functional assessment and program development for problem behavior: A practical handbook* (2nd ed.). Pacific Grove, CA: Brookes/Cole.

O'Neill, R. E., Horner, R. H., Albin, R. W., Storey, K., & Sprague, J. K. (1990). *Functional analysis of problem behavior: A practical assessment guide*. Sycamore, IL: Sycamore.

Orsmond, G. I., & Seltzer, M. M. (2007). Siblings of individuals with autism or down syndrome: Effects on adult lives. *Journal of Intellectual Disability Research, 51*(9), 682–696.

Orsmond, G. I., Seltzer, M. M., Greenberg, J. S., & Krauss, M. W. (2006). Mother–child relationship quality among adolescents and adults with autism. *American Journal on Mental Retardation, 3*(2), 121–137.

Osterling, J., & Dawson, G. (1994). Early recognition of autism: A study of first birthday home video tapes. *Journal of Autism and Developmental Disorders, 24*, 247–257.

Owens, R. E. (1996). *Language development: An introduction. Needham Heights*, MA: Allyn & Bacon.

Ozonoff, S., Pennington, B. F., & Rogers, S. J. (1991). Executive function deficits in high-functioning autistic individuals: Relationship to theory of mind. *Journal of Child Psychology and Psychiatry, 32*, 1081–1105.

Palomo, R., Belinchon, M., & Ozonoff, S. (2006). Autism and family home movies: A comprehensive review. *Developmental and Behavioral Pediatrics, 27*, S59–S68.

Pardo, C. A., Vargas, D. L., & Zimmerman, A. W. (2005). Immunity, neuroglia, and neuroinflammation in autism. *International Review of Psychiatry, 17*, 485–495.

Parten, M. B. (1933). Social play among preschool children. *Journal of Abnormal and Social Psychology, 28*(2), 136–147.

Pelphrey, K. A., & Carter, E. J. (2008). Charting the typical and atypical development of the social brain. *Development and Psychopathology, 2*, 1081–1082.

Pennington, B. F., & Ozonoff, S. (1996). Executive functions and developmental psychopathology. *Journal of Child Psychology and Psychiatry, 37*, 51–88.

Piaget, J. (1963). *The origins of intelligence in children.* New York: Norton.

Pierce, W. D., & Cheney, C. D. (2008). *Behavior analysis and learning* (4th ed.). New York: Psychological Press.

Pinkham, A. E., Hopfinger, J. B., Pelphrey, K. A., Piven, J., & Penn, D. L. (2008). Neural bases for impaired social cognition in schizophrenia and autism spectrum disorders. *Schizophrenia Research, 99*, 164–175.

Plaisted, K. C. (2001). Reduced generalization in autism: An alternative to weak central coherence. In J. A. Burack, T. Charman, N. Yirmiya, & P. R. Zelazo (Eds.), *The development of autism: Perspectives from theory and research* (pp. 149–169). Mahwah, NJ: Erlbaum.

Posey, D. J., Erickson, C. A., Stigler, K. A., & McDougle, C. J. (2006). The use of selective serotonin reuptake inhibitors in autism and related disorders. *Journal of Child and Adolescent Psychopharmacology, 16*, 181–186.

Powell, D., Dunlap, G., & Fox, L. (2006). Prevention and intervention for the challenging behaviors of toddlers and preschoolers. *Infants and Young Children, 19*, 25–35.

Premack, D. (1959). Toward empirical behavior laws: I. positive reinforcement. *Psychological Review, 66*, 219–233.

Prizant, B. M., & Duchan, J. F. (1981). The functions of immediate echolalia in autistic children. *Journal of Speech and Hearing Disorders, 46*, 241–249.

Prizant, B. M., & Wetherby, A. M. (1998). Understanding the continuum of discrete-trial traditional behavioral to social-pragmatic developmental approaches in communication enhancement for young children with autism/PDD. *Seminars in Speech and Language, 19*(4), 329–353.

Prizant, B. M., Wetherby, A. M., Rubin, E., Laurent, A. C., & Rydell, P. J. (2006). *The SCERTS Model: A comprehensive educational approach for children with autism spectrum disorders.* Baltimore: Brookes.

Redclay, E., & Courchesne, E. (2005). When is the brain enlarged in autism? A meta-analysis of all brain size reports. *Biological Psychiatry, 58*, 1–9.

Remy, F., Wenderoth, N., Lipkens, K., & Swinnen, S. P. (2008). Acquisition of a new bimanual coordination pattern modulates the cerebral activations elicited by an intrinisic pattern: An fMRI study. *Cortex, 44*(5), 482–493.

Rescorla, L. (1980). Overextension in early language development. *Journal of Child Language, 7*,

321–335.

Rivera-Gaziola, M., Silva-Pereyra, J., & Kuhl, P. K. (2005). Brain potentials to native and non-native contrasts in 7- and 11-month-old American infants. *Developmental Science, 8*, 162–172.

Rogers, S. J. (1977). Characteristics of the cognitive development of profoundly retarded children. *Child Development, 48*, 837–843.

Rogers, S. J. (1998). Neuropsychology of autism in young children and its implications for early intervention. *Mental Retardation and Developmental Disabilities Research Reviews, 4*(2), 104–112.

Rogers, S. J., & DiLalla, D. (1991). A comparative study of the effects of a developmentally based instructional model on young children with autism and young children with other disorders of behavior and development. *Topics in Early Childhood Special Education, 11*, 29–48.

Rogers, S. J., Hall, T., Osaki, D., Reaven, J., & Herbison, J. (2000). A comprehensive, integrated, educational approach to young children with autism and their families. In S. L. Harris & J. S. Handleman (Eds.), *Preschool education programs for children with autism* (2nd ed., pp. 95–134). Austin, TX: Pro-Ed.

Rogers, S. J., Hayden, D., Hepburn, S., Charlifue-Smith, R., Hall, T., & Hayes, A. (2006). Teaching young nonverbal children with autism useful speech: A pilot study of the Denver Model and PROMPT interventions. *Journal of Autism and Developmental Disorders, 36*(8), 1007–1024.

Rogers, S. J., Hepburn, S. L., Stackhouse, T., & Wehner, E. (2003). Imitation performance in toddlers with autism and those with other developmental disorders. *The Journal of Child Psychology and Psychiatry and Allied Disciplines, 44*(5), 763–781.

Rogers, S. J., Herbison, J., Lewis, H., Pantone, J., & Reis, K. (1986). An approach for enhancing the symbolic, communicative, and interpersonal functioning of young children with autism and severe emotional handicaps. *Journal of the Division of Early Childhood, 10*, 135–148.

Rogers, S. J., & Lewis, H. (1989). An effective day treatment model for young children with pervasive developmental disorders. *Journal of the American Academy of Child and Adolescent Psychiatry, 28*, 207–214.

Rogers, S. J., Lewis, H. C., & Reis, K. (1987). An effective procedure for training early special education teams to implement a model program. *Journal of the Division of Early Childhood, 11*(2), 180–188.

Rogers, S. J., Ozonoff, S., & Maslin-Cole, C. (1993). Developmental aspects of attachment behavior in young children with pervasive developmental disorders. *Journal of the American Academy of Child and Adolescent Psychiatry, 32*, 1274–1282.

Rogers, S. J., & Pennington, B. F. (1991). A theoretical approach to the deficits in infantile autism. *Development and Psychopathology, 3*, 137–162.

Rogers, S. J., & Williams, J. H. G. (2006). Imitation in autism: Findings and controversies. In S. J. Rogers & J. H. G. Williams (Eds.), *Imitation and the social mind: Autism and typical development.* (pp. 277–309). New York: Guilford Press.

Russell, J. (1997). How executive disorders can bring about an inadequate "theory of mind." In J. Russell (Ed.), *Autism as an executive disorder.* Oxford, UK: University Press.

Rydell, P., & Mirenda, P. (1994). Effects of high and low constraint utterances on the production of immediate and delayed echolalia in young children with autism. *Journal of Autism and Developmental Disorders, 24*, 719–735.

Saffran, J. R., Aslin, R. N., & Newport, E. K. (1996). Statistical learning by 8-month-old infants. *Science, 13*, 1926–1928.

Sallows, G. O., & Graupner, T. D. (2005). Intensive behavioral treatment for children with autism: Four-year outcome and predictors. *American Journal on Mental Retardation, 110*, 417–438.

Sander, E. K. (1972). When are speech sounds learned? *Journal of Speech and Hearing Disorders, 37*, 55–63.

Schieve, L. A., Blumberg, S. J., Rice, C., Visser, S. N., & Boyle, C. (2007). The relationship between autism and parenting stress. *Pediatrics, 119*, S114–S121.

Schopler, E., Mesibov, G. B., & Hearsey, K. A. (1995). Structured teaching in the TEACCH system. In E. Schopler & G. B. Mesibov (Eds.), *Learning and cognition in autism* (pp. 243–268). New York: Plenum Press.

Schopler, E., Reichler, R., & Rochen, R. B. (1988). *The childhood autism rating scale (CARS)*. Los Angeles: Western Psychological Services.

Schreibman, L. (1988). *Autism*. Newbury Park, CA: Sage.

Schreibman, L., & Koegel, R. L. (2005). Training for parents of children with autism: Pivotal responses, generalization, and individualization of interventions. In E. D. Hibbs & P. S. Jensen (Eds.), *Psychosocial treatment for child and adolescent disorders: Empirically based strategies for clinical practice* (2nd ed., pp. 605–631). Washington, DC: American Psychological Association.

Schreibman, L., & Pierce, K. L. (1993). Achieving greater generalization of treatment effects in children with autism: Pivotal response training and self-management. *Clinical Psychologist, 46*(4), 184–191.

Schumann, C. M., & Amaral, D. G. (2006). Stereological analysis of amygdala neuron number in autism. *Journal of Neuroscience, 26*, 7674–7679.

Seibert, J., Hogan, A., & Mundy, P. (1982). Assessing social interactional competencies: The early social-communication scales. *Infant Mental Health Journal, 3*, 244–258.

Seligman, M. & Darling, R. B. (1997). *Ordinary families, special children: A systems approach to childhood disabilities* (2nd ed.). New York: Guilford Press.

Sendak, M. (1963). *Where the wild things are*. HarperCollins Juvenile Books.

Sherer, M. R., & Schreibman, L. (2005). Individual behavioral profiles and predictors of treatment effectiveness for children with autism. *Journal of Consulting and Clinical Psychology, 73*, 1–14.

Shonkoff, J., & Phillips, D. (2000). *From Neurons to Neighborhoods*. Washington, DC: National Academy Press.

Siegel, L. M. (2007). *The complete IEP guide: How to advocate for your special ed child*. Berkeley, CA: Nolo Press.

Sigman, M., & Mundy, P. (1989). Social attachments in autistic children. *Journal of the American Academy of Child and Adolescent Psychiatry, 28*, 74–81.

Sigman, M., & Ungerer, J. (1984). Cognitive and language skills in autistic, mentally retarded, and normal children. *Developmental Psychology, 20*, 293–302.

Siller, M., & Sigman, M. (2002). The behaviors of parents of children with autism predict the subsequent development of their children's communication. *Journal of Autism and Developmental Disorders, 32,* 77–89.

Sivberg, B. (2002). Family system and coping behaviors: A comparison between parents of children with autistic spectrum disorders and parents with non-autistic children. *Autism, 6*(4), 397–409.

Smith, T., Eikeseth, S., Klevstrand, M., & Lovaas, I. O. (1997). Intensive behavioral treatment for preschoolers with severe mental retardation and pervasive developmental disorder. *American Journal on Mental Retardation, 102*, 238–249.

Smith, T., Groen, A. D., & Wynn, J. W. (2000). Randomized trial of intensive early intervention for children with pervasive developmental disorder. *American Journal on Mental Retardation, 105*(4), 269–285.

Sparks, B. F., Friedman, S. D., Shaw, D. W., Aylward. E. H., Echelard, D., Artru, A. A., et al. (2002).

Brain structural abnormalities in young children with autism spectrum disorder. *Neurology, 59,* 184–192.

Stahmer, A., & Schreibman, L. (1992). Teaching children with autism appropriate play in unsupervised environments using a self-management treatment package. *Journal of Applied Behaviour Analysis, 25,* 447–459.

Steele, H., & Steele, M. (1994). Intergenerational patterns of attachment. In K. Bartholomew & D. Perlman (Eds.), *Attachment processes in adulthood: Advances in personal relationships series* (Vol. 5, pp. 93–120). London: Jessica Kingsley.

Stern, D. N. (1985). *The interpersonal world of the infant.* New York: Basic Books.

Stone, W. L., & Caro-Martinez, L. M. (1990). Naturalistic observations of spontaneous communication in autistic children. *Journal of Autism and Developmental Disorders, 20,* 437–453.

Stone, W. L., Lee, E. B., Ashford, L., Brissie, J., Hepburn, S. L., Coonrod, E. E., et al. (1999). Can autism be diagnosed accurately in children under three years? *Journal of Child Psychology and Psychiatry, 40,* 219–226.

Stone, W. L., Ousley, O. Y., Yoder, P. J., Hogan, K. L., & Hepburn, S. L. (1997). Nonverbal communication in two- and three-year-old children with autism. *Journal of Autism and Developmental Disorders, 27*(6), 677–696.

Tager-Flusberg, H. (1993). What language reveals about the understanding of minds in children with autism. In S. Baron-Cohen, H. Tager-Flusberg, & D. J. Cohen (Eds.), *Understanding other minds: Perspectives from autism* (pp. 138–157). Oxford, UK: Oxford University Press.

Tager-Flusberg, H., Calkins, S., Nolin, T., Baumberger, T., Anderson, M., & Chadwick-Dias, A. (1990). A longitudinal study of language acquisition in autistic and Down syndrome children. *Journal of Autism and Developmental Disorders, 20,* 1–21.

Tamis-LeMonda, C. S., Bornstein, M. H., & Baumwell, L. (2001). Maternal responsiveness and children's achievement of language milestones. *Child Development, 72,* 748–767.

Tomasello, M. (1992). The social bases of language acquisition. *Social Development, 1,* 67–87.

Tomasello, M. (1995). Joint attention and social cognition. In C. Moore & P. J. Dunham (Eds.), *Joint attention: Its origins and role in development* (pp. 103–130). Hillsdale, NJ: Erlbaum.

Tomasello, M. (1998). Do apes ape? In B. F. Galef, Jr. & C. M. Heyes (Eds.), *Social learning in animals: The roots of culture* (pp.) New York: Academic Press.

Tomasello, M. (2006). Acquiring linguistic constructions. In D. Kuhn & R. S. Siegler (Eds.), *Handbook of child psychology: Vol. 2. Cognition, perception, and language* (6th ed., pp. 255–298). Hoboken, NJ: Wiley.

Tonge, B., Brereton, A., Kiomall, M., Mackinnon, A., King, N., & Rinehart, N. (2006). Effects on parental mental health of an education and skills training program for parents of young children with autism: A randomized controlled trial. *Journal of the American Academy of Child and Adolescent Psychiatry, 45*(5), 561–569.

Ungerer, J., & Sigman, M. (1981). Symbolic play and language comprehension in autistic children. *Journal of the American Academy of Child Psychiatry, 20,* 318–337.

Uzgiris, I. C. (1973). Patterns of vocal and gestural imitation in infants. In L. J. Stone, H. T. Smith, & L. B. Murphy (Eds.), *The competent infant* (pp. 599–604). New York: Basic Books.

van Ijzendoorn, M. H., Rutgers, A. H., Bakermans-Kranenburg, M. J., Van Daalen, E., Dietz, C., & Buitelaar, J. K. (2007). Parental sensitivity and attachment in children with autism spectrum disorders: Comparison with children with mental retardation, with language delays, and with typical development. *Child Development, 78*(2), 597–608.

Vidoni, E. D., & Boyd, L. A. (2008). Motor sequential learning occurs despite disrupted visual and proprioceptive feedback. *Behavioral and Brain Functions, 4*(XXXII).

Vismara, L. A., Colombi, C., & Rogers, S. J. (2009). Can 1 hour per week of therapy lead to lasting changes in young children with autism? *Autism, 13*(I), 93–115.

Vismara, L., & Rogers, S. J. (2008). Treating autism in the first year of life: A case study of the Early Start Denver Model. *Journal of Early Intervention, 31*(I), 91–108.

Vygotsky, L. S. (1978). *Mind in society: Development of higher psychological processes.* Cambridge, MA: Harvard Press.

Warren, S. F., Bredin-Olga, S. L., Fairchild M., Finestock, L. H., Fey, M. E., & Brady, N. C. (2006). Responsivity education/prelinguistic milieu teaching. In R. J. McCauley & M. Fey (Eds.), *Treatment of language disorders in children* (pp. 45–75). Baltimore: Brookes.

Warren, S. F., & Yoder, P. J. (2003). Early intervention for young children with language impairments. In L. Verhoeven & H. van Balkon (Eds.), *Classification of developmental language disorders: Theoretical issues and clinical implications* (pp. 367–382). Mahwah, NJ: Erlbaum.

Wetherby, A. M., & Prutting, C. A. (1984). Profiles of communicative and cognitive-social abilities in autistic children. *Journal of Speech and Hearing Research, 27*, 364–377.

Whiten, A. & Ham, R. (1992). On the nature and evolution of imitation in the animal kingdom: Reappraisal of a century of research. In P. J. B. Slater, J. S. Rosenblatt, C. Beer, & Milinksi (Eds.), *Advances in the study of behavior* (Vol. 21, pp. 239–283). New York: Academic Press.

Williams, D. L., & Minshew, N. J. (2007). Understanding autism and related disorders: What has imaging taught us? *Neuroimaging Clinics of North America, 17*(IV), 495–509.

Williams, J., Whiten, A., Suddendorf, T., & Perrett, D. (2001). Imitation, mirror neurons, and autism. *Neuroscience and Biobehavioral Reviews, 25*, 287–295.

Yirmiya, N., Kasari, C., Sigman, M., & Mundy, P. (1989). Facial expressions of affect in autistic, mentally retarded and normal children. *Journal of Child Psychology and Psychiatry, 30*, 725–735.

Yoder, P. J., & Layton, T. L. (1988). Speech following sign language training in autistic children with minimal verbal language. *Journal of Autism and Developmental Disorders, 18*, 217–229.

Yoder, P., & Stone, W. L. (2006). Randomized comparison of two communication interventions for preschoolers with autism spectrum disorders. *Journal of Consulting and Clinical Psychology, 74*, 426–435.

Yoder, P. J., & Warren, S. F. (2001). Intentional communication elicits language-facilitating maternal responses in dyads with children who have developmental disabilities. *American Journal on Mental Retardation, 106*(4), 327–335.

Zeanah, C. H., & McDonough, S. (1989). Clinical approaches to families in early intervention. *Seminars in Early Perinatology, 13*(6), 513–522.

Zwaigenbaum, L., Bryson, S., Rogers, T., Roberts, W., Brian, J., & Szatmari, P. (2005). Behavioral manifestations of autism in the first year of life. *International Journal of Developmental Neuroscience, 23*, 143–152.